内科疑难病诊断

——协和医生临床思维例释

（第1集）

北京协和医院

张之南　单渊东　主编

中国协和医科大学出版社

图书在版编目（CIP）数据

内科疑难病诊断. 第1集，协和医生临床思维例释/张之南，单渊东主编. —北京：中国协和医科大学出版社，2007.5

ISBN 978-7-81072-899-7

Ⅰ. 内… Ⅱ. ①张… ②单… Ⅲ. 内科-疑难病-诊断 Ⅳ. R504

中国版本图书馆CIP数据核字（2007）第034272号

内科疑难病诊断（第1集）
——协和医生临床思维例释

主　　编：张之南　单渊东
责任编辑：张　宇

出版发行：中国协和医科大学出版社
（北京市东城区东单三条9号　邮编100730　电话010-65260431）
网　　址：www.pumcp.com
经　　销：新华书店总店北京发行所
印　　刷：北京联兴盛业印刷股份有限公司

开　　本：850×1168　1/32
印　　张：14.75
字　　数：390千字
版　　次：2007年6月第1版
印　　次：2021年2月第8次印刷
定　　价：30.00元

ISBN 978-7-81072-899-7

中国医学科学院
中国协和医科大学
北京协和医院

主编 张之南 单渊东

编委 （以姓氏笔画为序）

王爱霞 朱元珏 朱文玲
毕增祺 张之南 陆星华
邵孝铁 单渊东 董 怡

助编 唐福林 钱家鸣

出版说明

优秀的临床工作者不仅要有丰富的知识和经验，更重要的要有正确的思维方法。对一般病症如此，对疑难病尤为显著。本书由中国医学科学院、中国协和医科大学北京协和医院内科各专业专家教授撰写。北京协和医院以解决疑难重症著称，又是综合性教学医院。本书作者根据多年来在院内外诊断疑难病症的精深体会，针对内科领域的诊断难点和具体问题，阐述在特殊情况下的分析方法，既是经验的精髓，又是思路的指导。另也收录一些相关的内科临床病例（理）讨论和近年认识的新综合征。并备有详细目录和索引，遇到具体实例时，容易查到有关叙述。

本书内容丰富，具有特色，业务水平较高，并有较大实用价值，适于已有一定临床经验的临床工作者特别是内科医师阅读和时时参考，高年医师浏览也会别有情趣。

本书首次出版于1997年，面世以来一直受到广大临床医师的欢迎与赞誉。近来我们又推出了《内科疑难病诊断》（第2集），之后收到众多读者来电来函，要求能够同时看到本书的第1集，经与作者商榷，我们决定再次出版本书，以飨读者。

为了尊重历史原貌，这次出版，我们除更正部分错漏以外，未作大的改动。连作者的身份职称也保持图书首次出版时的状态。我们期望协和医生的智慧，能够给更多的临床医生以启迪、以帮助。

中国协和医科大学出版社总编室

作　者

罗慰慈	中华医学会内科学会	主任委员
	北京协和医院呼吸内科	教授
张之南	中华医学会血液学学会	主任委员
	北京协和医院血液科	教授
朱元珏	中华医学会呼吸系病学会	主任委员
	北京协和医院呼吸内科	教授
董　怡	中华医学会风湿病学学会	主任委员
	北京协和医院风湿免疫科	教授
王爱霞	中华医学会传染病与寄生虫病学会	主任委员
	北京协和医院感染病科	教授
毕增祺	中华医学会肾脏病学会	副主任委员
	北京协和医院肾内科	教授
邵孝鉷	北京协和医院急诊科	教授
贝　濂	北京协和医院消化内科	教授
陆星华	北京协和医院消化内科	教授
朱文玲	北京协和医院心内科	教授
单渊东	北京协和医院血液科	教授
李龙芸	北京协和医院呼吸内科	教授
麦灿荣	北京协和医院消化内科	教授
盛瑞媛	北京协和医院感染病科	教授
周玉淑	北京协和医院急诊科	教授
柯美云	北京协和医院消化内科	教授
唐福林	北京协和医院风湿免疫科	教授
戴为信	北京协和医院内分泌科	教授
郑法雷	北京协和医院肾内科	教授

陆慰萱	北京协和医院呼吸内科	教授
蔡柏蔷	北京协和医院呼吸内科	教授
钱家鸣	北京协和医院消化内科	教授
鲁重美	北京协和医院消化内科	副教授
秦树林	北京协和医院感染病科	副教授
曾学军	北京协和医院风湿免疫科	副教授
要庆平	北京协和医院风湿免疫科	副教授
韩江娜	北京协和医院呼吸内科	博士后研究生
王伟良	北京协和医院血液科	主治医师
焦　镇	北京协和医院心内科	主治医师
刘晓红	北京协和医院消化内科	主治医师
杨爱明	北京协和医院消化内科	主治医师
沈亚瑾	北京协和医院肾内科	教授
黄庆元	北京协和医院肾内科	教授
方秀才	北京协和医院消化内科	副教授
李恩生	中日友好医院内科	教授
孟　申	北京博爱医院内科	副主任医师
刘晓清	北京协和医院感染科	主治医师
陈书长	北京协和医院肿瘤化疗科	教授
黄席珍	北京协和医院呼吸内科	教授

序

对临床医师来说，正确的思维方法至关重要。及时准确的诊断和果断合理的处置，无不需要思维、分析、运筹、决断。多种多样的化验、影像检查、仪器设备、技术方法等，有助于诊断处理，但是，项目的选择、结果的解释、治疗的反应、病情的变化，仍需要通过认真的思考，一般病症是如此，疑难病症更是这样。

渊博的知识、丰富的经验，有助于建立但不等于就具备了正确的思维方法。知识和经验靠积累，思维方法的培养则有赖于不断地对自己或别人经历的事例进行分析、归纳，从正反两方面汲取经验和教训，逐渐形成正确的思路，以及面对不同情况可以运用的周密、有效、恰当的思考方法。

北京协和医院内科收治的病人有不少是疑难重症。在张孝骞教授等老一辈内科学家的带领下，对内科疑难病的诊断别有心得体会，有一套比较正确并不断完善的思维方法，这是一笔宝贵的财富，应该认真总结成文，以与广大内科医生共享。在张孝骞教授的晚年，院科领导也曾本着这一愿望，做过一些安排和努力，但是由于各种原因，最终未能完全如愿。然而，在北京协和医院内科工作多年的一些专家教授都曾直接或间接受到张老的影响，并在自己临床实践和院内外会诊中对内科疑难病症的诊断有新的体会和思路上的补充完善。他们有责任也有条件继续开拓这方面的工作。

张之南教授、单渊东教授在协和内科工作三四十年，他们满怀责任感，组织协和内科部分教授，编写《内科疑难病诊断——协和医生临床思维例释》一书，很有一些特色。希望今后能有更多专家参与这项工作，使之不断充实。

本书内容丰富，可读性强。诚如编者所愿，本书的出版是对中国协和医科大学建校80周年和张孝骞教授诞辰100周年的良好纪念。

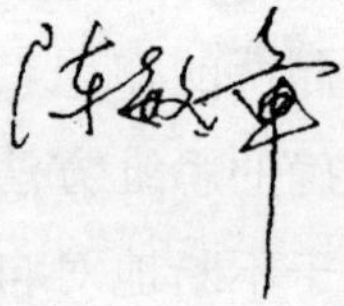

要重视临床思维方法的培养

——代前言

对病人的正确处理基于对病症和病情的正确判断。比较简单的疾病如此，复杂疑难的病症尤是。即使一时诊断不清，也要对下一步检查提出方向，并针对病人当时状况给予必要处理，同样需要正确的临床思维。医术的提高需要临床经验的积累，但经验不等于思维，也不能代替思维。要把经验上升为思维，借正反的经验充实和修正已有的思维方法，才能有更大的收益。医生的临床生涯中很少有机会看到完全相同的病人，更不可能只见过一切病种或处理过任何病情。但只要掌握正确的临床思维方法，就能借助已有的知识和经验进行有效的探求未知，诊断出自己从未诊断过的病症，处理好过去未曾遇到过的情况。正确的思维对临床工作至关重要。

北京协和医院建院伊始就把医疗与教学紧密结合在一起，凭借为数众多的富有临床与教学双重经验的专家教授，以及各级医生浓重的教学意识和认真的传帮带，曾培养出一批批有作为、有才干的人才。协和的教学不要求刻板的讲课和读书，强调临诊教学、床边示范，在诊治病人的过程中培养学生分析问题和解决问题的思路和方法。各种查房（主治医师早查房、住院医师晚查房、星期日的总住院医师查房、主任查房、教学查房等）、各种临床病例讨论会（临床病理讨论、临床病例讨论、临床影像学讨论、临床微生物学讨论、临床药理讨论等）、各种病房集会（出院病例讨论、死亡病例讨论等）无不都是围绕具体病人，在解决诊治问题的实际工作中进行临床教学的生动有效方式。

内科学泰斗张孝骞教授不仅医术精湛，对病人认真负责，而且重视临床教学，要求严格，一丝不苟。他的治学特点是：①深入实际，强调对病人多接触、勤观察，注意从细微的异常和变化中发现问题。②重视随访追查，从最终结果和病人转归检验自己的思维方法；注意总结经验，经常翻阅过去的病历，分析既往的临床资料，不断充实和完善思考内容。③针对临床中遇到的实际问题去读书或求教，开阔自己的思维，验证已有的思考方式。

张孝骞教授分析病例的特色是：①从来不是泛泛地按照教科书内容讨论鉴别诊断，而是首先从繁复纷乱的诸多表现中理出头绪、抓住要点，就面对的实际病人的具体情况进行有针对性的分析。②不孤立看待每一项异常表现，要在病情全局和病人整体中衡量其意义和重要性，以免本末倒置，或被一些枝节误导。同时也决不能放过任何细微的变化，特别是一时没有合理解释的现象，因为得不到解释的地方往往蕴有诊断治疗上的漏洞，甚至可能发展成为影响全局的隐患，不可忽视。张孝骞教授查病房的独特形式是“边想边说，边说边想”，这样把他头脑中对病人的问题如何着手思考、如何层层剖析、反复推敲后如何作出决断、如何留有余地以便进一步深究等等的全部思维过程和盘托出，使聆听者得以清楚了解并直接学到分析问题的顺序和方法。张孝骞教授不仅是学识渊博、经验丰富的临床专家，而且也是成功的医学教育家。自北京协和医院建院以来，他在内科执教近四十年，对他的学生影响深远。我们希望他卓越的临床思维方法能够代代相传，让更多的临床工作者受益。

如今，北京协和医院内科各专业科室还有一些在协和工作多年的资深教授，其中多数是从实习医师、住院医师开始，在协和从事临床工作三十年以上的专家。他们继承了协和的临床思维方法，并在长期实践中产生自己独到的心得和体会，他们的思路与方法具有一定的代表性，有较好的学习价值。协和的病人中一半以上是来自外地、外院的疑难病例，解决疑难病症要求更宽广的知识和更灵活的思维方法。上述的老医生常年承担院内外疑难重症的会诊任务，积累了难得的丰富经验，总结成文会有较大参考价值。

日新月异的大量检查方法无疑有助于疾病的诊断，临床医生要了解这些检查的原理、方法、意义和限度。但在众多检查中应如何最有效率地选择最有直接关系的项目、对检查所提出的结果如何判断意义、如何认识检查误差、在诸多项目中出现某些矛盾应如何理解，凡此等等无不需要正确的思考，才能从繁复的检查中真正得到有价值的信息，而不被误导。一个好的临床医生不是受检查结果的支配，而是用自己的头脑运用检查所获。归根结底，临床思维还是最重要的。

医学发展十分快速，文献资料浩如烟海，知识需要不断更新，然而正确的思维方法应该没有时间性，只需逐渐拓宽思考的范围。更新知识可以借助读书，思维方法的培养则不能依靠教科书式的书本。当前，更新知识的学习资料很多，但论及思维方法的书籍却是凤毛麟角。这就是请这些老医生针对上述问题撰写这样一本书的原因。目的有二，一是继承和发扬协和传统的思维方法，将之归纳成文；二是把老专家的心得体会、毕生经验中的精髓经他们亲自整理，贡献出来，与更多的临床工作者共享。

本书包括以下内容：①从临床人才的培养和成长角度看

临床思维方法训练的重要性。②通过对具体病症或病例的分析讲述思考方法。重点是比较困难的诊断问题，少数也涉及治疗的抉择。由于不是一般的鉴别诊断学，所以不求面面俱到，而是从作者在长期会诊工作中常遇到的疑难问题为主题，这是本书的重点。部分作者也提出了一些罕见病例或在本院乃至国内首次诊断的病种，包罗这些病例的用意不在猎奇，而是想说明特殊病例和从未见过的病种如何得到确诊，也是一种难度更大的思维方法，为了从长期诊断不明的疑难病例及死亡病例中汲取思维方法上的正反教训。此外，也摘选了若干我院内科近十年进行的临床病例及临床病理讨论记录。③近年内科各专业新得名的一些相对常见的综合征附于后。最后，根据症状及表现编制索引，以便应用时查找。

由于不同专家描述各自经验体会的方式不同，很难要求一致，在编辑过程中基本未予变动，所以看起来形式不一、文风多样。多数作者写的大都不是教科书径直指明的，而是个人经验体会的精髓，虽然不很系统化，但内容可贵。本书对年轻医师固然会有所裨益，但有一定临床经验的主治医师及以上的人员可能更易领会，更能玩味。

卫生部部长陈敏章教授作为经验丰富、造诣很高的临床专家为本书作序，表明对临床思维方法的重视。

本书蒙中国协和医科大学出版社陈妙兰教授、袁钟教授鼓励和支持。中华内科杂志允许引用部分资料，一并致谢。

值此中国协和医科大学建校 80 周年及张孝骞教授诞辰 100 年之际，我们愿将此书献给母校和恩师。

张之南　单渊东

目　录

第一章　提高临床诊断思维的基本功

临床诊断能力的提高需从根本做起

已故著名医学家张孝骞教授在回顾自己丰富而有成效的60余年临床实践时，曾经意味深长地说过这么一段话："临床医师在诊治每一名患者时应当谨慎严肃，时刻警惕着自己的判断或措施是否尽职、是否全面、是否有疏漏缺失，其心情就像古人所说的'如临深渊、如履薄冰'……"。的确，张教授毕生就是这样勤勤恳恳、兢兢业业地从事临床工作。他高尚的医德医风、孜孜不倦、永不停步的进取精神是医生的楷模。

认真地记录自己诊治过的患者情况有助于总结经验和提高思维能力

跟随张教授查过病房的医生都会发现他总是带着一个小本，即使在他已经是88岁高龄时，每次参加会诊仍然认真地将看过的病人的姓名、住院号、主要的临床问题和待核查的问题记在本子上。为了整理张教授丰富的临床经验，年轻的医生曾经翻阅了这些小本。虽然小本在不同的时期里散失了不少，现仍然有50余册。张教授查房时，总是要问以往查过的病例近况，这不但对每个病例有个纵向的随访、得到完整的信息，而且可以不断地修正上一次查房时拟诊的偏误。

临床经验的积累需要良好的记忆。不断地记录临诊资料是加深认识、增强记忆的有效方法。同张孝骞教授接触过的人莫不赞叹他超凡的记忆力。在北京协和医院全内科的大查房过程中，人们往往还可听到八旬高龄的他纠正其他医生对某个病例病情的错误报告。也许人们会问，张教授在年轻时是否有超强的记忆能力呢？是的，根据以往与张教授一起当过主治医师的医生回忆，青年时期的张教授在需要引用其他作者的意见时，几乎能将该作者的文章一字不差地背诵出来。年轻医生可能有这样的疑问，既然张教授有这么好的记性，为什么他还要花时间去记录那么多小本本呢？回答这个问题需要理解影响记忆能力的因素。固然，个体的大脑记忆生理活动有差别，然而记忆能力是同注意力是否集中以及是否反复增强记忆有关。临床经验的积累虽然有赖理解、分析、综合、归纳，但是我们进行综合分析时需要大量的临床资料，这些资料则有赖于平时的不断收集、积累。是否注意收集临床资料，是否有意识地复习这些资料、运用这些资料，使它们帮助我们日常思维辨证的思考，则决定了我们能否在临床实践中不断使自己充实、提高。张教授在这一方面为我们树立了榜样。

虚心听取患者本人和有关人员提供的信息是做好临床诊断的第一步

作为一名老教授，在实际诊病时，张孝骞教授不仅仅听取年轻下级医师所汇报的病情、病史，还往往在床边亲自聆听病人的诉说，了解病情要点，必要时提出许多问题，听取病人提供更多的第一手信息，我们通过临床实践可以体会到这一点往往是诊断正确与否的关键。

例如，我们不只一次遇到初诉为“咳血”的就诊病人，经过详细地询问病史、核查体征和做必要检查，确定不是“咳血”而是“呕血”。病人带着“咳血”的症状来求诊，这个信息对于弄清楚他的疾病是很重要的。我们应当重视这个主诉。但是另一方面也应当想到，病人不一定理解怎样出来的血称为“咳血”，怎样出来的血称为“呕血”，这需要医生加以鉴别确认。在急诊室或门诊，即使病人很多，工作很忙，我们还是要耐心地分辨清楚病人所说的血是出自呼吸道，还是出自消化道。呼吸道与消化道相差只是两个字，但若在诊病的开始就弄错了血液出来的通道，结果必然要做许多不必要的检查，走许多弯路，增加许多不必要的创伤性检查给病人带来的痛苦，真所谓“差之毫厘，失之千里”。在繁忙的急诊或门诊与病人第一次见面时，多花几分钟将病史问明确，无疑会缩短诊病时间，提高工作效率和医疗质量。

我们知道，食管裂孔疝（或食管裂孔障碍）往往是由于横膈食管裂孔的孔径相对增大、食管韧带松弛、遇到腹腔内压力增高，特别是在平卧体位，食管在失去垂直的重力吸引情况下滑向胸腔，粘膜折叠，若血管损伤则破裂出血。此种出血有一定特点，它往往出现于早晨起床时。经过仔细地询问，病人会告诉我们清晨睡醒时自觉嘴里有一些咸味，稍一“咳”（实际上是呕而非咳）血便出来。这种血可以是鲜红的，也可以是暗红色的。血量多少也因人而异，有的约豆粒大，也有的是大口呕血。这种出血，往往每天只出现一次，而且多数是在早晨。凡是能增加腹压的种种体位，都常诱发食管裂孔障碍出血，洗衣、系鞋带等姿势也容易导致出血。有的病人还诉说伴有左前胸痛，如绞如拧，往往也被误诊为冠状动脉供血不足和心绞痛。可见，所谓的“咳血”病例，经过较仔细地询问病史，有些实非“咳血”而是“呕血”。进一步做食管镜、胃镜或吞钡查上消化道便能确定诊断。这样的例子说明，在临诊时我们应当重视患者的症状和主诉，但又要辨证分析，不要仓促简单行事。在急诊或门诊，不加思考、病人说什么就是什么是欠妥的。

再如一例嗜酸粒细胞增多性肺部浸润，实际上是中华分枝睾肝吸虫病，其确诊也依靠详细的病史和进一步检查。这位患者肺部有片状浸润，病因不明。该病人周围血的嗜酸粒细胞计数和分类均明显增高，说明上述的肺浸润是过敏性的。但是究竟对什么过敏，起初并不清楚。细心的年轻医生仔细地询问了这位工作在北京的患者，近期内他是否到北京以外的地方，接触过什么可能诱发过敏的因素。患者告诉医生他前不久曾到过广东深圳，在深圳时曾吃过鱼片涮锅。这个重要线索帮助医生为病人做了中华分支睾肝吸虫的血清学等检查，并做了十二指肠引流液检查，终于在引流液中发现了肝吸虫卵。经过治疗，肝吸虫感染和肺部浸润获得痊愈。由此可见详细询问病史的重要性。

有时一项特殊的症状可以引导我们作出一个特殊的诊断。一位病人诉说了一种较为奇特的症状，她每次将上身向前俯倾时便感到气短，若直立或后仰则缓解。原来在她的右侧主支气管内有一个带蒂的圆柱瘤。当她的上身向前俯倾时，葫芦状瘤体的长径由于重力吸引离开支气管后壁向前悬垂，恰好梗塞支气管管腔的大部分，顿时感气憋、呼吸困难。当她后仰时葫芦状瘤体的长轴贴靠后壁，管腔梗塞相对地减轻，可以通过较多的气流，气短便减轻。经过 X 线体层检查、手术摘除和病理学检查证实了上述的情况。由此可见，在临床上为了做好诊断，需要耐心地倾听患者的诉说，病人的感觉或有客观依据和合乎逻辑的部分，不可主观认为病人的奇特感觉纯属无稽之谈。当然，有些时候，由于患者主观感觉多，混杂某种病态的心理作用，其主诉未必非常确切，即使这样，也应该细加分析、去伪存真，方有助于诊断。

除病人本身外，其他来源的信息也很有帮助，诸如在外院的诊治经过、检查所见等，当然应该是越具体越确切越好，往往尚需判定其可信程度，参考其可靠无疑之点，有时需对外院所提供的资料进行再评价。然而，无论如何，其他来源的信息是不可忽视的。我院诊断的第一例艾滋病就是很好的说明，该患者于1985年11月初到我们病房时是以咳嗽、发热为主诉，X线胸片检查为双侧弥漫性斑片和斑点状阴影。其间有类似网状结构，符合支气管肺炎的改变。令人费解的是该病人为壮年旅游者，为何发病如此急剧，病情急转直下，经给予充分的抗生素治疗仍不断地恶化。他原籍在阿根廷，移居美国已10年，在美国有私人医药顾问。关键的病史是通过长途电话询问该顾问后才得到的，原来他是一个同性恋者，并且患有艾滋病。艾滋病患者全身抵抗力低下，即使是一般的上呼吸道感染，其本身的防御机制也很难对抗病情的进展。后来该患者经抢救无效死亡，尸体检查发现肺内满布卡氏肺囊虫。回顾这一首例在我国诊断的艾滋病，间接从第三者得来的病史对于疾病的诊断是何等的重要。

全面细致地临诊查体，掌握第一手床边查体结果，是做好临床诊治的基础

张孝骞教授临诊时往往不满足于单单听取年轻医生或其他同事的查体发现，或是凭着一张胸部X线照片，就开始病情分析。他往往要通过自己的五官感触亲自动手做物理学检查，来完善自己对该病例的感性认识。我们知道，有些物理体征对于疾病的诊断可以起决定性的作用。例如，心脏的杂音及其出现的时相、部位和响度，都对诊断有着重要的影响。近年人们可

以通过心音图来辅助听诊的不足，利用各种超声心动图来协助医生进行心脏内部结构变化的判断，这些均丰富了前数十年依靠听诊器和叩诊、触诊的检查方法。然而对于心脏的听诊来说，听诊器的应用迄今仍然是最简便的检查工具，何况目前在许多基层单位还不能都配备心音图或各类超声心动图。因此，我们还需要认真地掌握这些诊察疾病的方法和手段。

我们跟随老一辈医学家查房体会到，他们做听诊、触诊等检查都非常认真，并对自己的检查结果很有自信，从不人云亦云，而是结合各自的检查发现做出独立的判断。如果下次查房时下级医师报告进一步检查的结果或结论有不同时，他们总是很虚心地分析检讨上一次讨论中自己在思维过程中的偏差，从而使每次查房都能得到提高。

全面细致地查体有助于正确诊断疾病，这是大家公认的。然而，有些医生往往对于这个道理未予充分的重视，以至于不够全面，不够细致，特别是当急诊或门诊病人众多时容易漏检，贻误诊断。下面举几个例子说明临诊时细致查体的重要性：

1. 皮肤和皮下组织检查对于临床诊断的帮助　例如，皮下发现芝麻大小的结节为医生确诊结节病增添了重要线索。我们曾见一位中年女性患者，外院做胸部X线照片，发现双侧肺门部淋巴结肿大，原因未明而住院。患者无发热或皮疹，周身表浅淋巴结不肿大。细致地检查全身皮肤，发现上腹部皮下有一芝麻大小的结节。取出上述结节切片做病理学检查，最后确诊为结节病。假如不是在皮肤表面进行极为仔细的扪诊，感觉到皮下有细小结节样组织，上述这例患者的诊断会遇到困难。结节病的诊断如依靠血清中的血管紧张素转换酶、血沉、血免疫球蛋白及蛋白电泳等检查，虽可供参考，但这些均属非特异性。结节病患者的周围细胞免疫功能降低，因此旧结核菌素试验往往呈阴性反应。然而在我国结核病的罹病率还很高，每10万人口中活动性肺结核患者达523人。有的结节病病人兼有结核病，这些病人的旧结核菌素皮肤试验也可以呈阳性反应。通过支气管肺泡灌洗，检查灌洗液细胞的分类情况，一般来说结节病患者的肺泡灌洗液中淋巴细胞的比例增高。如果实验室的条件较好，可以做T淋巴细胞亚群分析，就可以进一步看到在结节病的活动期，其辅助性T淋巴细胞和抑制性T淋巴细胞的比例可以从正常人的1.4∶1增至10.5∶1。支气管肺泡灌洗固然有助于诊断，但灌洗支气管并不是一般患者乐于接受的。像本例的双侧肺门淋巴结肿大还可以做纵隔镜检查，必要时可做活检。但纵隔镜检查属创伤性检查，远不如取皮下小结节活检来得方便安全。

皮下结节和皮肤结节还可见于其他疾病，如播散至皮肤的结核病和恶性肿瘤等，其皮肤结节往往同时伴有原发的结核病灶或肿瘤病灶。肯定了原发病的病灶，皮肤结节的性质有时可被猜测出来；反之，如果原发病灶的性质未确诊，皮肤结节活检有助于原发病灶性质的确定。我们也曾见到这样的病例，其肺部病变性质未定，查体时发现前臂屈侧皮下有小结节，大小像绿豆，质韧，活检病理报告为结节性动脉周围炎。

皮下结节还常见于猪肉绦虫幼虫形成的囊肿，特别在肠道寄生虫病感染较为严重的地区尤应注意。此种囊肿一般呈椭圆状，较蚕豆略小，质韧，略有弹性。

张教授经常强调仔细地观察皮肤的质地和颜色对于疾病的诊断也有重要帮助。他经常用手捏皮肤，看皮下脂肪的多少，用手指叩击皮肤看皮肤弹性，以判断病人是否消瘦以及是否近期急速消瘦。这里仅提出两种少见的皮肤颜色变化与疾病诊断的关系，一是肤色发黑，一是肤色发红。皮肤和粘膜色素沉着并发黑常见于肾上腺皮质功能不全患者。恶性肿瘤有肾上腺皮质转移者，也可同时有黑色素增加。例如作者曾遇一中年妇女皮肤明显发黑，皮表粗糙，临床称为黑棘皮病，经过胃肠道钡餐检查，发现其有原发的胃腺癌。另有一些皮肤色红的患者，检查他们血中的5－羟色胺含量增高，类癌存在于体内可以造成这种情况。类癌多见于肠道，也可以见于支气管内。切除了体内的类癌后，血中5－羟色胺水平下降，发红的皮肤转为正常。

2. 仔细地检查淋巴结对于疾病的诊断有重要意义　锁骨上窝淋巴结肿大往往是肺癌或胃癌转移的征象。医生在书籍中都读过锁骨上窝这个部位出现肿大淋巴结的意义，然而在实际工作中，医师往往忽略做详细的检查。例如一位曾经有双上肺少量结核病变的患者，在门诊随诊肺结核治疗，后来在X线胸片上发现左上肺结核病变影像稍有增多，医生考虑也许由于患者疲劳等原因使结核病治疗没有收到效果。后来查体时发现左锁骨上窝出现一个小米粒大小的结节，质地较硬。因其体积小，以至于第一次请外科医生会诊并协助做活组织检查时，会诊医生称“扪诊不明确，可以不必做活检”。于是内科医师又重新复查病人的那个小小淋巴结，并在局部皮肤表面用红笔画出标记，同时在病历上绘出小结节的部位。再请外科医师会诊并活检，病理报告为转移性肺癌。最终明确这个病人是在原来肺结核病灶基础上夹杂了肺腺癌，而且有了淋巴结转移。手术切除的机会没有了，只好接受局部放射治疗和全身化疗。这个例子充分说明，锁骨上窝的淋巴结不是容易扪诊的，常有漏诊，但也应注意勿将皮下的其他组织像肌肉、腱索等误为淋巴结。

除了锁骨上窝的淋巴结具有重要临床意义之外，颈部侧面肿大的淋巴结对于鼻咽癌的诊断以及和其他转移癌、结核性淋巴结炎等的鉴别也具有临床意义。腋下淋巴结和腹股沟部淋巴结的扪诊也是重要的。临床医师查体时认真扪诊滑车上淋巴结和腘窝部的却不多。我们通过临床实践体会到，滑车上和腘窝部的淋巴结扪诊每一例都必须做，因为此处的淋巴结很少受其他因素影响，肿大必不正常，有好几个结节病的诊断就是通过滑车上淋巴结活检得到的；另有一例恶性淋巴瘤患者是依赖腘窝部肿物的活检而确诊的。

3．仔细地听诊可以帮助我们获得更为全面的信息　听诊是重要的查体手段，一般的心、肺、血管等的听诊问题，书本上都有记载，也为大家所熟知，这里只提出容易疏漏的两种情况的听诊，一是肺的动静脉瘘，一是细菌性心内膜炎。假如我们见到肺野有一团阴影，从X线诊断的角度来观察，许多疾病都可以形成这种影像，如肺炎、机化的肺炎、肺结核、肺肿瘤等，当然也应当在鉴别诊断时想到肺内动－静脉瘘。由于动脉和静脉间有了直接的通联，不论它是因为先天血管畸形，或是后天肺部化脓病变后造成的，其动脉端和静脉端压力悬殊都会带来心脏的负担。临床上需要及时地确诊动－静脉瘘，以便正确处理。体层X线拍片可以看到自“瘤”体（即上述的团块影）分出的血管，此时假如在胸壁仔细地听诊，可以听到在阴影部位有血管杂音。遇有这样的病例，如不是有意识地在胸壁移动听诊器细心听，是不容易被发现的。如果听到了血管杂音，加上X线体层发现和X线平片所见，诊断便可以确立。亚急性细菌性心内膜炎时，心瓣膜上往往有赘生物，而这些赘生物或脱落或增加，在血流的冲击下往往会影响杂音的性质，听诊时可发现心杂音在不同的时间内发生变化。平时临床医师有的一天听一次病人的心音，有的隔天才听一次，这样就不容易发现不同时期的心杂音变化。细菌性心内膜炎及时做血培养具有诊断价值，然而培养需要一段时间。若能同时也细心地每日多次听心音，比较心音的性质是否有变化，无疑将有助于诊治。

临床确诊除全面细致的病史和物理学体格检查外，还需要必要的特殊检查

有些疾病可以通过详细的病史询问得到启发，从而达到正确的诊断。上面提到过的对肝吸虫病例的诊断和对第一例艾滋病的诊断就是如此。

正确的体格检查往往也可以肯定诊断。如在二尖瓣听诊区听到明显的舒张期隆隆样杂音，可以帮助我们肯定其心脏病性质，再结合其他辅助检查，可剔除其他心脏病而诊断为风湿性心脏病。又如体格检查时扪到肝在肋下5cm，质地硬，表面凸凹不平，单是这一项检查发现便可基本肯定其为肝癌；当然，我们还可以通过病史和其他化验检查排除肝脓肿、多发性肝囊肿和肝梅毒病等。

但有些疾病的确诊却往往需要一些特异性的检查手段和化验。比如我们在1986年夏天见到的一例散发的军团菌病，假如没有军团菌间接免疫荧光试验的帮助，该病例的确诊是困难的。该病例是一名居住在北京城区的中学生，因为发热数周，初步治疗效果欠佳而来我院门诊的。第一次在门诊检查便发现他颈部双侧淋巴结肿大，肝脏和脾脏均能扪及，全身疲弱乏力，X线胸片示有小片状实质浸润。就一般情况来估计，该学生的鉴别诊断应考虑肠伤寒、急性白血病或结核病的全身性感染。收住院后，经血清学检查、骨髓分类检查和痰的细菌学检查等，都不支持上述拟诊疾病。然而血的军团菌间接免疫荧光抗体超过1∶256，符合军团菌病的诊断。病人接受红霉素治疗以后病情明显好转，最后痊愈。以后在门诊复查数次，患者病情一直未见反复，完全康复。

我们知道，军团菌病是由革兰阴性杆菌引起的疾病。杆菌

性感染按理应该在很早以前就能被发现。库赫（Koch）发现结核杆菌是在1882年；许多细菌性感染疾病也都是在19世纪或20世纪的初期被发现。唯独军团菌病迄今还未被人们普遍认识。截至目前，它被人们注意还不及22年，它的命名还不及20年。其原因是这种革兰阴性杆菌极不易被培养出来，它的血清学检查方法也是近20年间才相继被发现的，医生们对此病的认识和警惕性是能否做出诊断的关键。由此可见，一个临床医生随时注意医学的新进展、不断开扩自己的思考范围也是十分必要的。

要做好诊断工作，我们不但要提高诊疗技术，而且面对每一个病人都应当兢兢业业、全心全意。在做每一次诊断时，都应当记住张孝骞教授的座右铭："如临深渊、如履薄冰"，全面、细心、谨慎、负责地去做。

（罗慰慈）

内科门诊的诊断思维方法

在20世纪60～70年代间，我在内科门诊组织业务学习。在连续长达十年的漫长的岁月里，经过数万例次的初诊、复诊、随诊，对疑难、漏诊、误诊、罕见病例等的归纳总结和分析，从日积月累的2000多张病例记录卡片中，对内科门诊的临床诊断思维方法有所体会。虽是30年前的往事，病种及诊断措施今昔不尽相同，但从临诊思维和基本功角度看仍有一定实际意义。

一、诊断的过程

根据多年的体验，临床诊治工作是对每一病例具体问题的全面探讨和解决的过程，而在门诊这一阶段则是这一过程的起点和基础，是关键之所在。建立正确的诊断过程可以用下列模式表明：

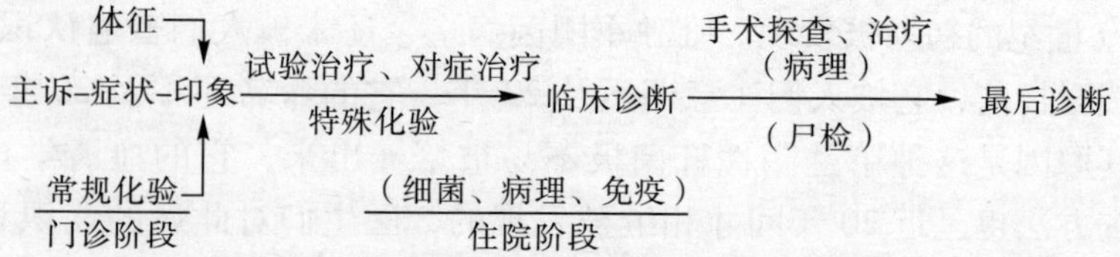

然而门诊临床医生基本功的运用在于症状要点的捕捉和阳性体征的发现，任何疏忽可以延误诊断或引向歧途，失掉有利时机，增加病人痛苦甚至导致死亡。

二、认清不同病型的规律，有助于诊断分析

门诊病人除根据其年龄、性别，特别是要注意患者就诊时的面容、表情、声调、动作、步态，再联系主诉症状、既往病史等，参照体征发现，临床上可归纳为不同的病型。各系统脏器之间又有其内在的相互联系，按照客观规律可从中找出线索，有利于推断。但临床上的病态表现也有因人而异的情况，不能生搬硬套。举例如下：

1．瘦长体型（中青年）→ 消化性溃疡→胃溃疡 → 胃癌；消化性溃疡→十二指肠溃疡 → 上消化道出血或梗阻

2．呼吸道型→慢性咳嗽→慢性气管炎→老慢支→肺气肿→肺源性心脏病

3．肥胖型（但也有瘦型的）

高血压→ 动脉硬化→肾衰 → 尿毒症

动脉硬化→动脉硬化性心脏病 → 心力衰竭

动脉硬化→冠状动脉硬化性心脏病 → 心肌梗死

动脉硬化→脑动脉硬化 → 脑血管意外 → 偏瘫

糖尿病→皮肤、血管、眼、肾等合并症

4. 以“水肿、低热、肝炎”表现为中心的病型（20 世纪 60 年代突出的综合征）

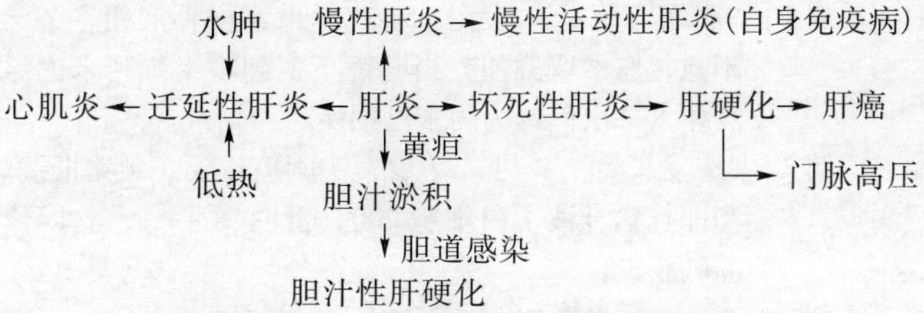

5. 自身免疫病型（结缔组织病）

低热→关节炎→肝炎→心肌炎→肾炎→血管改变→皮肤改变

（类）风湿症　　　　　　系统性红斑狼疮

原则上是将一个病人的症状表现、体征所见尽可能地联系在一起思考，以整体观念、辨证分析的方法，往一个病种、一个病因上归纳。归纳不同病型表现就是要将分散的表现整体联系地考虑。但也有的病例并存两种以上疾病，要严加鉴别。

三、“一次诊”的经验

“一次诊”是指对来院初诊一次即明确诊断，或是经过初诊检查、复诊时即明确诊断。要做到一次诊，医生须有认真负责精神、过硬的基本功、周密而迅速的分析判断能力和做出决断的决心。一次诊有减少病人往返次数、早日解除病痛、减少经济负担等一系列的优质医疗服务效果，这在门诊临诊工作是一套过硬功夫。

“一次诊”尤应注意：门诊中的急症、癌瘤、急慢性炎症、慢性器质病等。对早期癌瘤、风湿病、结核病等炎症、久未确诊的长期慢性病以及对功能性和器质性病的鉴别诊断等，速战速决，对病人十分有利。以下几个实例说明达到“一次诊”的要领。

1. 抓住主诉、症状特点，联系病人整体考虑。

[例1]“腹泻、便血” 女，56岁，果酱样粘液便，久治不愈，肛诊取鲜便，当时镜下找到溶组织阿米巴滋养体，一次确诊为阿米巴痢疾。

[例2]“突发头痛” 男，27岁，头剧痛4天、颈无抵抗。当即查脑脊液，白细胞200，蛋白（++），立即诊断脑膜炎。

[例3]“慢性贫血” 男，25岁，南方农民，1年来不能劳动，面色苍白，血红蛋白65g/L。当时查大便有钩虫卵。诊为钩虫病伴继发性贫血。

2. 体格检查要全面仔细，发现异常体征。

[例4]“风湿性心脏病、发热” 男，40岁，发热、无心衰、口腔粘膜发现出血点，疑并发亚急性细菌性心内膜炎，即收入院确诊。

[例5]“皮肤发紧” 女，24岁，4年来全身不定位疼痛，失劳动能力，遇冷手凉发紫，皮肤无弹性。X线：食管通过缓慢，疑硬皮病。

[例6]“腹块” 女，67岁，无全身症状，右上腹肿已有多年，位置浅表。腹直肌紧张时有易触及的明显肿块，疑为腹直肌良性瘤。手术确诊为腹直肌硬纤维瘤。

[例7]“便血” 男，28岁，便意频、有脓血，消瘦明显半年。肛诊：入口5cm处有周围固定性硬块，即转外科，确诊为直肠癌。

3. 化验检查要有的放矢，击中要害，不撒大网。

[例8]“腹泻、苍白” 男，37岁，腹泻、食欲欠佳2年，

血红蛋白 38g/L，白细胞及血小板也减少，即查骨髓示巨幼细胞性贫血。

［例 9］“胸腔积液”　女，64 岁，心悸、右胸痛 1 个月。体检：右胸叩浊。当即胸腔穿刺。胸腔积液病理找到腺癌细胞，确诊为转移癌。

4. 虚心倾听病人意见、避免武断。

［例 10］“偶然胸透发现肺癌”　男，65 岁，出差来京，近日感冒稍咳，要求胸透。即拍胸片示肺团块影，印象为肺癌。

四、要时刻警惕癌瘤

内科门诊癌瘤病人并不少见，据内科统计可占门诊总例数的 20%，特别值得注意的是对早期癌瘤的发现。应从癌瘤误诊和漏诊病例中汲取经验教训，提高早期诊断率。以下一些实例是癌瘤在临床上的早、中或晚期的表现。

1. 上腹部发堵、食欲不振、消瘦，要警惕胃癌。

［例 11］男，65 岁，食后半小时恶心，晚上呕吐，伴面色苍白，3 个月后胃肠造影，证实为胃窦癌。

一般胃癌病人从有症状到就诊平均要延误 3 ~ 6 个月，而从就诊到确诊往往又要经 3 ~ 6 个月，待确诊时，已失去挽救的机会。所以，要特别注意持续性食欲不振和进行性体重下降，要及早采取胃镜、X 线等诊断措施。

2. 胸部堵感、有食管症状，不可放松，要排除食管癌。

［例 12］“胸骨后堵半年”　男，64 岁，有梅毒性心脏病，半年来食后发堵，胃肠造影示食管正常。2 个月后进食困难，3 个月后再做胃肠造影发现食管下端及胃底贲门癌。

3. 原为良性但有潜在恶变之因素者，应时刻警惕恶变。

［例13］“胃溃疡→胃癌” 女，27岁，有胃溃疡2年，近来上腹出现包块，左锁骨上窝淋巴结大。病理活检：转移腺癌。

此外，还有结肠息肉恶变（一般息肉有蒂为良性，基底大的趋于恶性）、甲状腺瘤癌变、肝硬化癌变等。

4. 黄疸不要轻易诊为“肝炎”。

［例14］“黄疸20天，疑为肝炎” 男，50岁，黄疸20天，上腹胀痛，转氨酶明显升高，消瘦快，半月后胃肠道造影见十二指肠降部管腔变窄，有弧形压迹。确诊为胰腺癌。

5. 颈淋巴结核常见，但诊断也要慎重，可疑病例不要轻易下“结核”的诊断。

〔例15〕“颈淋巴结核4个月” 男，13岁，左颈肿物4cm×4cm，4个月后多发颅神经麻痹。鼻咽病理诊断：淋巴上皮癌。

6. 肺部阴影极易成为癌瘤的假象。

〔例16〕“肺炎3个月不消” 男，55岁，半年来偶有痰中带血，胸片见右上肺炎变，3个月后肺门淋巴影增大，断层像示气管受压，最后诊断为肺癌。

7. 反复血尿，要排除泌尿系肿瘤。

〔例17〕“反复血尿，诊肾盂肾炎” 女，34岁，有风湿性心脏病，3年来尿频有血，按肾盂肾炎治疗。后因腰痛、排血尿及组织块住院，肾盂造影有充盈缺损，右肾切除。病理：肾上腺样癌（hypernephroma）。

对原因不明的贫血、尿血、咳血、便血及一切出血现象，要追查直到排除癌瘤的存在为止。

8. 对顽固性疼痛，要排除癌瘤的存在。

〔例18〕“胸痛数月”　男，42岁，消瘦，左胸壁痛，先后诊断为“肋间神经痛、植物神经紊乱、结核性胸膜炎”等。半年后死于多发转移癌。

9. 有与癌瘤相伴随的症状者应密切追查。

〔例19〕“黑棘皮症”　男，60岁，皮肤粗糙，黑色素沉着，曾疑为肾上腺皮质功能不全。后经胃肠造影发现胃贲门癌，为胃癌伴黑棘皮症。

〔例20〕女，54岁，面、颈、上肢肿胀20天，咳嗽、痰多半年，右颈淋巴结1.5cm×1.5cm，颈静脉怒张。胸片符合支气管肺癌，纵隔淋巴结转移，为肺癌伴上腔静脉综合征。

五、脊椎结核可有多种临床表现

脊椎结核常以各种不同的主诉及各式各样的临床表现就诊，稍一疏忽即漏诊，不可不慎。典型症状、临床表现及诊断注意事项如下（举例从简）：

1. 头痛、不能低头，实为颈椎结核。
2. 对坐、站不灵活的病人，要检查脊椎，排除结核。
3. “肺门肿物”可能是椎旁脓肿。
4. 神经根受压，表现为胸痛，易误为心绞痛。
5. 有因脊椎病变未包括在片子内而漏诊者，常是脊椎病变水平比症状表现部位或高或低，查体或拍片时，要“向上、向下找”。
6. 有时误诊为“强直性脊柱炎”、“类风湿性关节炎”，实为腰椎破坏、椎旁脓肿。
7. 有时初疑“病毒性神经炎”，实为胸椎破坏，压迫神经引起肋间神经痛，2个月后才确诊者。
8. 偶有表现为“急腹症”者。

〔例21〕男，51岁，腹痛半月来加重，持续痛2天，不敢动，疑为“胆囊穿孔、胆囊周围炎”。下午另一医生才发现T_8后突，X线检查见$T_{8\sim9}$破坏，诊断为胸椎结核。

9. 大腿根部包块，实为寒性脓肿。

六、从漏、误诊病例汲取经验教训

1. 没有反映客观实际，不虚心听取病人主诉，没有让病人把话说完，主观自以为是。

〔例22〕女，17岁，有腹腔积液，无腹痛，按结核性腹膜炎治疗。后经手术证实为：左卵巢假粘液性乳头状囊腺瘤。

〔例23〕女，50岁，半年来食后发堵，未问有无吞咽困难，1个月后复诊。胃肠造影为：贲门及食管下段癌。

2. 因为已有一个诊断，满足于现状而漏误。

〔例24〕女，57岁，初诊为动脉硬化性心脏病、心房纤颤。以后复诊8次，无心音描述，第九次记“无器质性杂音”，半年后复诊“心尖有雷鸣样舒张期杂音”，实际有风湿性心脏病。

3. 对体征视而不见、听而不闻、触而不及。

〔例25〕男，78岁，消瘦、气短，记录“肺体征阴性”。胸片示：右胸大量积液。

4. 要整体考虑，切忌片面性。

〔例26〕女，42岁，16年来咳嗽、憋气、下肢肿，右上腹块。肝肋下13cm，脾肋下3cm，一直诊断为“多囊肝”。查静脉压31cmH_2O，胸外科手术证实为缩窄性心包炎。

5. 滥用激素，只求一时症状见好，酿成大祸。

〔例27〕女，40岁，肩关节痛，当地医务室给肾上腺皮质激素，疼痛见好，但病人原有肺结核治疗后恶化。病人实为Poncet症（结核性风湿症），来院初诊被确诊。

〔例28〕女，26岁，护士，关节痛服用可的松7年。门诊诊为“风湿热、风湿性心肌炎”。住院确诊为：粟粒性肺结核、结核性脑膜炎、骨结核，是激素致使结核全身播散。

七、要特别注意妇女特有的情况

1. 早孕有种种症状，许多初孕者不知已孕及其生理变化。

〔例29〕女，26岁，上腹痛、恶心，曾诊为神经官能症。腹部柔软，2个月后妇科检查发现宫底脐下一横指，实为妊娠反应。

2. 宫外孕有种种表现　生育年龄、有停经史、急腹症（疑胆绞痛、肾绞痛）、或疑结核性腹膜炎、加上重度贫血、腹有移动性浊音的，勿忘宫外孕。

3. 卵巢囊肿可形似腹腔积液。

〔例30〕女，22岁，5年来按“结核性腹膜炎”治疗，每3~4个月放腹腔积液一次，每次2000ml，最后经妇科探查证实为副卵巢囊肿，40cm×34cm×10cm。

4. 早期子宫颈癌有种种表现，早期症状、体征可不明显。

〔例31〕女，44岁，尿频、血尿2个月。按结核治疗无好转。肛诊直肠前壁有不平肿物。妇科检查：宫颈菜花样肿物，诊为子宫颈癌。

八、原则上，先想器质病，后想官能症。一旦确定为官能症也要解除病人疑虑，否则，对个人、家庭、社会也会有影响。这类病人有“恐癌症、恐虫症、偏执状态”等

九、为总结门诊经验可采取的方法

1．卡片登记、记录随诊结果，现可用电脑登记。

2．病案分析，注意分析造成下列情况的原因　①多次未确诊的；②处理不当、无的放矢、用药不当者；③漏诊、误诊的。

3．临床病例讨论会，内容可包括　①疑难病例会诊讨论；②漏诊、误诊汲取教训；③差错事故检查、处理；④专题讲座，提高认识。

回顾本人在毕业后30多年间，恩师张孝骞对我在医疗工作中的诊断思路、基本功要求、治学态度和方法、医德修养各方面的谆谆教诲，受益终生。上述点滴体会也只能反映张老思路于万一，借此谨表缅怀之情。

（李恩生）

第二章　面对与发热相关的各种疾病

持续发热

发热待查是临床最常见的问题之一，根据发热的程度，持续时间，辅以血白细胞数的高低作为一根主线结合相应的症状、体征及实验室检查，对大部分病人不难作出正确的诊断，但要有一个思考的框架。有时也成为非常困难的诊断难题，下面是本人的思考方法：

一、持续高热 3 天，血白细胞正常或偏低

发热是临床上最常见的症状，可由细菌、病毒、立克次体、螺旋体、原虫等微生物入侵人体后，致机体的一种保护性反应，亦可能是某些肿瘤、结缔组织病的早期表现，如何进一步检查和处理十分关键。尤其是初诊患者，医生还需了解是否伴随有其他症状和体征，如：伴有咽痛、鼻塞、流涕、轻咳，加上同室或同一单位有类似患者的流行病史，体检咽部充血，扁桃体不大，颈无抵抗，心肺正常，腹部肝脾未及，肝区无叩痛等，首先考虑是病毒引起的上呼吸道感染。处理方面不必用抗生素，可用解热镇痛剂，如 APC 或感冒冲剂和板蓝根冲剂等，休息，多饮水。如发热已持续 6 天不退则需复诊，体检时要注意有无颈部抵抗，因为有些病毒性脑膜炎起病和上呼吸道感染类似仅头痛较重，如早期发现颈有抵抗可及时做腰穿，有助鉴别诊断。

以往无流行性腮腺炎史者，亦需检查腮腺大小和腮腺导管开口，以除外流行性腮腺炎；如肝大肝区有叩痛、又有黄疸，要考虑病毒性肝炎；此外亦应考虑我国常见病如伤寒；来自不同地区还要想到疟疾、黑热病等。有些患者因上呼吸道感染起病，但自己又服了其他药，发热越来越高，亦可有寒战，复查白细胞仍然不高，要考虑药物热的可能，如同时伴有皮疹，则可能性更大，应及时停止所用的药物，密切观察1~2天。

二、持续高热3天，白细胞明显升高

这种情况最可能是细菌性感染，如：

1. 上呼吸道感染　鼻窦炎—常伴头痛，流脓鼻涕，鼻旁窦处有压痛等；扁桃体炎—有扁桃体肿大，其上有脓性分泌物；支气管炎—有咳嗽、咳痰，胸片未见异常或仅肺纹理增加；肺炎—有咳脓痰，胸痛，胸片可见片状阴影。

2. 腹腔内感染　胆囊炎—有右上腹痛，体检巩膜皮肤黄染，右上腹肌紧张，偶可扪及肿大的胆囊；胰腺炎—中上腹痛伴有压痛和肌紧张，过去有胆石症史，血淀粉酶升高。阑尾炎—右下腹痛局部有肌紧张、压痛和反跳痛。盆腔炎—阴道有脓性分泌物，盆腔检查宫旁两侧有明显触痛，常伴随有性病史。腹膜炎—全腹疼痛伴有压痛、反跳痛，肌紧张或板样强直，常因脏器穿孔所致，和阑尾炎一样属急腹症。

腹腔感染的特点之一是腹痛在前，发热在后，且大多体温逐渐升高。

3. 泌尿道感染　尿道或膀胱炎—有尿频尿急，排尿烧灼感，或有双肾区叩痛，尿镜检有大量白细胞。但部分病人，尤其是老年女性，可仅表现为高热，不伴尿道刺激症状，甚至尿常规检查亦正常，故应多次查尿及做尿培养。

4. 肠道感染　如伴腹痛、腹泻、里急后重，肠鸣活跃，大便检查红白细胞满视野，要考虑细菌性痢疾，如无里急后重，大便检查仅少量白细胞，则为肠炎。

5．早期败血症　可由胆囊炎、阑尾炎、肾盂肾炎或严重肺炎等引起，诊断主要靠血培养阳性。

三、持续高热2周以上，血沉快，白细胞正常或稍低

在除外其他细菌性感染后，首先要考虑结核病，这是我国最常见的疾病之一，要追问有无结核病史，有无胸腰部活动时疼痛加重，要仔细查体包括胸腰椎椎体有无叩压痛，可以摄胸片及胸腰椎像，做PPD皮试，尽可能找结核病灶，必要时可试用抗结核治疗，一旦开始抗结核治疗必须坚持6~8周，不能随便停药，否则影响治疗性诊断。女病人还需要查盆腔以除外盆腔结核和冷脓肿。

其次要除外结缔组织病，常见有系统性红斑狼疮、多发性肌炎及皮肌炎、Still病、干燥综合征及白塞病等，大多可检出特异性自身抗体，或肌酸增高，而Still病有周围血白细胞明显升高和皮疹、关节痛。

还要排除肿瘤性疾病，如淋巴瘤、白血病、霍奇金淋巴瘤、恶性组织细胞病、肾癌、肝癌等，要通过骨髓穿刺、CT和MRI及病理活检等检查才能明确诊断。

四、持续低热2周以上，血沉快，白细胞正常或稍高

1．感染性心内膜炎　大多有先天性心脏病或风湿性心脏病史，末梢血管栓塞征，表现为各期不同的皮疹、Osier结节及指甲下出血、脾大、贫血、尿中有红细胞，超声心动图可见心瓣膜赘生物，血培养仅部分患者阳性。

2．结核病　尤其是淋巴结结核和肺结核，可通过胸片和痰查抗酸杆菌及淋巴结活检才确诊。肺外结核持续低热，或间有

高热，伴血沉快，部分患者PPD皮试有水泡（++++），胸片无异常，如：淋巴结核常有颈部或腋下淋巴结肿大，个别有淋巴结破溃，伤口经久不愈，淋巴结活检常能明确诊断。

结核性脑膜炎常伴有头痛、呕吐、颈部有抵抗，腰穿颅压升高，脑脊液蛋白升高明显，糖和氯化物偏低，白细胞增加以单核为主，涂片偶可找到抗酸杆菌。

胸腰椎结核常有腰痛活动后加重，平卧时亦不减轻，个别出现两胁或两髋处痛。下胸腰椎侧位X线摄片常有阳性发现。

肾结核部分患者偶有肉眼血尿或镜下大量红细胞，尿中偶可找到抗酸杆菌，有时肾盂造影及膀胱镜检查有助诊断。

肝结核诊断比较困难，常需做肝穿刺取肝组织活检才能确诊。

3. 布氏杆菌病　常有密切接触牲畜史，除发热外盗汗明显，伴关节痛、肌痛、乏力等不适。血清布氏杆菌凝集试验效价 > 1∶160，或进行性大于4倍有诊断意义，部分患者骨髓培养阳性。

4. 莱姆病　病原为BB螺旋体，经蜱的叮咬传播，感染多见于森林及果园工人，亦见于曾散步在灌木或杂草丛中的年轻人，局部叮咬处可见边缘清楚的红斑，继而有低热、脑膜炎、眼肌麻痹、结膜炎、肌痛等，检测抗BB螺旋体抗体有助诊断（用ELISA法及蛋白印迹法）。

5. 附红细胞体病　是一种原虫的感染，通过和动物密切接触传播，多见于兽医及屠宰场工人，或有与感染牲口密切接触史者，如搂抱初生的小动物，因手上有伤口而感染的，症状不典型，主要是低热、乏力、全身痛，伴有轻度贫血，如能想及此病，则可取血在显微镜下可见红细胞表面和周围有发亮的小点，用相差显微镜观察有助诊断。

6. HIV感染和艾滋病　是一种新的性传播疾病，病原是人类免疫缺陷病毒（human immunodeficiency virus，HIV），通过性、血液及母婴传播，1980 年美国首先报道，在同性恋人群中发现这类疾病，以后陆续在静脉药瘾者和异性恋者中检出，急性期常不容易诊断，除非对一些高危人群进行密切随访。早期 HIV 感染根本无症状，亦不会来医院就诊，一旦出现症状已进入艾滋病期，这些艾滋病病人常混在长期低热患者中，除低热外尚有咳嗽少痰，呼吸困难，血氧分压明显降低，个别病人可有发绀，早期胸片病变不明显，常误诊为肺结核、肺纤维化等，有些患者至死亦未明确诊断，艾滋病本身无特殊的症状和体征，因此从病史中要掌握有否性病史、同性恋史及静脉吸毒史等，病情进展时都合并机会性感染，出现机会感染的特点是患者可有发热、腹泻、纳差、消瘦、恶病质，同时有下列各种机会性感染的表现：

（1）口腔念珠菌病　在颊粘膜上有白色的膜或菌落密集排列，涂片可见菌丝。

（2）卡氏肺囊虫肺炎　临床表现呼吸困难，发绀，氧分压低，可从支气管镜灌洗液中找原虫或经治疗试验证实。

（3）肺结核　进展迅速很快出现空洞，痰菌阳性。

（4）隐球菌脑膜炎　头痛剧烈，颅内压增高显著，脑脊液墨汁染色找到隐球菌，蛋白高糖低。

（5）弓形虫病　以颅内占位性病变或脑膜脑炎为特点，脑 CT 可见典型的环形圈，用细针取活检可见原虫体，血清免疫学检测可提供重要线索。

（6）病毒感染　CMV、EBV、HBV、HCV 等可查抗体有助诊断。

（7）真菌感染　如念珠菌、隐球菌等，分别见于肺、消化道及中枢神经系统。

此外尚可并发肿瘤，如淋巴瘤、卡波济肉瘤等。

诊断 HIV 感染和艾滋病关键是抗 HIV 抗体的检测，单用

ELISA 法还不够，必须做确诊试验，如蛋白印迹法。查得愈多发现病例亦多，要抓住可疑病例，进行抗 HIV 抗体检测。

（王爱霞）

高热、皮下结节3个月
——非典型分枝杆菌病

患者女性，52 岁。因腹胀、食欲欠佳 5 年，近 3 个月症状加剧，伴高热，双下肢皮下结节，于1989 年 2 月 28 日住院。患者自 1983 年起有腹胀、食欲欠佳、恶心、头晕、午后低热、且渐消瘦，不伴呕吐、黄疸和腹痛，在当地医院检查未发现异常，曾查肝功能为正常，1988 年 12 月起上述症状加重，伴高热，乏力、盗汗明显，并于双下肢出现多个皮下结节，有红褐色色素沉着，因诊断不明收住院。以往无结核和肝炎史。体检：T 38.2℃，P 104 次/分，R 21 次/分，BP 100/65mmHg，发育良好，营养差，慢性病容，消瘦，神清合作，两侧颈部及腋下有多个肿大的淋巴结，直径 0.5～2.5cm，可活动无压痛，颈无抵抗，头颅五官正常，心肺无异常发现，腹软，肝在肋下 5cm，脾在肋下 3cm，四肢多个皮下结节，直径自 0.5～3cm，有轻压痛，个别中心有波动感，未引出病理反射。实验室检查：血红蛋白 52g/L，白细胞 3.1×10^9/L，血小板 32×10^9/L；ESR 51mm/第一小时末，骨髓穿刺示骨髓增生异常综合征，肝肾功能正常；胸片未见实质性病变，腹部平片未见钙化影；ECG 大致正常；腹部 B 超检查有肝脾肿大；皮下结节和淋巴结活检，在未做抗酸染色前，报告为大片坏死组织和炎性细胞，未见典型结核结节，后经抗酸染色找到大量抗酸杆菌，同时做培养有黄色菌落生长，经美国匹兹堡大学微生物实验室鉴定为黄色分枝杆菌(mycobacterium flavescent)。

本例的特点是一位免疫功能低下患者，其原发病确诊为骨髓增生异常综合征，患者有发热和双下肢多个皮下结节，经活检和培养诊断为非典型分枝杆菌，本例为什么会想到要查抗酸杆菌？本院以往有两个类似病例亦有皮下结节，破溃后伤口经久不愈，乃做分泌物涂片，经抗酸染色而确诊为非典型分枝杆菌病。本例很多方面与之相似，本病治疗用药和结核一样，但用药时间要长，曾有一例正规抗结核治疗2年，来复诊时从肛旁小脓肿分泌物涂片仍可找到抗酸杆菌，大多数病例如能坚持治疗预后较好。

1. 非典型分枝杆菌病和结核病的相同的特点有：

(1) 都有免疫功能低下的基础病，如糖尿病、血液病或艾滋病。

(2) 起病慢，病程长，可以有血运播散。

(3) 有长期低热、乏力、盗汗。

(4) 可有淋巴结和肝脾肿大。

(5) 皮下结节或淋巴结破溃后伤口经久不愈。

(6) ESR增快。

(7) 轻度贫血，白细胞正常或偏低。

(8) 疗程较长。

(9) 必须联合用药，选用三或四联抗结核药，部分病例久用可出现耐药性。

2. 非典型分枝杆菌病和结核病不同点

非典型分枝杆菌病	结核病
病变多见于肺外	病变多见于肺内
PPD 不一定强阳性	活动结核病 PPD 常显示强阳性
皮下结节或冷脓肿多见	少见
皮下结节及淋巴结病理切片或涂片可找到大量抗酸杆菌	偶尔可见少许抗酸杆菌
菌体较结核杆菌短小	培养基上可见典型结核杆菌菌落

（王爱霞）

青年女性、高热1天，休克，淤斑——中毒休克综合征

女性，24岁，澳大利亚籍印度人，未婚，牙科医生。因发热1天伴右膝关节痛于1985年7月10日住院。患者由澳大利亚来北京旅游，正值经期，用月经栓，无腹泻头痛亦无呕吐。体检：体温39.8℃，血压90/50mmHg，脉搏120次/分，呼吸28次/分，神清合作，右膝屈曲，无发绀和呼吸困难，颈无抵抗，表浅淋巴结不大，心肺未见异常，腹软，肝脾未及，未引出病理反射。实验室检查：血红蛋白155g/L，白细胞14.2×10^9/L，血小板91×10^9/L。脑脊液白细胞4个，单核3个，多核1个；尿常规蛋白（++），镜检白细胞5~10，红细胞20~30（经期），便常规未见异常。住院当天下午血压下降至40/0mmHg，全身出现广泛出血点和淤斑，即查3P试验（+），血小板3×

$10^9/L$，诊断DIC。请妇科会诊，取出月经栓未送培养，盆腔检查未见异常。乃转ICU，虽经积极抢救DIC一度好转，但其他脏器肾肝肺接连发生衰竭，于1985年7月24日病故，生前多次血培养阴性，血葡萄球菌ProteinA阳性，凝固酶因子也阳性，死亡诊断为中毒性休克综合征（toxic shock syndrome，TSS）。

中毒性休克综合征简称TSS，1980年开始报道，首先发现于欧美等国家的年轻女性，发现和经期用月经栓有明显关系，据调查患者阴道分泌物和市售的月经栓（tampons）中抽样培养均发现有金黄色葡萄球菌，死亡率最高达13%，虽然TSS亦发生在男性有外伤或切口感染者，但为数不多。tampons过去也用为何最近才发病？由于1980年时改用吸水性能好的合成纤维替代棉花，金黄色葡菌容易吸附在合成纤维上，长出菌落，这点可能和发病有关。

本例的临床特点是：年轻女性，经期用月经栓，2天后发病，起病急，很快进入感染性休克，继而出现DIC，一度稍好转，接连发生多个脏器功能衰竭。多次血培养均阴性，血白细胞升高，最高达$80\times10^9/L$，中性90%，淋巴10%，血气PO_2最低40mmHg，血肌酐47mg/L，由于患者皮肤较黑看不清是否有皮疹，除了无皮疹其他均符合TSS的诊断。

TSS的临床特征有：①起病急，发冷发热；②全身有猩红热样皮疹；③严重低血压；④多个脏器功能衰竭；⑤恢复期有大片脱皮。

本病强调早期诊断、早期治疗，及时选用针对金黄色葡萄球菌敏感的抗生素。同时积极采取有效的抗休克措施，如合并DIC，则应给予相应的处理。

本例的发病虽与有细菌的月经栓有关，近年对妇女经期用品已有严格质量监测，现应不再多见，但类似原理产生的“中毒性综合征”则不应忽视。及时诊断处理，赶在出现复杂的脏器功能衰竭等并发症出现之前。

（王爱霞）

长期不规则发热，脾肿大——脾非霍奇金淋巴瘤

长期发热是指发热持续2周以上，体温在38.5℃以上，经详细询问病史、体检和常规实验室检查尚不能明确诊断者而言。长期发热的原因复杂，其病因大多数可明确。可概括为感染、结缔组织病、血液病及恶性肿瘤等四类。

感染仍是长期发热最常见、最重要的原因，如果周围血白细胞计数正常，曾用多种抗生素治疗无效，全身中毒症状不重均不支持细菌性感染。结核病特别是肺外结核如深部淋巴结结核、肝结核、泌尿生殖系结核、早期急性粟粒型肺结核及脊柱结核在长期发热中占相当比重，应予重视。详细询问病史及体检可能提供一定线索。该例有长期发热、乏力、盗汗、体重下降（2个月下降5kg）等症状，查血沉50mm/第一小时末，胸像未见异常，体检于左颈根部触及蚕豆大淋巴结，质中无触痛，肝脾肋下分别为2.5cm及1.5cm。B超示脾大。该患者虽长期发热，但一般情况相对较好，结合血沉快、球蛋白增高等应高度考虑结核病可能，淋巴结活检病理示干酪性结核，抗酸染色找到抗酸杆菌而确诊为颈淋巴结核，并给予异烟肼、利福平和链霉素三联抗结核治疗。抗结核治疗1个月复查B超发现脾内出现多发实性占位，直径最大为1.7cm，腹腔淋巴结肿大。结合原有颈淋巴结结核而首先考虑并发脾结核，继续抗结核治疗，患者体重增加，转为低热，住院3个月出院。但出院1个月患者再

度高热，体重下降，血沉增快，B 超复查示脾内占位病变增大。脾原发实体瘤临床少见，转移瘤又无证据，需除外淋巴结核并发恶性淋巴瘤脾侵犯，耐药菌株所致脾结核仍不能完全除外。乃行脾切除术，术后患者体温恢复正常，病理证实为干酪性结核，并继续抗结核1年半，恢复正常工作，随访3年无复发。另一例患者因间歇发热1月余入院，伴全身骨关节疼痛、血白细胞正常，血沉快，查体浅表淋巴结不大，脾大质硬，胸像示双肺门影浓，左肋膈角胸膜增厚。临床曾疑结核，给试验性抗结核治疗20天，脾脏缩小，但 B 超及 CT 示脾脏多个低回声区或低密度区。骨髓象示增生活跃，粒红比为6.4:1，原粒稍增高，分叶中性粒细胞内可见中毒颗粒，片尾见网状细胞及吞噬细胞较多，抗结核2个月时患者仍持续高热，一般情况恶化呈进行性衰竭。为明确诊断而做剖腹探查术，术中见脾脏肿大，可见2cm × 2.5cm 白色结节，乃行脾切除术，病理检查证实为脾非霍奇金淋巴瘤（小核裂细胞为主），脾多发性贫血性梗死。患者术后化疗2个疗程，体温正常出院。

近年来结核病有增多趋势，尤其是老年人，表现多种多样，可很不典型。肝脾结核很难诊断，抗结核治疗很难短期奏效，一般需要病理证实，不能不提高警惕。

脾的淋巴瘤有时也很难诊断，但发热原因不明并有脾肿大者不能忽略这种可能。

发热待查的病人，特别是腹内有肿块者，及时剖腹探查有帮助诊断的作用。脾肿大者，做脾切除术不仅有助诊断，还有治疗作用。

（盛瑞媛）

头痛5天，发热复视2天，有轻度脑膜刺激征——莱姆病

患者有发热，并有头痛、呕吐及颈部抵抗等脑膜刺激征，因此首先需做腰椎穿刺以确定有无颅内感染存在？如脑脊液常规及生化异常，则证明为脑膜炎，若同时伴有意识障碍或精神症状、局灶神经体征时应考虑为脑膜脑炎。

根据起病的急缓及病程的长短可将脑膜炎分为急性脑膜炎及慢性脑膜炎综合征两大类。急性脑膜炎是指脑膜炎的症状及体征在几小时至几天内出现，细菌性脑膜炎及病毒性脑膜炎均为急性脑膜炎。本例患者病程短，有发热及脑膜刺激征，应考虑急性脑膜炎综合征。但确诊需做腰穿留取脑脊液做常规、生化及细菌学等检查证实。患者急诊腰穿压力为380mmH_2O，CSF常规示WBC 1.64×10^9/L，单核90%，多核10%；CSF生化检查示蛋白103mg/dl，糖和氯化物正常。CSF细菌涂片及培养均（-）、找抗酸杆菌（-）、找隐球菌（-），CSF细胞学检查嗜酸粒细胞>5%。次日入院查体：T 37.2℃，双眼向左凝视时有水平震颤，颈无明显抵抗，给予20%甘露醇q8h脱水后，复查颅内压为200mmH_2O。

本例急性脑膜炎确诊，但尚需确定病原学诊断：①细菌性脑膜炎：起病急，病情进展迅速，常在24小时内出现脑膜刺激征，并可有神志改变，脑脊液可呈化脓性改变。而本例以头痛起病，病程第4天才出现发热，仅呈轻微脑膜刺激征，神志清晰，全身中毒症状不重，周围血白细胞计数不高，CSF中白细胞计数虽高，但单核占90%以及CSF涂片与培养（-）等均不支

持细菌性脑膜炎的诊断。②病毒性脑膜炎：从临床病程呈良性经过，脑脊液细胞数增多以单核细胞为主，蛋白轻度增高，而糖与氯化物正常以及脑脊液找细菌（-）等，应考虑本病，但不能解释CSF嗜酸粒细胞增高，故需排除脑寄生虫病的可能。该患者查血和CSF的猪囊虫间接血凝试验、血弓形虫抗体及头颅CT平扫与增强扫描等均无阳性发现，因此可除外脑囊虫病、脑弓形虫病。③结核性脑膜炎：多数表现为慢性脑膜炎综合征（指脑膜炎症状及体征持续4周以上），起病缓慢，常伴结核中毒症状，如低热、盗汗、体重减轻等，CSF呈非化脓性改变。本例既往体健，虽然早期结核性脑膜炎亦可表现为急性脑膜炎，但未经抗结核治疗体温自行下降及CSF嗜酸粒细胞增高均不能以本病解释。④隐球菌脑膜炎：亦为慢性脑膜炎，常发生于原有基础病如系统性红斑狼疮或血液病化疗患者，但也可见于正常人，CSF多次找隐球菌或乳胶凝集法测隐球菌抗原（+）者可确诊，本例临床及脑脊液找隐球菌结果均不支持诊断本病。⑤神经莱姆病：莱姆病（Lyme disease）为新近发现的经蜱传播的螺旋体病，其病原体为伯氏疏螺旋体（Borrelia burgdorferi, BB），流行于林区，1975年首先发现于美国康涅狄格州的莱姆镇而命名。临床表现多种多样，其临床特征为慢性游走性红斑（ECM），淋巴细胞性脑膜炎，颅神经炎特别是面神经瘫痪，心脏房室传导阻滞，关节炎，慢性萎缩性皮炎及精神异常等。ECM为本病特征，约15%患者可无皮疹。神经莱姆病一般表现为颅神经炎（多为面神经瘫痪，可为双侧性）、淋巴细胞性脑膜炎（脑膜刺激征轻微，全身症状较轻，CSF检查为淋巴细胞增高为主，蛋白轻度增高而糖正常）、神经根炎及脑脊髓膜炎等。诊断主要依据临床表现、流行病学资料，必要的鉴别诊断及特异性病原学与血清学检查有助于确诊。目前常用的血清学检查有免疫荧光法（IFA）、酶联免疫吸附法（ELISA）和免疫印迹法

（WB）等方法，但尚无统一判断标准。中国预防医学科学院流行病研究所的判断标准为①ELISA 法：莱姆病抗体血清效价 > 1:500，CSF 效价 > 1:100。②WB 法：莱姆病抗体检测下列 IgG10 条区带中如有 5 条带者为阳性反应：18kD、23kD、28kD、30kD、39kD、41kD、45kD、58kD、66kD、93kD（83kD）。本例诊断神经莱姆病的依据为：第一，经询问病史证实有流行病学暴露史，患者发病前曾在北京香山灌木丛及草地逗留，北京市防疫站曾对北京西北地区进行莱姆病血清学抽样调查，表明该地区为莱姆病流行区及自然疫源地，人群感染率为 2.11%（4/198），并从两个郊区林区采集的长角血蜱中分离到伯氏疏螺旋体；第二，患者临床上有淋巴细胞增多性脑膜炎与动眼神经受损的证据：有轻微脑膜刺激征，CSF 检查示淋巴细胞（即单核细胞）增高为主（90%）、蛋白轻度增高，而糖、氯化物正常，查体有眼球震颤，同时除外了细菌、病毒、结核、隐球菌及梅毒螺旋体感染（TPRA 检测阴性）；第三，血清学抗 - BB（莱姆病抗体）IgG 效价 1:1000（ELISA 法），WB 法检测出现 31kD、58kD 和 93kD 三条阳性区带；第四，采用青霉素及头孢三嗪治疗有效。

综上所述，莱姆病为多系统疾病，临床表现多种多样，主要侵犯皮肤、神经系统、心脏和肌肉关节等四大系统。本病早期诊断、早期治疗则预后良好，晚期可致残。约 15% 莱姆病可无皮疹。如发现淋巴细胞增多性脑膜炎原因不明时（急性或慢性脑膜炎），神经莱姆病应作为鉴别诊断之一，及时送血清及脑脊液检查莱姆病抗体将有助于诊断。

文献报道的新发现的疾病中，有些只见于某特殊地点，但也有些可发生于条件相似的其他地区。因此，临床医生要经常注意新发现的病种，扩大自己的思考面。以往，我们在北京协和医院图书馆几乎每个星期日都可看到张孝骞、王叔咸等老教授在翻阅新杂志，即使临床经验十分丰富的老专家也要不断知识更新，汲取别人的经验增加新知识。通过本实例，再次说明了解病人的工种、环境、经常活动的场所、病前曾经去过的地区、结合特殊环境容易发生的疾病等，有时对诊断很有价值。

（盛瑞媛）

间歇发热、肌痛2月余——附红细胞体病

患者女性，20岁，籍贯北京，因发热、全身皮肤及四肢肌肉痛2月余来院门诊。病程中间歇出现隔日发作的畏寒、寒战、发热、出汗等症状，最高体温38.5℃。外院查周围血白细胞计数正常，血涂片中曾查到可疑疟原虫，拟诊疟疾。给予氯喹一疗程，曾一度热退，全身疼痛减轻，间隔半个月又出现上述症状，查血沉及免疫指标均正常。发病前3周（10月初）曾去北京近郊农村2天，有羊密切接触史。

本例病史特点：①年轻女性，北京籍，10月下旬发病；②主要症状为间歇性畏寒、寒战、发热和出汗；③外院周围血涂片中曾找到可疑疟原虫，抗疟治疗有一定疗效（表现为一度热退及全身疼痛减轻）。诊断考虑：

1. 疟疾　如为疟疾，尚有下列几点值得推敲：①北京市区及近郊农村并非疟疾流行区，患者10月初下乡时亦非按蚊频繁活动期，故其感染疟疾的几率不高；②周期性寒战、高热、大汗的发作及间歇期症状消失为临床诊断疟疾的有力依据，多次发作后常有脾肿大；而本例发热多为低热，最高体温仅达38.5℃，发热间歇期全身肌肉疼痛仍较明显，病程已2月余但体

检及B超脾脏不大；③抗疟治疗症状未完全消失，外院复查血片仍可见可疑疟原虫等均难以用疟疾来解释。

2. 附红细胞体病（eperythrozoonosis） 是近几十年才发现的人畜共患疾病，其主要传染源是以羊为主的各种动物，其病原体为附红细胞体（一种寄生于红细胞表面及血浆的病原体，引起动物感染可致贫血、黄疸和发热），本病主要由节肢动物或吸血昆虫传播，此外，尚可经污染的针头及密切接触感染。1981年左右，我国曾在江苏、宁夏等地的家兔、马、驴、牛、羊和人血液中查到附红细胞体，1987年南京等地发现了人附红细胞体病例。1992年我院曾报道一例附红细胞体病（中华内科杂志，1992，31:25），该患者为兽医，病前长期接触病畜，曾为死亡的羊做尸解，主要症状为乏力，腰背及四肢关节酸痛，有时低热，周围血悬滴相差显微镜检查可见红细胞表面及血浆中有大量呈圆形或椭圆形小体，在血浆中做直线或翻滚运动，有的虫体附着在红细胞表面，接近红细胞后不再运动。外周血扫描电镜检查可清楚观察到附在红细胞上及血浆中的大量圆形小体，直径为0.2～0.4μm；并可区别虫体附着在红细胞表面还是在红细胞内。经口服抗疟片（双氢青蒿素）而基本治愈。1995年底我院又有一例年轻女性因低热及双下肢酸痛3个月住院，各项免疫指标正常，抗风湿治疗无效，最后经周围血悬滴相差镜检查及扫描电镜检查证实为附红细胞体病，红细胞感染率高达90%。该患者病前3周（8月中旬）曾去农村3天。本例症状与上述病例相仿，病前有下乡史且有羊密切接触史（曾抱羊），外院光镜观察到红细胞内有不明微生物，应想到本病的可能性，最后外周血悬滴检查找到附红细胞体，经强力霉素治疗症状消失而确诊为附红细胞体病。

（盛瑞媛）

高热、皮疹，肝脾肿大，血白细胞增高，贫血——急性感染性心内膜炎

患者成年女性，急起寒战，弛张高热，皮疹5天。查体：体温39.7℃，脉率112次/分，精神差，面部及四肢皮肤散在红色丘疹，手足心皮疹中央可见白点，无出血点，颈部抵抗，咽扁桃体无异常，心肺无异常，腹软，无压痛，肝肋下1.5cm，脾肋下1.0cm，有轻触痛，双肾区无叩击痛，脊柱四肢无异常，外周血红蛋白114g/L，白细胞22.5 $\times 10^9$/L，中性粒占94%，胸片正常。

患者急起寒战、高热，伴皮疹及颈部抵抗，血白细胞明显增高。首先考虑为中枢神经系统细菌性感染。应毫不犹豫行腰椎穿刺，以确定诊断。腰穿结果示：颅内压正常，脑脊液外观清亮透明，白细胞0.061 $\times 10^9$/L，蛋白6.5mg/L，糖及氯化物正常；脑脊液细菌培养阴性；因此考虑此患者不像颅内细菌性感染，而考虑颅外其他部位严重细菌性感染引起的虚性脑膜炎，所以还需进一步查寻感染部位。

1. 皮肤软组织感染　患者无皮肤损伤及肌内注射史，皮肤软组织无疼痛，也未见脓肿及软组织炎症表现，可除外。

2. 呼吸系统感染　患者无咽痛、咳嗽、咳痰症状，查体咽扁桃体均正常，双肺呼吸音清，胸片正常，可除外。

3. 肝胆系统感染　患者无右上腹痛，查体除肝大外，无肝区叩击痛及胆囊区压痛，肝胆B超声未见肝脓肿及胆系感染的表现，也不支持。

4．泌尿系统感染　患者无腰痛、尿痛、尿急症状。查体双肾区无叩击痛，双肾B型超声无异常，尿常规大致正常，可除外。

患者除寒战、发热、皮疹外，无其他系统的症状，做相应脏器的检查，如胸片、肝胆及泌尿系统B型超声均无异常发现，所以对该患者除应想到局灶性细菌性感染外，还要考虑其他感染。如：

（1）伤寒　一些伤寒患者主要以寒战、发热为主要症状，而消化系统及其他系统的症状不明显，临床上有时不易想到，容易误诊或漏诊。该患者急起寒战、发热、皮疹、肝脾大应考虑到该病的可能，但伤寒患者皮疹为玫瑰疹，发热为稽留热型，可有相对缓脉且血白细胞计数减少，该患者这些又不符，需进一步查肥达反应及血培养以进一步除外。

（2）败血症　患者除急起寒战，高热，皮疹，全身中毒症状及血白细胞增高外，无明显局灶症状和体征，要想到败血症的可能，另外患者入院后出现进行性贫血，血红蛋白从114g/L降至81g/L，白细胞升至$42.9\times10^{9}/L$，中性粒细胞92%，血涂片见中性粒细胞内中毒颗粒明显，说明感染严重。因此很有必要多次血培养进一步明确病因。

几天后，血培养回报2次均为金黄色葡萄球菌，凝固酶阳性。

患者血细菌培养阳性是否就可单纯诊断为细菌性败血症？患者血白细胞计数如此之高，有无白血病的可能？因为急性白血病常合并细菌感染，甚至细菌性败血症。外周血白细胞分类95%为中性粒细胞，一般不怀疑白血病，但为慎重起见也给患者做了骨髓检查，结果正常，故除外了白血病。

患者入院后因考虑其为急性细菌性感染，病情较重，故予广谱抗生素治疗，血培养回报后根据细菌药敏结果又调整了抗生素，同时密切观察患者的症状、体征变化。选用对金黄色葡萄球菌敏感的抗生素进行联合治疗后，发现患者双下肢末端仍不断有新的皮疹出现，其中左足第四趾末端红肿疼痛伴坏死，并在主动脉瓣区听到Ⅲ°收缩期和舒张期杂音，肱动脉及股动脉闻及枪击音，周围毛细血管搏动征阳性，因此考虑患者不是单纯败血症，而可能有急性感染性心内膜炎存在。

急性感染性心内膜炎通常发生于败血症中，病原菌以金黄色葡萄球菌最常见，大部分病人原无心脏病。临床表现主要为败血症症状、栓塞现象、心脏杂音等。少数病例心瓣膜区无杂音，心脏体征不明显，临床诊断困难，需做超声心动图帮助诊断。该例此后做二维超声心动图示主动脉瓣呈二叶瓣畸形、前瓣赘生物、轻度主动脉瓣关闭不全。确诊为急性金黄色葡萄球菌性心内膜炎。

此后患者多次出现内脏血管栓塞现象，并出现胸腔积液和心包积液以及主动脉瓣周脓肿形成，以致引起严重心肌缺血和心力衰竭，虽经全力抢救，最后病人仍死于急性心力衰竭。

从此病例的诊治可得到的经验是：

1. 颅外的许多严重感染可引起中枢神经系统症状和脑膜刺激征，但脑脊液无明显变化，病原学检查阴性，这就是虚性脑膜炎，要注意与中枢神经系统感染相鉴别。

2. 血细菌培养阳性，不能满足于诊断败血症，其一因为败血症常有个病灶作为细菌来源，其二是严重的败血症本身又可将细菌带到各处引起局部化脓性病变，因此必须在治疗过程中仍然不断仔细观察患者的症状、体征和其他变化。凡败血症病人在抗菌治疗过程中出现心脏器质性杂音，或仍不断出现淤斑或其他栓塞现象时，均应高度考虑急性感染性心内膜炎的可能。

（秦树林）

7 间断高热，多汗，关节痛——布氏杆菌病

患者青年男性，间断高热，多汗，乏力，食欲不振，消瘦11个月，关节痛（无红肿）7个月，曾用青霉素、先锋霉素治疗1个月无效。查体：营养中等，皮肤未见异常，浅表淋巴结未触及，心肺未见异常，腹软，无压痛，肝肋下2cm，脾肋下1cm，质中，脊柱四肢关节无明显异常。实验室检查：血及尿常规正常，乙肝病毒标志物阴性，肝肾功能正常，ESR 38mm/第一小时末，ANA（－），dsDNA（－），ENA（－），RF（－），PPD（－），胸片正常。

该病例属长期不明原因发热，病因以感染性疾病占多数，其次为肿瘤性疾病和结缔组织病。结合本例特点，分析如下：

1. 患者长期发热（11个月），无系统性症状，血白细胞计数正常，曾用抗生素治疗无效，故病毒性感染及普通细菌性感染的可能性不大。因而要考虑到特殊细菌如结核杆菌感染的可能。

2. 在我国，长期不明原因发热以结核病多见，肺外结核远较肺内结核为多。一般结核病以午后低热或中等度发热为主，部分结核病人可间断高热，同时可伴有乏力、盗汗、纳差、消瘦等症状。血沉常增快，结核菌素试验阳性。但部分结核病人结核菌素试验可阴性，故结核菌素试验阴性并不能除外结核。该患者长期发热，伴多汗、乏力、纳差、消瘦等症状，血沉增快，一般抗生素治疗无效，故要考虑结核病的可能。患者无呼吸系统症状，胸片正常，所以肺结核的可能性不大，但肺外结

核如肝结核、腰椎结核等除外，需做肝穿刺活检及影像学检查进一步证实或除外。

3. 患者除发热外，伴消瘦、肝脾大，要考虑到肿瘤性疾病的可能。常引起发热的肿瘤性疾病主要是淋巴和血液系统肿瘤，如淋巴瘤、白血病和恶性组织细胞病等。

部分淋巴瘤病人（30% ~50%）以原因不明的不规则或周期性发热为主要起病症状，可伴有盗汗、乏力及消瘦等全身症状，可有肝脾及淋巴结肿大。不典型的淋巴瘤临床上诊断很困难，淋巴结及受累组织或脏器的病理活检可帮助确诊本病。该患者临床上要考虑淋巴瘤的可能，但其浅表淋巴结不大，无法做淋巴结活检，应先做胸腹部 CT，了解有无深部淋巴结肿大，此外，可做肝组织活检，骨髓检查帮助诊断。该患者发病已 11 个月，血常规仍正常，临床上不支持急性白血病和恶性组织细胞病，骨髓检查可进一步明确之。

其他脏器的肿瘤，如肾癌、肝癌等也可引起发热，但做肝肾 B 型超声均未发现异常，可能性不大。

4. 结缔组织病可有长期间断发热、关节痛等症状，该患者也应考虑此类疾病。但其无多系统受损的表现，也无光过敏、口腔溃疡、肌痛等症状，多种血清自身抗体均为阴性，故可能性不大。风湿热的诊断主要依靠临床表现与动态观察，该患者有发热及关节痛，但关节无红肿，也无皮下结节、环形红斑以及心脏炎等表现，过去无风湿热史，故风湿热不能诊断。

此后做肝穿刺活检及骨髓检查除外了肝结核及急性白血病，摄腰椎像除外了腰椎结核。但病人仍发热，考虑为其他较少见的疾病引起，追问病史，患者发病前曾有较长期宰杀牛羊史，这使我们想到此患者是否为布氏杆菌病。

布氏杆菌病以间断发热、多汗、游走性大关节痛为主要临床表现，可伴有乏力、神经痛、肝脾肿大、淋巴结肿大等。血清布氏杆菌凝集试验强阳性有诊断价值，血培养或骨髓培养阳性有确诊意义。四环素和链霉素对本病有良好的治疗效果。该患者有上述症状，且有宰杀牛羊史，因此要考虑布氏杆菌病。经查血清布氏杆菌凝集试验呈阳性，血培养呈阴性。但结合流行病学史及临床表现可以诊断布氏杆菌病，用链霉素和四环素治疗后患者体温渐降至正常，临床症状逐渐消失，最后确诊为布氏杆菌病。

从此病例的诊治可得到的经验是：

1. 对长期不明原因发热者的诊断要细致和全面，除考虑常见病外，也不应忽视北京地区较少见而病人所在地区不一定少见的布氏杆菌病等。

2. 诊断传染病引起的发热流行病学史很重要　该患者有牛羊密切接触史，使我们想到了布氏杆菌病的可能。病人来自何地区，该地区有什么常见病，病人是什么职业，都是主要参考资料。我院常见一些外地病人，甚至世界各国的病人，更应注意全面仔细询问病史。

（秦树林）

低热，长期腰痛、体重减轻、轻度贫血——腰椎结核

患者女性，68岁，因腰髋部疼痛半年、低热3个月入院。腰痛在外院按“坐骨神经痛”治疗无效。发热以午后为著，体温升至37.5～38.0℃，无咳嗽、咳痰。体重半年内下降6kg。既往20年前曾有肺结核病史，未正规抗结核治疗。查体：轻度贫血貌，浅表淋巴结不大，心肺腹查体无阳性发现，骶、髂骨有

轻度压痛。辅助检查：Hb 10^9g/L，WBC 正常，ESR 85 ~ 100mm/第一小时末，血清蛋白电泳 γ 25.7%。胸片：右肺门钙化影，右肺尖索条状影。PPD（5U）试验：红肿、硬结 1.5cm × 2.5cm（+++）。

该病例特点：老年，长期腰痛、低热、体重减轻、轻度贫血，骶、髂骨压痛，血沉明显增快，γ球蛋白升高。

1. 首先应考虑到患者是否为多发性骨髓瘤　多发性骨髓瘤常表现为骨痛（最常见腰骶部疼痛），低热，贫血，肾功能受损，出血倾向。辅助检查：血沉快，γ球蛋白升高，单株球蛋白血症（M蛋白），尿蛋白电泳异常，高钙血症。骨穿可见骨髓瘤细胞。该患者进一步查免疫球蛋白、尿蛋白电泳、血钙、肾功、骨穿均正常，除外此病。

2. 在对患者进行更仔细地查体时发现，患者 L_3、L_4 椎体有叩击痛，拾物试验（+）。立即行腰椎正侧位 X 线摄片显示：腰椎椎体边缘骨质增生，椎体骨质疏松。此结果不能解释上述体征。进一步做腰椎 CT 发现：L_3、L_4 椎体骨质破坏，正常骨小梁消失。结合临床表现应考虑到：

（1）脊椎转移瘤　脊椎转移瘤以前列腺癌、乳腺癌、肾癌、肺癌等多见。表现为顽固性背痛，放射性神经根痛，休息及药物治疗难以缓解。X 线或 CT 片示椎体骨质破坏，血中 ALP 升高，局部骨穿可发现转移肿瘤细胞。该患者无上述肿瘤，无骨髓转移瘤证据。

（2）腰椎结核　患者长期午后低热，是结核病的典型热型；体重减轻、贫血、乏力等符合结核全身中毒症状；既往有肺结核史、胸片有陈旧肺结核（据统计 50% 腰椎结核患者胸片提示以前有肺结核感染），老年人细胞免疫功能下降易导致结核复发；血沉快，γ球蛋白升高，PPD 阳性。腰椎 CT 符合结核改变：骨质破坏，空洞形成，邻近椎体骨质疏松，椎间隙变窄，L_3 椎体呈楔形，可见腰大肌肿胀、边缘模糊（有的可见脊椎旁冷脓肿形成）。至此，腰椎结核的诊断可确定，并排除了经常易混淆的上述两种肿瘤，故给予异烟肼、利福平、乙胺丁醇三联抗结核治疗，辅以保肝药、钙尔奇 D、卧硬板床、腰部支具固定等，1 个月后患者体温降为正常，腰痛明显减轻，体重增加，贫血改善。现已治疗随访一年余，情况良好。从治疗反应则更进一步支持腰椎结核的诊断。

目前在长期低热的病因中占据第一位的是结核感染。特别值得注意的是肺外结核的发病率呈逐年上升的趋势。在肺外结核中骨与关节结核约占 10%，此外，淋巴结核占 30%，胸膜结核占 24%，泌尿生殖器结核占 9%，粟粒性结核占 8%，结核性脑膜炎占 6%，结核性腹膜炎占 3%，其他占 10%。而在骨与关节结核中 41% 为脊柱结核，其中绝大部分为胸、腰椎结核，尤以 T_{10} ~ L_4 最易受侵。脊柱结核常因误诊为其他疾病而延误治疗，重者可造成瘫痪，甚至危及生命。

诊断这类疾病的要点是：

1. 长期低热的病人，特别是老年人，应考虑到结核感染，尤其是肺外结核。

2. 仔细询问病史，认真、全面地进行体格检查，不放过每一条可疑线索是获取正确诊断的基础。对于发热伴腰痛的病人应注意进行仔细的脊柱检查，特别是胸、腰椎检查。

3. 对于怀疑腰椎结核的病人，应做腰椎 X 线片检查，如为阴性，对于高度怀疑的病人应进一步做腰椎 CT 扫描。

（刘晓清）

发热、意识障碍、皮肤淤点淤斑伴血小板减少——血栓性血小板减少性紫癜

患者女性，38岁。因头晕、头痛、皮肤淤点淤斑36天，意识障碍伴发热8天入院。

入院前36天无诱因皮肤出现淤点淤斑，双下肢多见，头晕，头痛，无发热。血象：PLT 22×10^9/L，Hb和WBC正常。骨髓象示巨核细胞75个/片，以颗粒巨核细胞为主。8天前开始低热，最高38℃，并出现视物模糊、幻影，一过性失语。此后则出现兴奋，烦躁不安，时有谵妄，间有嗜睡，神志逐渐由清醒进入恍惚、嗜睡，最后昏迷。查体：全身皮肤可见散在淤点淤斑，巩膜黄染，别无异常发现。

患者来院时已处于昏睡状态，病史由家属代述。鉴于患者先有皮肤粘膜出血，血小板低，骨髓象示巨核细胞增多，近日出现低热和神经系统症状，因此初步诊断为原发性血小板减少性紫癜（TTP）合并颅内出血或感染。查头颅CT和脑脊液检查均正常，排除了颅内病变。追查血象除血小板降低外，血红蛋白也下降，肝功示总胆红素增高，以间接胆红素为主，结合患者系中年女性，又考虑为系统性红斑狼疮合并脑病或Evan综合征（TTP和自身免疫性溶血性贫血）。但考虑到患者同时存在发热、出血、贫血和神经系统症状，为了排除血栓性血小板减少性紫癜（TTP），必须明确贫血的原因。乃观察外周血片红细胞形态，见大量碎片状红细胞及盔形红细胞、其他异常的红细胞。这样得知贫血很可能是微血管病性贫血，故确立TTP之诊断，

当即给予肾上腺皮质激素及血浆置换2000ml、连续2天，置换当日症状即好转，但停用血浆置换后第2天，上述症状出现反复，继续进行血浆置换，连续4次（2000毫升/次），症状缓解，未再复发。情况大为好转，血象恢复出院。通过治疗效果也证实了诊断正确。

TTP是一种比较少见的可危及生命的系统性疾病，典型的临床表现是五联征，即①发热；②血小板减少；③微血管病性溶血性贫血；④神经系统症状；⑤肾功能障碍。目前认为，只要同时存在血小板减少和微血管病性溶血性贫血，即可诊断TTP。治疗首选血浆置换，有效率80%，置换量为每次40～80ml/kg（即1～2倍的全身血浆总量），直至神经系统症状缓解、血小板计数和血清LDH恢复正常。本例患者在治疗过程中出现的病情反复与血浆置换间断有关，值得注意。

该例患者之所以治疗成功，主要在于及时的正确诊断。在考虑诊断时，必须把患者前后不同时间内出现的症状和各系统的表现连贯起来，综合分析，尽可能采用一元化解释。另外，在血液病的诊断中，外周血片细胞形态的观察是非常重要的，而又往往容易被临床医生所忽略。该例患者之所以能够及时诊断TTP，正因为由于在外周血片中发现大量形态异常的红细胞，结合血红蛋白降低、网织红细胞计数增高和血清间接胆红素升高，使我们立即想到存在微血管病性溶血性贫血，而这正是本病的特征之一。此外，一个血小板减少的病人出现意识或神经症状（尤其是一过性的），像栓塞而不像中枢神经系统出血者，也应想到本病。

（王伟良　张之南）

发热1个月、贫血、血清免疫球蛋白及骨髓浆细胞增高

发热、贫血伴血清蛋白电泳中γ球蛋白增高，是常见的临床问题，往往想到结核病、肝病、风湿性疾病等，所包含的疾病谱甚广。但若证明血清免疫球蛋白增高及骨髓浆细胞增高，则应从另一角度再做分析。

首先应了解血清免疫球蛋白升高呈多克隆性还是单克隆性。前者系血清中多种免疫球蛋白同时升高，并不出现M蛋白，例如血清IgG、IgA、IgM中二项或三项同时升高：血清蛋白电泳时出现一基底增宽的区带；血清免疫电泳时上述三种免疫球蛋白，或两种免疫球蛋白的沉淀弧同时增粗，且存在κ及λ两种轻链。单克隆性免疫球蛋白增高时，血清中仅一种免疫球蛋白明显增高，而其他几种显著减少；血清蛋白电泳时出现一高耸的窄峰，即为M蛋白：血清免疫电泳时仅一种免疫球蛋白的沉淀弧明显增粗，且只存在一种轻链；尿中也显示某一种轻链增多。鉴别Ig为单克隆或多克隆可提供原发病是良性或恶性的重要信息，因为单克隆性者绝大多数为恶性病的信息，其中大多为多发性骨髓瘤（MM），少数为原发性巨球蛋白血症（WM）及其他恶性肿瘤。然单克隆性免疫球蛋白高者可见于良性单克隆性免疫球蛋白增多症，多见于老年人，增高的某种免疫球蛋白水平可稳定多年，甚至更长时间。单克隆性免疫球蛋白增多症良、恶性的鉴别要点之一是免疫球蛋白的量，良性者通常IgG＜30g/L、IgA＜15g/L、IgM＜15g/L，尿中一般不出现本－周尿蛋白。但少数良性者以后也可转为恶性，故现称意义不明的高球蛋白

血症。

其次，要仔细观察骨髓浆细胞的数量和形态。骨髓中浆细胞数量增多，数量<10%，形态上完全正常，则绝大多数属良性，但少数情况下浆细胞也可>10%，这种情况称反应性浆细胞增多症。反之，MM时浆细胞呈现肿瘤细胞特征，一般数量至少>10%。原发性巨球蛋白血症时，出现淋巴样浆细胞或浆细胞样淋巴细胞，数量也多>10%。

第三，MM占恶性浆细胞病的90%以上，其绝大多数伴骨质病变，早期表现为普遍的骨质疏松，病程中迟早发生溶骨性病变，甚至病理性骨折。因此多部位骨骼X线摄片检查十分必要，头颅、脊柱、骨盆、肋骨等造血活跃的扁骨最多累及。典型改变为穿凿样破坏及椎体楔形变。全身骨骼核素显像检查可显示核素浓聚于骨质破坏区域，其改变常早于X线检查，原发性巨球蛋白血症无骨质破坏。

通过上述血免疫球蛋白、骨髓浆细胞及骨骼X线摄片检查、MM、原发性巨球蛋白血症等浆细胞病不难检出。良性单克隆性免疫球蛋白血症仅表现为单克隆免疫球蛋白增多，且临床呈相对慢性稳定状态，无症状及阳性体征，血液学包括骨髓检查基本正常，骨放射学检查也正常，不易混淆。除外上述这些疾病后，应考虑是否为反应性浆细胞增多症，下面列出其常见病因。

1. 慢性感染　最多见于结核病，少数为病毒感染。肺结核一般不难诊断，但肺外结核常造成诊断上的困难，寻找体内可能存在的结核病灶，如浅表或深部淋巴结包括纵隔、肺、肠系膜、腹主动脉旁淋巴结结核。浆膜腔结核可致胸膜、腹膜及心包渗出及积液。结核病能找到抗酸杆菌的机会不多，通过聚合酶链反应（PCR）方法检测，假阳性及假阴性结果均不少。肝结核如形成结节，B超或CT可提供佐证，但确诊需经肝穿刺病理检查。盆腔结核在女性并非少见，及时进行妇科检查及盆腔B

超探查可提供线索，同样获得病理学证据困难甚多，仅部分患者可经子宫内膜检查诊断。结核性脑膜炎常伴头痛等颅压升高征象，脑膜刺激征常阳性，腰椎穿刺压力增高，脑脊液示蛋白增高、糖降低及白细胞中度增多。目前大多数肺外结核难以获得病原学或病理学证据，只要临床符合，应尽快进行试验性抗结核治疗，治疗要充分，至少三种一线药物并用，有效者多数在几周至1个月体温逐渐降至正常，贫血渐被纠正，免疫球蛋白及骨髓浆细胞也能较快回落。

2．风湿性疾病　系统性红斑狼疮、类风湿性关节炎、干燥综合征等风湿性疾病有时可出现本例的表现。此类自身免疫性疾病为多系统受累的全身性疾病，有相应的临床表现，常累及皮肤、关节、肾、心、浆膜腔、唾液腺等脏器，血清中存在多种自身抗体。必须综合临床表现及实验室检测结果。通常并发反应性浆细胞增多症时，原发病往往伴中度以上的发热。

3．肿瘤　肿瘤伴发热及贫血者较为多见，但仅少数合并免疫球蛋白及骨髓浆细胞升高。文献中提及多种恶性肿瘤均可伴发反应性浆细胞增多症，我院曾有1例肾癌及1例纤维肉瘤患者并发骨髓浆细胞增多，波动于5%左右。多次考虑过MM的可能，但因年龄太小，骨骼无溶骨性病变以及骨髓浆细胞形态正常而未下定论。后者因静脉肾盂造影发现左肾上方有软组织影像（当时尚无B超及CT设施），经剖腹探查发现腹膜后纤维肉瘤，血清球蛋白术后1周渐恢复至正常，随后骨髓浆细胞也降至正常范围。后一病人切除的肿瘤标本中，除有广泛的肿瘤细胞外，尚可见大量浆细胞和淋巴细胞浸润，在病理上也提示为反应性浆细胞增生，血清IgG升高有可能为肿瘤部位浆细胞分泌所致。

4．慢性肝病　合并反应性浆细胞增多症的慢性肝病，以重症肝病居多，包括慢性自身免疫性肝炎（以往称之为慢性活动性肝炎）、肝硬化及肝癌，大多同时伴多克隆性免疫球蛋白升高。在原发病获控制病情好转后，骨髓浆细胞可恢复至正常范围，免疫球蛋白也会有所下降。

（单渊东　张之南）

持续高热2周伴颈淋巴结肿大，血白细胞正常——淋巴结活检病理报告为“反应性增生”

首先应该了解是否只有颈部淋巴结肿大，而不是周身性浅表淋巴结肿大：颈部淋巴结肿大到什么程度，质地如何，若为轻度肿大，则应想到病毒感染、结核、风湿性疾病等。若为中、重度肿大，则更应考虑颈淋巴结结核、恶性淋巴瘤。最后选择相应的检查以明确诊断。

1. 病毒感染　最常见的为传染性单核细胞增多症。应追问有无咽痛、检查扁桃体是否肿大或咽峡部是否红肿；血涂片中仔细查看有无异型淋巴细胞、血清嗜异性凝集试验是否阳性，或追踪观察其效价是否明显升高；血清 EB 病毒 IgM 抗体是否增高。上述检查结果阳性对判断传染性单核细胞增多症有重要价值，如在病程的第4周左右体温逐渐下降至正常，可进一步肯定诊断。其次，有些病毒性肝炎病人也可有类似表现，应仔细询问有无肝炎接触史，检查巩膜有无黄染及肝脏是否肿大，有无压痛；血清转氨酶及胆红素是否升高；甲、乙、丙、丁型肝炎的病毒血清学标志是否阳性。必须指出，其他病毒感染也可出现类似的临床征象，如巨细胞病毒（CMV）感染，检查 CMV 的 IgM 是否为阳性，CMV 的 IgG 效价是否呈二倍以上的升高。EB、肝炎及 CMV 以外的病毒感染目前尚缺乏特异性的实验室检查项目，如能排除上述几种病毒感染后，而在病程的第 3 ~4 周临床征象基本消失，呈局限过程，则可能为其他病毒感染。

2．结核病　起病一般较缓慢，发热不会很高，但也不可一概而论，特别是播散性肺结核或肺外结核。肺结核、颈淋巴结结核通常不难诊断，而肺外结核，尤其是深部的淋巴结结核、肝结核等的诊断往往不很容易。应追问以往是否有结核病史或结核家族史；注意观察胸片在肺尖、肺门有无陈旧结核病灶或钙化灶。腹部平片有无散在钙化灶；做结核菌素试验是否呈强阳性；仔细寻找肺外结核病变，包括 B 超、CT 探查胸、腹腔有无肿大的淋巴结。必要时甚至肝穿刺，以探查是否有肝结核。当其他疾病尚不足以诊断而结核难以排除，然又缺乏结核的直接证据时，可谨慎地进行正规的试验性抗结核治疗，通常需观察1 ~2 个月。

3．风湿性疾病　一般风湿热发病较急，其他风湿性疾病发病缓慢，但都可出现本文提出的临床征象和淋巴结病理改变。应追问及检查有无风湿病的症状和体征，特别注意病前有无咽痛史，有无多汗、关节红肿，有无皮肤、肌肉改变及肾、心、肝、脑等实质性脏器的多系统损害；检测血清中各种自身抗体（ANA、dsDNA、Sm、RNP、SSA、SSB、ANCA、RF 等）。最后应综合患者的全部临床表现及实验室检查结果，严格按照各种风湿病的国际诊断标准进行评价和做出最后诊断。必须强调，当个别自身抗体显示低效价阳性，而临床表现并非典型时，需继续寻找病因。

4．恶性淋巴瘤　早期淋巴瘤若始于颈淋巴结，而肿大并不突出时，可出现本文提出的临床表现。一般淋巴瘤所致的淋巴结肿大表面无红热，呈中等硬度。此外，应追问有无皮肤瘙痒、盗汗及消瘦等病史，行胸片、腹部 B 超、胸腹 CT 检查，了解胸腹腔有无肿大的淋巴结。如获上述阳性病史，尤其影像学检查证实有深部淋巴结肿大，则应高度疑有恶性淋巴瘤存在。然后确诊必须从病理学加以肯定或排除。

典型的淋巴瘤在淋巴结的病理学上应表现为：正常滤泡性结构为大量异常的淋巴细胞或组织细胞破坏，被膜、被膜下及被膜周围同样有上述细胞浸润，霍奇金淋巴瘤则必须出现典型的R－S细胞，同时浸润细胞的成分更为复杂。

淋巴结活检未获上述病理诊断时，应仔细寻找仍肿大的浅表淋巴结再次活检。理想的活检淋巴结最好位于颈部、腋下、滑车上，其他部位的淋巴结，尤其是腹股沟淋巴结较少活检是因为往往难以获得阳性结果。当再次活检仍为阴性，而临床仍持续高热时，应和病理科医师商洽，能否复切几个淋巴结断面观察，有时可获阳性结果。部分病例两次淋巴结活检阴性，而临床仍高度疑似恶性淋瘤时，应取第三次，甚至第四次淋巴结活检，因为恶性淋巴瘤的病变分布可呈不均一性。

当浅表淋巴结已无法摘取时，则可根据临床症状、体征，从相应部位取材进行病理检查，如鼻咽部（通过鼻咽镜）、胃（通过纤维胃镜）、肺（经纤维支气管镜肺穿刺）、肝（肝穿刺）、脾（脾穿刺）等，特殊困难的病例，经慎重全面权衡利弊后可考虑剖腹探查，获取病理学证据。未取得病理学证据前，任何病例均不宜贸然进行试验性化疗。

少数病例尽管进行了上述多方面的检查，可能仍未明确诊断，而临床却仍持续高热。此时需继续细微观察病人有无新的症状、体征出现，然后有选择地重复某些实验室、影像学以及病理学检查，经过一段时间终能明确诊断。

（单渊东　张之南）

持续高热2个月、脾大、血细胞减少

由于高热已达2个月，病毒性感染可能性已甚少，基本排除而不予考虑。宜从以下几方面进行鉴别。

1. 结核感染　至今结核病仍是我国的常见病，在发热待查的病症中占有重要地位。结核感染，尤其是肺外结核（肝结核为其中典型代表之一）伴脾大及血细胞减少，并持续高热为较常见的临床征象。因此，仔细询问结核史及接触史、行结核菌素试验应列为常规。同时应进一步详细了解患者病史及目前有哪些症状，进行全面认真的查体，根据所获结果做相应深入的检查，如重复摄胸片，观察有无粟粒性肺结核（通常在高热的第3~4周后才能显示）；行眼底检查，观察有无结核结节；摄支气管分叉断层像、腹部B超及胸腹CT检查，了解胸腹腔有无肿大的淋巴结；全胃肠造影查看回盲部有无结核病变。如上述检查均无阳性发现，而临床仍不能排除结核，则可行短期正规的试验性抗结核治疗，根据结果为诊断提供信息。

2. 恶性血液病　部分急性白血病患者血白细胞数可减少，血涂片中不出现白血病细胞，而持续高热有时确可长达2个月，可由于合并感染所致，也可为白血病本身的肿瘤性发热，有时两种原因并存，或交替致发热。及时进行骨髓穿刺，诊断不难。

恶性组织细胞病（MH）常有持续高热，伴全血细胞减少，如再合并肝功损害及黄疸，则更为可疑。由于相当部分MH患者在病程晚期才出现骨髓受侵，故一二次骨髓穿刺正常，甚至更多次数结果正常还不能排除之，部分病例在临终前才出现骨髓异常，个别病例在尸检时最后确诊。骨髓中找到10%以上的异常组织细胞，尤其是多核巨细胞是诊断的关键。有时骨髓活检或淋巴结活检也能作出诊断。由于患者血小板常明显减少，故肝、脾穿刺常难以执行。

3．恶性淋巴瘤（ML） 发热是ML主要的临床特征，脾受侵也十分常见，血细胞单项或多项减少虽不多见，但在病程后期常可见到。查体时应仔细寻找有无肿大的浅表淋巴结，淋巴结活检结果可使大多数ML得到诊断，但部分ML需多次、多部位活检才能判断。如无浅表淋巴结肿大，则诊断困难很大，要摄胸片、做B超及CT了解胸腹腔有无肿大淋巴结，最后确诊一定要有病理证据，试验性化疗需慎之又慎。如临床十分可疑，若有必要和可能，应当机立断开腹探查。

4．自身免疫性肝炎 以往称之为慢性活动性肝炎，部分患者可呈持续高热，也可为持续低热，白细胞或/和血小板减少者多见，少数伴贫血，脾肿大更是本病的重要体征，故理所当然要将此病列入鉴别范畴。诊断时需追问以往有无病毒性肝炎史；注意有无黄疸、蜘蛛痣及肝掌等肝病的体征；血清转氨酶持续或反复升高否；胆红素是否增高，白蛋白是否降低，球蛋白是否升高；血清免疫学检测是否有乙型肝炎或丙型肝炎的病毒标志物。确诊有赖于肝穿刺病理显示肝细胞呈碎屑状及桥状坏死。

5．系统性红斑狼疮（SLE）等风湿性疾病 SLE常有持续高热及脾轻度肿大，单项或多项血细胞减少也不少见。临床特点为多系统损害，如肾损害（蛋白尿、肾功异常）、肝损害（肝功异常）、心肌损害（心电图异常）、关节损害（关节肿痛）、脑损害（神经、精神异常，脑脊液蛋白增高）、造血系损害（一项或多项血细胞减少）。进一步检测血清中存在的各种自身抗体（抗核抗体－ANA、双链抗DNA抗体－dsDNA、Sm抗体、SSA抗体、SSB抗体等）对诊断有重要意义。其他风湿性疾病也应列入鉴别的范围。

6. 化脓性细菌感染　长达2个月的化脓性细菌感染虽不常见，但临床却可遇到。胆道、泌尿道感染、深部脓肿，包括肌肉及内脏脓肿等。通常上述感染时血细胞明显升高，尤其是中性粒细胞显著增多，但部分体质虚弱者、老年人可因反应性降低，或感染严重致血细胞大量消耗，而使血细胞减少。因此，临床上尚不能根据白细胞的高低来绝对判断是否为化脓性的细菌感染。目前已可通过检测血中粒细胞集落刺激因子（G-CSF）判断是否为化脓性细菌感染，G-CSF明显升高提示可能为化脓性细菌感染，反之则表示可能不大。周围血涂片碱性磷酸酶染色积分（指中性粒细胞）明显升高（>100分），也提示可能为化脓性细菌感染。当然确诊仍依赖于找到确切的感染病灶，针对怀疑的部位进行相应的检查，包括多次查血培养应抓紧一一安排进行。在难以排除化脓性细菌感染时，抗菌治疗理应坚持。

最后，若高热而脾肿大及白细胞减少并不十分突出，还应想到药物热之可能，停药观察为最好的检测手段。

（单渊东　张之南）

急性白血病持续发热1周，抗生素治疗无效——

发热是急性白血病的主要临床表现之一，也是临床处理的难点之一。发热可由并发的感染所致，亦可由急性白血病本身引起，即所谓肿瘤性发热，少数情况下为药物热。如何判断，应仔细分析临床情况后采取相应的措施。根据经验可将急性白血病合并发热分列出以下几种情况。

1. 初治的急性白血病患者伴发热　此时尚未开始化疗，多数病人血白细胞升高，约少数降低或在正常范围内。不论白细胞数的高低，患者中性粒细胞数大多减少，可低于 $1\times10^9/L$，甚至低于 $0.5\times10^9/L$，成为粒细胞缺乏症，因此合并感染的几率高。其次，初治患者体内白血病细胞负荷大，总数可达 10^{12} 以上。如此大量的肿瘤细胞，其代谢产物或死亡后释放的异性蛋白可成为致热原。既然有两种可能，是否化疗及抗感染治疗同时进行为好？

未控制感染的急性白血病进行化疗的风险较大，因为化疗后中性粒细胞进一步减少，如已合并感染，则极易扩散，造成败血症，直接威胁患者的生命。因此，我们在实际工作中往往力争在尽可能短的时间内寻找出可能存在的感染灶，包括仔细询问患者的症状、全面的查体及有针对性的辅助检查。急性白血病并发感染的常见部位依次为：呼吸道、口腔及咽部粘膜、肛周（多数原有肛周病变，如痔疮、肛裂、肛瘘）、皮肤及软组织，上述任何一种感染均可扩散为败血症，故应仔细检查上述部位和及时抽血送培养，但最好避免在使用抗生素的同时或停用后的短时间内抽送，以提高培养的阳性率。此外，急性白血病的感染尚有以下特点：由于中性粒细胞明显减少，局部炎症现象常不甚典型，如肺部感染时肺啰音不易听到，胸片的炎症阴影浅淡，或不显示阴影；皮肤及软组织感染时，局部红、肿、痛、热炎症反应不明显，形成脓肿者少；败血症时形成迁移性脓肿者少见。所以急性白血病合并感染常难以及时检出，给诊断带来很大的困难。较稳妥的处理是先应用强有力的广谱抗生素，也可选2~3种合用，如3~5天后体温下降或有下降趋势，则感染可基本肯定；并继续应用抗生素，待感染基本控制后再行化疗。反之，若怀疑白血病未控制是发热的主要原因，则应在强有力的抗生素保护之下，谨慎地开始抗白血病治疗。从原则上讲，白血病未控制前，中性粒细胞减少难以纠正，感染往往也难以消除，因此尽快开始化疗也是有其理论依据的。

2. 化疗前未发热、化疗过程中或结束时发热　此时如中性粒细胞已明显减少，应考虑已合并感染，在仔细、积极寻找感染灶的同时应毫不犹豫地立即加用强有力的抗生素治疗。此外，还应了解白血病的病情，如血中的白血病细胞消失，骨髓中白血病细胞≤5%，或较治疗前明显减少，显示治疗有效，估计发热很可能来自感染，更应下决心加大抗感染的力度，包括改换更有效的抗生素、加用粒细胞集落刺激因子（G－CSF）、多次补充新鲜血，也可试用大剂量丙种球蛋白（400mg/kg，连用3～4天）。目前主张在化疗结束的第二天即开始应用G－CSF，作为预防感染的措施，通常需连续应用5～7天，大量资料证实其可缩短中粒细胞减少的时间及减少感染性并发症。

在化疗过程中发热还需除外化疗药物本身引起药物热，阿糖胞苷、三尖杉酯碱类、左旋门冬酰胺酶等均可诱发药物热。鉴别点为停药后发热迅速消退，再次用药又复燃。如发热前已用抗生素者，还要考虑是否发热和抗生素有关。

3. 急性白血病复发时发热　考虑有两种可能：一为急性白血病本身所致，二为并发感染。如患者在初治时即有发热，后经化疗后体温迅速降至正常，则由白血病引起者可能性大，宜立即开始化疗，但仍应仔细寻找感染灶，同时宜合并应用抗生素，针对可能潜在的感染。如初治时不伴发热，则要均衡考虑感染和肿瘤性发热两种可能性，处理方案同初治伴发热者。

4. 化疗后白细胞持续升高伴发热　如白细胞以白血病细胞组成为主，则可能为肿瘤性发热，应加强化疗，包括增加剂量或更改方案。必须强调指出，全反式维甲酸治疗急性早幼粒细胞白血病的过程中，几乎所有患者白细胞均持续升高，部分还伴发热，后者称为维甲酸综合征。遇此情况，应及时加用化疗，剂量可偏小，有时采用单药即可奏效。

化疗后白细胞持续升高伴发热者，感染也不能完全除外，仍应积极寻找感染灶，特别是经过一段时间化疗，白细胞由持续升高转为逐渐下降者，如仍发热则感染的可能甚大，宜积极按感染处理之。

（单渊东　张之南）

发热、贫血半年，伴指关节痛——干燥综合征并骨髓增生异常综合征

患者40岁，女性。间断发热，乏力，活动后心悸、气短6个月，皮肤淤斑2个月。查体：贫血貌，巩膜无黄染，胸骨无压痛。肝脾未及。左手食、中指近端指间关节轻度压痛。化验：RBC 2.3 $\times 10^{12}$/L，Hb 75g/L，WBC 2.8 $\times 10^{9}$/L；分类：中性粒48%，淋巴46%，单核3%，原粒1%，晚幼粒2%。可见个别有核红细胞，网织红细胞1.7%。骨髓：增生活跃，M/E为1.5，原粒5.5%，早幼粒4%，中幼粒12%，晚幼粒7%，分叶核10%；中、晚幼粒细胞轻度巨幼变，颗粒减少；早幼红2%，中幼红15%，晚幼红9%，可见双核及花瓣核红细胞。巨核细胞产血小板者减少。ESR 100mm/第一小时末。

本例血象及骨髓象提示有骨髓增生异常综合征（MDS）的可能，问题是如何确诊，如何鉴别原发或继发。MDS是一种常见于中、老年人的恶性血液病，是源于造血干/祖细胞的一种克隆性疾病，发病机制不十分明了。其诊断标准主要依据是：血

象多呈两系或全血细胞减少，偶可见 WBC 增多，可见有核红细胞或幼稚粒细胞。骨髓增生活跃，至少伴两系或两系以上的形态学上可确定的病态造血表现。但需除外其他引起病态造血的疾病，如慢粒白血病、红白血病、骨髓纤维化、特发性血小板减少、巨幼红细胞性贫血等。据 MDS 发病不同阶段和临床表现可分以下 5 型：①难治性贫血（RA）；②难治性贫血伴环形铁粒幼细胞增多（RAS）；③难治性贫血伴原始细胞增多（RAEB）；④转变中的 RAEB（RAEB－t）；⑤慢性粒单核细胞型白血病。

MDS 患者造血祖细胞增殖能力较正常人明显降低，染色体异常者可多至 80%。据国内外研究报告其原癌基因活化表现种类有：ras 基因突变、erb 基因重排、c－kit 表达增高；此外 MDS 患者骨髓细胞凋亡增加，并与 bcl－2、c－myc 基因编码蛋白表达异常有关。这些原癌基因活化、凋亡相关基因表达异常导致了造血细胞增殖、分化调控异常，表现为造血细胞病态造血，常累及髓、红、巨核细胞系，但亦可累及淋巴细胞系。

本例患者有发热、贫血、出血三大症状。首先想到的可能诊断为：急性白血病、再生障碍性贫血等。据全血细胞减少，分类有核红细胞和幼稚细胞，骨髓增生活跃，原粒 >5% 粒系细胞有巨幼变及细胞内颗粒减少，红系有双核、花瓣核样红细胞，说明粒红两系存在病态造血。据以上表现符合 MDS－RAEB 型诊断标准。但单纯 MDS 尚难解释患者以下表现：①患者中性粒细胞绝对值为 1.4×10^9/L，仅轻度减少，一般不会引起临床反复感染导致发热；②RBC 2.3×10^{12}/L，Hb 73g/L，而 ESR 100mm/第一小时末，贫血程度与血沉增快不相称，是否还有其他原因引起血沉增快。追问病史：患者有反复膝、踝、双手指间关节隐痛 4 年，伴口、眼干燥。进一步检查发现：蛋白电泳 γ 球蛋白 28%，ANA 1∶160，抗 DNA（－）；抗 SSA、SSB 均阳性，RF 阳性。IgG 26g/L。眼玫瑰红试验阳性，说明泪液分泌明显减少。

腮腺造影示腮腺导管囊状扩张。组织活检病理报告：腺泡组织萎缩，组织间淋巴和浆细胞浸润；据上述结果诊断干燥综合征（Sjögren）成立。

MDS患者合并自身免疫病，据文献报告占MDS总数的10%。而在干燥综合征患者中，约1/3合并贫血，约1/4合并白细胞减少。本院近5年中，有5例MDS患者确诊合并自身免疫病，分别为：合并播散性红斑狼疮1例，合并干燥综合征1例，合并贝赫切特（白塞）综合征3例，说明MDS合并自身免疫病并不少见。

本例患者干燥综合征发生在前，有4年病史，MDS发生在后，符合干燥综合征后继发MDS。关于MDS和自身免疫病二者何为原发，何为继发目前尚无定论。一方面，自身免疫病由于免疫异常可导致自身免疫监督作用减弱，不能消除突变细胞克隆，使肿瘤发生；另一方面，由于MDS是一造血干/祖细胞性疾病，本身即为一恶性克隆，除可引起髓系、红系、巨核细胞系增殖、分化异常导致病态造血外，亦可引起淋巴细胞系增殖、分化异常，导致T和B淋巴细胞功能异常，引起免疫调节紊乱，使患者发生自身免疫病。这二者之间关系尚待今后做进一步研究。

从本例看出，当临床上已确诊MDS后，要注意对患者疾病做整体分析，不能仅满足于已确定诊断，而忽视患者可能合并的自身免疫病。因为若二者有因果关系，特别是MDS继发于自身免疫病者，依理后者得到妥善治疗有效后MDS也应有所好转。MDS一向被认为是肿瘤性疾病，但实际上也有继发于自身免疫病者，临床上应予充分注意。

（陈书长）

系统性红斑狼疮，皮质激素治疗中发热——结核感染

患者确诊系统性红斑狼疮（SLE）2 年，现服泼尼松每日 10mg。近 1 个月发热，多种抗生素治疗无效。

本例需要分析思考的问题是：①明确病人发热原因是合并感染或 SLE 病情活动及进一步检查；②SLE 合并感染如何治疗？③病程 2 年的 SLE 用皮质激素治疗后病情反复，又该如何调整治疗方案以防治 SLE 的系统损害。

本例已确诊为 SLE，目前有发热，如何判断其病情是否有活动？国外虽有多个判断 SLE 病情活动性标准，如 LACC（the lupus a ctivity criteria count）、BILAG（the British Isles lupus assessment group）、SLEDAI（the SLE disease activity index）等，但缺乏统一的金标准，国内风湿病学者也多参照国外标准来评估病情。我院常采用下述标准，即要求下列 7 项中至少有 2 项：①关节炎；②新鲜皮疹或口腔溃疡；③胸膜炎或心包炎；④抽搐或精神病；⑤血管炎；⑥血尿；⑦血白细胞（WBC）$<4.0\times10^9$/L 或补体下降或抗 dsDNA 抗体效价增高，方可认为有 SLE 活动的可能。有些表现如发热、乏力、关节痛等虽很常见，但特异性差，故不宜作为判断活动性标准。上述表现若多项同时出现，较只有 1 或 2 项表现更能代表疾病活动性，尤其是在短时间（数周或数日）内同时或顺序出现上述表现，代表病情显著活动，并需采取紧急治疗。大部分病人经皮质激素治疗后可以有效控制症状，体温降至正常，症状缓解。若治疗过程中再度发热，或出现前述表现，应该警惕皮质激素用量不够或减量过快。

值得一提的是，抗核抗体（ANA）效价反映了本病的自身免疫过程，因此，抗核抗体谱与SLE相关，对SLE诊断尤为重要，但ANA效价与SLE病情活动并不完全平行，不能依ANA效价来判断病情活动甚至指导治疗，ANA谱中的抗dsDNA抗体反映了SLE的活动性，甚至在临床症状复发前就开始升高，因此它有代表SLE活动的意义。

由于SLE病人常伴血WBC下降、补体降低、异常免疫球蛋白升高及内脏局部免疫病理改变，同时又长期接受皮质激素治疗，所以，SLE病人易合并感染，且常常不易控制。因此，SLE病人发热，还应高度警惕合并感染的可能。患者除普通细菌感染外，还可合并特殊病菌感染或对一般抗生素不敏感的条件致病菌如结核杆菌、不典型分枝杆菌、真菌以及少见的奴卡菌等感染。北京协和医院近10年SLE合并感染的发生率为46.1%，因感染而导致直接死亡的病例占同期SLE住院死亡病例的48.5%，其中细菌感染占65.3%；结核感染占13.2%、真菌感染占21.5%，后者的发生率1984~1989年间为4.9%，1990~1992年间为16.7%，1993~1995年间为27.1%（$P<0.01$），呈明显上升趋势，这可能与皮质激素的应用及病人发热后积极地抗生素治疗有关。细菌感染仍以革兰阴性（G^-）杆菌为主，但细菌谱及抗生素的耐药率近来有明显变化，杆菌中一些少见菌如不动杆菌属和G^+球菌中肠球菌感染呈明显上升趋势。感染常见部位为肺部（78.5%）、中枢神经系统（4.1%）及全身感染，如肠道（3.2%）、泌尿生殖系统（2.7%），其他部位包括淋巴结、骨髓等亦可发生感染。因此，对于SLE病人发热，不宜盲目滥用抗生素，应仔细询问病史及全面体格检查，同时除进行SLE病情活动的相关检查外，应加强感染源的检查，如高热时反复抽血培养、行痰、尿液及其他体液培养，常规摄胸片了解有无肺部感染，检查身体有无破溃或潜在感染灶，若有则应反复

行伤口分泌物的涂片及培养，必要时行腹部B超、心脏彩超甚至胸腹CT等，以多方寻找感染证据。对于有中枢神经系统症状者，还应积极进行脑脊液检查，以了解有无SLE脑病或颅内感染。有关病原学检查力求在抗生素治疗前进行以提高检查的阳性率，但抗感染治疗后亦应多次复查，以指导用药。

本病人确诊为SLE，泼尼松减至10mg/d治疗已近半年，病情平稳。近1个月来除发热（38～39℃）外，伴乏力，轻度头痛，2周前外院胸片未见明显异常。目前查体发现病人指端及手掌多处红斑，考虑为血管炎，血WBC 2.1×10^9/L，尿蛋白30mg/dl。胸片示“右第二肋小片状影”。多次痰及尿、血培养阴性。脑脊液压力230mmH_2O、蛋白65mg/dl，抗酸杆菌（直接涂片及荧光染色）阳性，血抗dsDNA放射免疫（Farr）法47.1%，间接荧光（TE－IF）法1∶10（+），补体正常，因此，本病人的发热原因为SLE复发活动同时伴有结核感染。

至此病人诊断明确，下一步该如何治疗？本病人的SLE病情在使用泼尼松治疗中后基本取得预想效果，但是，在泼尼松减量过程中病情再度反复，且合并严重的结核感染，应该如何处理？的确，此时病人的治疗十分棘手，存在治疗矛盾，一方面SLE活动需加大皮质激素用量至每日每公斤体重0.5～1.0mg，但这样不利于感染控制，另一方面感染的存在可以诱发（此病人病情复发就可能因为合并结核）甚至加重病情，但是，对于合并感染的活动性SLE病人，SLE的治疗与积极抗感染均不能放弃，因而本病人的治疗方案为积极的三联（甚至四联）抗结核治疗，疗程维持1年以上，同时恢复泼尼松用量至30～40mg/d，密切随诊胸片变化，观察SLE及感染的动态变化。若顿服泼尼松体温控制不满意，可以改为分次服用。非甾体类抗炎药（NSAID）如布洛芬、扶他林、消炎痛及阿司匹林等，可通过对环氧化酶的抑制而减少炎性介质的释放，有解热作用，但不能控制 SLE 活动性，只能作为辅助用药，如服扶他林 25～50 毫克/次或布洛芬 0.4～0.6 克/次，每日 3 次。用 NSAID 时尤应注意胃肠道反应，警惕消化道出血。待 SLE 症状基本消失后 2 周以上，通常用药后 4～6 周，泼尼松可开始减量，当泼尼松用量在 30～40mg/d 以上时，可每周减 5～10mg，至 30mg/d 后，可视病情每 1～2 周减 2.5～5mg 至 15mg/d，维持 1～2 个月，寻找最小维持量约在 10mg/d。对于 SLE 病人，泼尼松维持用药时间宜长，甚至终生服用。

对于 SLE 病人使用泼尼松治疗后复发，或病人合并有重要脏器如肾、脑等受累时，或泼尼松减量困难时，应积极加用免疫抑制剂，一方面有利于病情控制，维持疗效，减少系统损害，另一方面也有助于泼尼松减量。常用的有环磷酰胺（CTX）800～1000 毫克/次，每 3～4 周静脉滴注一次，待病情平稳后可延长用药间隔，通常应维持 1 年以上。也可选用甲氨蝶呤（MTX）7.5～15mg，每周 1 次，口服或静脉推注，还可选用硫唑嘌呤、氯喹等。近年来环孢菌素（CyA）也用来治疗 SLE，尤其是狼疮肾炎。但应注意，使用免疫抑制剂也有一些不良反应，包括 WBC 下降甚至骨髓抑制（CTX 常见）、出血性膀胱炎（CTX 常见）、肝功能受累（MTX 更多见）、血压升高及血肌酐升高（CyA 多见）等等，因而用药期间务必随访病人，密切观察药物的不良反应，及时调整。对于少部分顽固性 SLE 病人，有时需要多个免疫抑制剂联合治疗。本例病人即有加用免疫抑制剂的指征：泼尼松减药时病情复发，同时已表现出有肾脏受累，但因病人有播散性结核病，且 WBC 低，目前加用免疫抑制剂不利于感染的控制，可先用泼尼松，待结核控制 2～3 个月后，再酌情决定是否使用。

病人的自身教育也很重要，病人应在医生指导下逐渐对自己所患的疾病有深入了解，树立起战胜疾病的信心，积极预防感染，避免日晒、避孕以及避免可能的诱发因素，定期随诊，积极与医生合作，以利更好地控制病情。

系统性红斑狼疮是一个自身免疫性系统性疾病，可以有多个系统多个脏器的损害，应想到SLE疾病的活动。病人病程中如出现发热，其常见的原因为SLE活动，或表示并发了感染，甚至可能二者兼而有之。因此，对于这些病人，应特别强调详细询问病史及全面的体格检查，辅以必要的活动性指标如抗dsDNA抗体、抗心脂抗体（ACL）及补体等检查，同时应积极进行病原学方面的检查，特别是常见的感染部位如肺部更应反复检查，多方寻找证据，以明确其发热原因。不主张盲目增加泼尼松剂量或加用贵重抗生素。对于合并感染的活动性SLE病人的治疗更要求抗感染药物针对性强而有力，疗程足；同时加用足量泼尼松以控制SLE活动性待病情控制后减量，寻找最小有效量维持治疗。对于治疗后复发、有多脏器受累的SLE病人，尚应根据病情适时加用免疫抑制剂以助泼尼松减量，同时巩固疗效。SLE是一个慢性疾病，每个病人在其病程中都会遭受到不止一次的复发或/和继发感染，因此对SLE病人一定要进行长期观察和随访。

（曾学军）

糖尿病、脑梗死、静脉用药后发热——脓毒血症

患者老年，女性。糖尿病、胆囊结石，因腔隙性脑梗死行溶栓治疗，在输液过程中出现发热，皮肤黄染。查体：右上腹轻压痛，未触及肿物，肝脾未触及，但肝区有叩痛。TBil

8.4mg/dl，DBil 6.2mg/dl，ATL 180U/L，AST 120U/L，ALP 234U/L，GGT 186U/L。

根据血清胆红素的性质黄疸分为两类：①以间接胆红素为主；②以直接胆红素为主。前一类属于溶血性黄疸及一部分肝性黄疸，后一类是由于肝病及肝外疾病所引起的。本例有胆囊结石史，直接胆红素升高为主，故应排除肝外胆道梗阻所致黄疸，如胆总管结石。

患者有腔隙性脑梗死，在溶栓治疗中（输金纳多时）出现寒战高热。应考虑以下几种可能：①输液反应；②败血症。细菌或微生物侵入血循环所致。高热常见于免疫功能低下或老年患者，尤其是伴有糖尿病史者。细菌学方面以革兰阴性菌多见。北京协和医院 1985 年报道，住院病人败血症发生率为 0.9%。国外历年败血症发生率也在逐渐上升，1971 年为 1.1%，1975 年为 1.4%。在美国医院败血症院内感染占 2/3。

以上可从几个方面进行分析：

1. 胆囊结石患者突发寒战、高热、无腹痛，继之出现黄疸，ALT、AST、GGT、ALP 均明显升高。考虑由于胆囊收缩，胆石排出到胆总管而致梗阻性黄疸可能。应做 B 超观察肝内外胆管及胰管情况，该例肝内外胆管不扩张，胰管也正常，血淀粉酶未增高，因而胆总管结石所致梗阻性黄疸可能性不大，但仍需 B 超动态观察肝胆管、肝及胰。

2. 老年糖尿病人在输抗栓药物过程中出现寒战、高热，虽初次血培养、输液液体培养均无菌生长，但仍警惕败血症可能，在高热时应多次做血培养。

3. 第三次血培养为肺炎克雷伯菌，那么败血症与黄疸之间是否有关。首先仍应考虑胆道与肝之间关系，B 超复查显示肝右叶巨大，实性占位病变（与第一次 B 超间隔 5 天）。在 B 超下穿刺抽出脓液。脓培养为肺炎克雷伯菌。

4．据文献报道肝脓肿源于胆道感染占35%～43%，门静脉系统占11.6%～15%，肝动脉性占24.4%～35%，不明原因糖尿病患者占22%～25%。常见的致病菌有金黄色葡萄球菌、大肠杆菌、厌氧菌等。多半为混合感染。该例败血症到底来源于胆道还是血行播散。目前看来后者可能性大。由于患者无腹痛及胆道梗阻等症状，故难以用胆道逆行性感染来解释。

5．患者在发病后第七天出现憋气，但CT未显示肺部明显炎症反应，但时隔2天胸像显示两肺散在棉絮团块状阴影，肺脓肿可能性大。痰培养为肺炎克雷伯菌，故该例为败血症，血行播散致肝脓肿、肺脓肿。

通过诊治，可获得一些经验：

1．有胆囊结石患者突然发生寒战高热，继之黄疸，除考虑肝外胆道梗阻如胆总管结石外，应与肝内胆道梗阻如肝脓肿、肝癌等鉴别。其诊断手段主要靠B超、CT等检查。

2．在免疫功能低下，尤其伴有糖尿病的老年患者，在输液过程中出现寒战高热除考虑输液反应外，应警惕细菌或微生物侵入血循环可能，应多次做血培养，并保留输液液体送培养。

3．在生化检查（主要肝功能）提示梗阻性黄疸，但初次B超、CT检查不能明确梗阻部位时，应重复做B超。当B超或CT揭示肝内占位性病变时，应及时在B超引导下穿刺，将穿刺物送病理组织学检查及细菌培养。

4．高热患者胸像应列为常规检查项目，阴性者必要时应复查胸像。以便做前后比较，明确诊断。

5．该例起病急，发展迅猛，为败血症血行播散所致肝脓肿、肺脓肿。血培养、脓培养、痰培养均为同一菌株。对输液患者尤其是免疫功能低下糖尿病者一定要注意无菌操作，发热、寒战、高热等情况时应立即做血培养，并停止输液及液体送培养。

（陆星华）

第三章 面对与关节痛、或骨痛、或肌肉痛相关的各种疾病

雷诺现象、抗核抗体阳性——一组风湿性疾病

患者女性，32 岁，雷诺现象 3 年，血沉 26mm/第一小时末，尿蛋白偶（+），ANA 1∶160。

本例需思考的问题是：①什么是雷诺现象（Raynaud phenomenon）；②出现在哪些疾病中；③抗核抗体（antinuclear antibodies，ANA）（+）的雷诺现象应如何考虑。

雷诺现象是发作性的一个或多个指端颜色有白、紫、红色顺序性变化的体征。局部有麻或痛或烧灼感。频繁发作者或发作严重者可导致指端软组织缺血性溃疡甚至坏死。雷诺现象病者除指端外往往同时有足趾、耳、鼻、舌等处类似改变。寒冷和情绪紧张都可诱发或加重本现象。雷诺现象可继发于某些弥漫性结缔组织病（自身免疫病之一），如系统性硬化症（SSc）、系统性红斑狼疮（SLE）、干燥综合征（SS）、皮肌炎（DM）、多发性肌炎（PM）等。出现在没有弥漫性结缔组织病的往往称之为原发性（或原因不明性）雷诺现象（病），后者与前者不同的是：它往往基于因血管舒缩障碍而非血管炎症所致。有一部分原诊断为原发性雷诺病者在间隔一段时间后出现了弥漫性结缔组织病，如曾有一例雷诺现象病者在 18 年后因其他病变的出现而确诊为系统性硬化症。继发性雷诺现象远较原发性为多见。

在北京协和医院的系统性硬化症和混合性结缔组织病（MCTD）患者中90%～95%有此现象，其中不少为首现症状，SLE中发生此症者40%～50%，原发性干燥综合征、肌炎、皮肌炎中的发生率则为20%～25%。由此看出雷诺现象大部分是继发性的，均因指端末梢小血管壁受损所致。有时雷诺现象需与下列情况相鉴别：①动脉机械性受阻，如胸廓出口综合征，因颈肋或拐杖压迫了锁骨下动脉造成上肢远端组织的缺血症状，甚至无脉；②血流成分异常，如冷球蛋白血症、高球蛋白血症、真性红细胞增多症造成血粘度增加，血液循环障碍；③血管因药物、肿瘤（嗜铬细胞瘤、类癌综合征）而出现舒缩障碍。这些情况可以有局部供血不足现象，但末端组织不一定有典型的顺序性颜色改变，说明详细询问病史和细微的观察是非常重要的。

弥漫性结缔组织病另一个特点是血清中出现自身抗体，其中最常见的是对细胞浆及核成分的多种抗体，统称为抗核抗体（ANAs）。现国内所用筛选ANA的方法为以大鼠肝为底物的间接免疫荧光法，凡效价>1∶20可视为不正常（阳性），ANA在SLE及MCTD几乎100%阳性，在原发性干燥综合征的阳性率为50%，而肌炎、皮肌炎、类风湿性关节炎的阳性率则<50%。ANA在一些弥漫性结缔组织病敏感性较高，其特异性亦较突出，ANA在血管炎病、血清阴性脊柱关节病等风湿性自身免疫病、其他内科疾病和正常人中阳性率仅5%，且效价很低。因此本试验是筛选诊断结缔组织病的一个关键试验。当然进一步鉴别哪一种结缔组织病则需做抗dsDNA、抗ENA、抗着丝点抗体（ACA）等。抗dsDNA和抗Sm抗体多见于SLE；高效价的抗RNP抗体有利于MCTD的诊断；抗SSA、抗SSB抗体多见于原发性干燥综合征；抗Scl-70、抗着丝点抗体多见于系统性硬化症；抗Jo-1、抗Mi则多见于肌炎和皮肌炎。不可否认的是有些抗体是交叉出现的，如抗RNP抗体可以出现在上述任一结缔组织病，抗

SSA抗体可出现于原发性干燥综合征，也可出现在SLE。由此看出，结合临床表现进行诊断是最重要，也是临床医师必须遵循的原则，过分依赖实验室检查结果往往可导致错误的诊断。

本题患者有比较典型的雷诺现象（指端有白、紫、红顺序变化）3年，ANA效价水平已达诊断意义，因此诊断结缔组织病无疑。如前所述，系统性硬化症、MCTD、SLE、干燥综合征、肌炎、皮肌炎均可出现雷诺现象和ANA阳性，为此要从下面三个方面来考虑：

1. 雷诺现象的程度　系统性硬化症不仅本现象发生率高且严重，表现在其指端出现缺血性溃疡、软组织和远端指骨的吸收。对于扩血管药物、皮质激素和免疫抑制剂的反应差。SLE的雷诺现象大部分较轻，经皮质激素治疗后症状往往可缓解或消失。干燥综合征者在对症治疗后可缓解。类风湿性关节炎极少出现雷诺现象。

2. 其他症状　不同结缔组织病各有其突出表现和受累的内脏器官，如系统性硬化症则以硬皮为突出表现，食管功能障碍、肺纤维化是其首批受损器官。SLE则以面颊蝶形皮疹（见于70%）为其突出表现，而中枢神经系统和肾小球炎为其易损器官。干燥综合征则以泪腺、唾液腺的破坏所致口干、眼干为其突出表现，常伴反复腮腺肿大、猖獗性龋齿、高球蛋白血症性紫癜、肾小管酸中毒。皮肌炎和多发性肌炎则以肌无力、肌肉功能下降和眼睑紫色水肿、Gottron疹为特点。因此详细询问患者的发病过程，抓住关键症状，并进行全面查体是诊断的最基本的环节。

3. 实验室检查　在自身免疫性疾病中自身抗体的检出是诊断的关键。本例患者ANA 1∶160，再次证明它是结缔组织病，但为从血清学的角度来鉴别是哪种结缔组织病就需要做ANA谱（包括抗dsDNA、抗ENA、抗着丝点抗体等）的检测（见前文）。血清免疫球蛋白的测定亦有一定辅助作用。虽然所有的结缔组织病都可以出现多克隆性高球蛋白血症，但免疫球蛋白量最高，出现频率最多（90% 以上的患者）的为原发性干燥综合征。血清补体（C3、C4、总补体）下降则仅出现于 SLE。上述三种血清学检查将有助于各种结缔组织病的分类和诊断。

总之，雷诺现象是指肢体和躯干末梢端因血管病变而引起的白、紫、红三色顺序性改变的体征。初起于一个或二个指端继以扩大到十指及其他部位。常继发于多种结缔组织病，其中以系统性硬化症最为突出，往往引起患者指端缺血性改变，包括溃疡、坏死和组织吸收。为鉴别属哪种结缔组织病，则除衡量雷诺现象的轻重外，必须掌握患者其他系统的损害情况和必要的实验室免疫学检查，包括 ANA、ANA 谱、血清免疫球蛋白及补体。根据不同的临床症状及体征的聚集和免疫学检查结果则可明确诊断，以进行相应的治疗。

（董　怡）

肌无力、肌压痛，血沉快
——风湿性多肌痛

患者男性，62 岁，低热、四肢肌无力伴压痛 10 个月。Hb 10g/L。尿镜检：RBC 0～3/HP，WBC 2～5/HP，ESR 持续在 60～102mm/第一小时末，发病以来体重下降 3kg，多种抗生素治疗无效。30 年前曾患过肺结核。如何考虑诊断？

患者发热，一般从感染、肿瘤及结缔组织病三方面考虑鉴别诊断，而对于长期低热患者，则更多想到常见病，如结核、肝炎的可能。本患者有结核史，此次发病中有无力、体重下降、血沉增快、尿检异常，除摄胸像查肺内有无活动结核病灶外，还应想到肺外结核，如泌尿系结核的可能，但本例缺乏泌尿系结核常有的尿频、尿急、尿痛等尿路刺激症状，故应进一步行尿液检查（如尿沉渣、尿抗酸杆菌，包括 PCR 查抗酸杆菌），还应做结核菌素试验，必要时做泌尿系造影。为排除肝炎，除进行肝功能检查，还需测血清甲、乙、丙型肝炎病毒标志物，甚至肝活检检查。

由于患者病程长，且经多种抗生素治疗无效，又无明确的感染部位，所以可除外革兰阴性杆菌或阳性球菌感染。对于易误诊的肝、膈下或腹腔等感染也可借助 B 超等检查排除。

老年患者伴低热、体重下降、血沉增快，也不能不想到肿瘤的可能。详细的体格检查：巩膜有无黄染，锁骨上有无肿大的淋巴结及肛检了解直肠内外有无肿物。此外，多次大便潜血检查对提供消化道肿瘤的线索比其他仪器检查更加经济、方便。现代先进技术的检查，如 CT、磁共振等是诊断肿瘤的重要工具，但疾病的发生、发展有一个过程，上述仪器不能代替结合具体病人的临床思维。笔者曾遇到类似本例的一位长期低热的老年患者，除剖腹探查外，几乎动用了至今所有的先进检查方法，包括抗结核在内的各种试验治疗均未奏效，在发病 1 年后出现巩膜黄染，再次磁共振检查，确诊为胰头癌。故对于不明原因的低热患者，应积极寻找癌肿的可能，密切的随诊甚为重要。本例还要想到往往为内科医师所忽略的泌尿系肿瘤，如前列腺癌。当然老年人尿中有 RBC、WBC 也可由前列腺肥大或前列腺炎所致，泌尿科检查即可确诊。本患者虽有轻度贫血，但病程较长，似不支持恶性血液系统疾患。

在除外感染、肿瘤后，对低热、肌无力伴压痛的患者，要想到结缔组织病的可能。多发性肌炎常有肌酶学、尤其代表骨骼肌受累的肌酸磷酸激酶（CPK）的增高及 24 小时尿肌酸排泄增加。严重者可因四肢肌力下降致活动受限，不能行走或翻身，甚至吞咽困难、进食呛咳等。血清中出现抗 tRNA 合成酶抗体（如抗 Jo-1 抗体），常提示多发性肌炎的存在。必要时可行受累部位肌活检及肌电图检查。

如果上述多项检查尚未能诊断，那么又该如何进一步考虑呢？值得令人注意的是患者 10 个月来血沉持续在 60~102mm/第一小时末，虽然血沉对疾病诊断无特异性，但结合患者低热、肌无力伴压痛、轻度贫血，应想到风湿性多肌痛（PMR）的可能性。该病在国内报道甚少，年龄大于 50 岁以上的老年人，四肢肌无力、压痛，尤以近端肌群，如肩胛带、骨盆带肌肉多见，严重者双上肢上举、下蹲困难，但仔细测试肌力多为正常或接近正常，血清学肌酶谱正常，非常突出的特点是血沉持续在 50mm/第一小时末以上，小剂量肾上腺皮质激素可迅速改善患者的肌无力、肌痛症状，而且血沉在数日至数周内降至正常。这种试验性治疗是诊断 PMR 的重要手段。

我院分析的 11 例 PMR 中，年龄最小 43 岁，最大 68 岁，平均发病年龄为 60.3 岁，其中男性 3 例，女性 8 例。由于对此病认识不足，曾被误诊为上感、多发性肌炎、类风湿性关节炎、反应性关节炎、骨质疏松等，误诊时间 6 周至 10 个月不等。至今为止，国际上仍无诊断 PMR 的统一标准，符合下列 6 条可诊为 PMR：①年龄 >50 岁；②持续 1 周以上的颈部、肩胛带及骨盆带 3 处中 2 处的肌肉疼痛、无力和晨僵；③血沉 >50mm/第一小时末；④受累肌肉无肌力减退及萎缩；⑤小剂量皮质激素（泼尼松 10mg/d）反应良好；⑥排除其他疾患，如恶性肿瘤、感染、多发性肌炎和类风湿性关节炎等。在临床上，PMR 除肌无力、疼痛外，可伴低热、体重轻度下降、轻度贫血、C 反应蛋白及碱性磷酸酶增高、血清 α_2 及 γ 球蛋白略有升高。我们的经验是小剂量皮质激素试验性治疗可起到立竿见影的效果，常常是诊断 PMR 的重要佐证。患者除肌肉症状明显改善外，血沉在 3 天后即显著下降，1 个月内可降至正常。虽然肌肉症状易与多发性肌炎相混淆，但 PMR 患者肌酶谱、尤其 CPK 正常。我院 4 例 PMR 肌电图检查均未见肌源性或神经源性损害。本例患者可以给予少量皮质激素治疗，并密切观察其临床症状和血沉变化，从而得出是否是 PMR 的诊断。

必须指出，PMR 实质上是一种血管炎，它常常合并或发展为颞动脉炎，所以在确诊 PMR 后，还应进一步询问患者有无新近发生的头痛、咀嚼或吞咽时间歇性运动障碍、视物模糊、下降，头皮和颞动脉触痛及颞动脉搏动减弱等。必要时行颞动脉活检，获取血管炎的病理依据。合并颞动脉炎的 PMR 则需应用大剂量皮质激素，甚至加用免疫抑制剂。我院 11 例 PMR 中，有 2 例合并颞动脉炎，这两例除肌无力、压痛及运动受限外，1 例有双侧颞部疼痛，伴轻度吞咽困难、声音嘶哑，视物不清及复视；另 1 例单侧颞区头皮痛，伴颞动脉曲张、触痛、搏动减弱。这两例颞浅动脉活检病理检查均有血管壁增厚、肌层淋巴细胞浸润，但均未见多核巨细胞。

PMR 为自限性，复发与缓解交替发生，一般预后良好。有人认为 PMR 是颞动脉炎的前期临床表现，因此密切随诊甚为重要。如皮质激素治疗不佳，除考虑颞动脉炎存在外，还应对 PMR 的诊断与否提出疑问，并且再加用免疫抑制剂，如硫唑嘌呤、甲氨蝶呤等，这不仅可减少复发，还可减少激素用量，以防止不良反应的发生。

对于老年长期低热患者伴肌痛、肌无力，如肌酶正常，血沉持续大于 50mm/第一小时末，在除外肿瘤、感染及其他结缔组织病后，小剂量皮质激素诊断性治疗获得戏剧性效果，应想到 PMR 的可能，长期密切随访甚为重要。

（唐福林）

腰痛，HLA－B_{27}（＋），腰椎前韧带骨化——弥漫性特发性骨质增生症

患者男性，56岁，反复腰痛5年，RF（－），ESR 6mm/第一小时末，HLA－B_{27}（＋），腰椎像示腰椎1～3椎体前缘韧带骨化，双骶髂关节像正常。

慢性腰痛是老年人常见的症状，而最常见的腰痛是由于长期劳作后导致的腰肌劳损，此类腰痛在拳叩腰部时有舒适感，且休息时减轻。老年患者也常伴有退行性病变，如骨质疏松或增生，导致腰酸背痛，或弯腰活动后腰痛加重，脊柱X线可显示骨质疏松或骨质增生。此外，慢性前列腺炎、泌尿系结石、肿瘤亦可造成下腰痛或放射性疼痛，这些疾病可通过尿液、前列腺检查或泌尿系造影、膀胱镜进行鉴别。原发性腰椎肿瘤或转移瘤、脊髓肿瘤也会造成腰痛，但患者已有5年病史，故不予考虑。腹部疾病，尤其腹膜后病变所致的牵涉性腰痛往往易被遗漏。必要的X线摄片、CT，甚至磁共振检查有重要价值，但该患者的疼痛性质不像腹部疾患。那么，本例患者腰椎像示1～3椎体前缘韧带骨化有何意义？HLA－B_{27}（＋）应考虑哪些疾病？首先，HLA－B_{27}抗原是血清阴性脊柱关节病的重要血清学参考指标，尤其在RF（－）的关节病患者显得更加重要。那么本患者是否为血清阴性脊柱关节病呢？已知常见的血清阴性脊柱关节病有强直性脊柱炎、Reiter综合征、银屑病关节炎等，它们均有一些共同的特点：以脊柱病变为主，均伴有不同程度的骶髂关节炎，主要病理改变为肌腱骨附着点的炎症，有遗传倾

向性及虹膜炎、眼色素膜炎等表现。银屑病关节炎常伴有银屑病皮损及不对称外周关节红肿等；Reiter 综合征典型者有关节炎、结膜炎及尿道炎三联症，仔细询问病史通常易于鉴别。该患者是否为强直性脊柱炎？这是我们讨论的重点。如前述，HLA－B_{27}与血清阴性脊柱关节病密切相关，但并非是强直性脊柱炎的诊断指标，这种遗传基因在正常人群亦存在，不同种族阳性率不同，一般正常人阳性率为1%～9%。HLA－B_{27}可能在强直性脊柱炎的发病中起重要作用，但也有 HLA－B_{27}（－）患强直性脊柱炎和 HLA－B_{27}（＋）不患强直性脊柱炎的例子。强直性脊柱炎的诊断标准中以双骶髂关节的改变最为重要。X 线检查示双骶髂关节间隙模糊，边缘呈锯齿状，晚期间隙消失、融合。随病情的迁延，双侧椎旁韧带钙化，以致脊柱呈竹节状改变，脊柱强直，活动受限。本例双骶髂关节像正常，不支持强直性脊柱炎的诊断，且发病年龄亦不支持，强直性脊柱炎很少在40岁以后发病，绝大多数于青壮年期发病。临床除有慢性反复腰痛外，尚可因肌腱骨附着点病变而发生的足跟痛、足掌痛。30%～50%患者可有不对称的外周关节炎，尤其下肢膝关节、踝关节肿痛。本例双骶髂关节像正常，但腰椎1～3有韧带骨化，不能诊断为强直性脊柱炎又该考虑哪种疾病？弥漫性特发性骨质增生症（DISH）是一种特殊的脊柱骨质增生症，多见于60岁以上的老年人，其骨 X 线表现为诊断的主要依据，包括椎体前缘韧带和后纵韧带骨化，椎体后缘硬化，椎体前缘骨块形成和骨赘增生，相邻骨赘连接成桥，至少连续三个椎体以上，常为单侧性，胸腰椎交界处增生最为显著。其骨 X 线同强直性脊柱炎的区别在于 DISH 无椎小关节模糊、强直及无双侧骶髂关节的侵蚀、硬化或融合。DISH 与退行性椎间盘病变也不相同，DISH 不影响椎间盘，而以广泛韧带增生骨化，其邻近的骨皮质骨质增生。此外，跟骨骨刺并不少见，可导致足跟痛。HLA－B_{27}与

DISH 并无明确的相关。本例结合年龄、腰椎 X 线改变及双骶髂关节像正常，可以诊断为 DISH。

对于慢性腰痛患者，应结合其年龄、性别、病史、症状、体征、实验室检查、骨 X 线检查综合考虑诊断，对一些少见疾病也应予以鉴别。HLA－B_{27}虽然与血清阴性的脊柱关节病密切相关，但并非是血清阴性脊柱关节病诊断的必备条件，而骶髂关节和脊柱 X 线检查以及腰背疼痛史、腰部活动受限和胸廓活动度减小，则比 HLA－B_{27}更具有诊断价值。

（唐福林）

老年、慢性膝关节痛、肿胀——骨性关节炎

患者 60 岁，双膝交替性疼痛，偶有肿胀，病程 2 年，类风湿因子（RF）阴性。

本例需要分析的问题是：①如何鉴别诊断老年性关节炎？②如何恰当选用药物？

常见于老年人的关节疼痛或关节炎是骨性关节炎（OA），过去亦称退行性骨关节病。本病可能与年龄增长、体重过量及关节受到不断的长期机械性磨损等因素造成关节软骨破坏和新骨形成有关。因职业性质或关节负重部位不同，所累及部位也不尽相同，可分为膝 OA、髋 OA、手 OA、颈椎及腰椎病等。OA 可分为原发性和继发性两种，后者多见于外伤、其他原因关节炎（如类风湿关节炎，RA）及关节发育异常等情况。原发性多指发生于 50 岁以上而无关节其他病变者。原发性 OA 的主要发病机制是关节软骨的变性。促进其变性的因素是多种由软骨细

胞分泌的蛋白酶，包括金属蛋白酶（胶原酶、明胶酶、溶基质酶）和丝氨酸蛋白酶（弹力酶、组织蛋白酶）等，分解、破坏软骨中的两个主要成分即胶原和基质（大分子蛋白多糖化合物），使软骨肿胀，继而溶解。滑膜细胞分泌的白介素-1（IL-1）、肿瘤坏死因子α（TNFα）等炎性细胞因子有促使软骨细胞分泌蛋白酶的作用。然而，软骨细胞也分泌金属蛋白酶抑制因子以抑制金属蛋白酶，促使软骨修复，同时T细胞生长因子β（TGFβ）等生长因子也促进其修复。但因修复时所分泌的成分与原来成分的结构不全相同，以致出现新骨增生、骨硬化等现象。由于50岁以上人都可有软骨变性，因此只有关节痛和/或肿并伴有上述病理改变者方诊断为OA。膝OA的诊断标准如下：膝痛，骨赘，同时加上如下任何一项，如年龄>50岁，晨僵<30分钟或主动活动关节时有骨响声即可诊断为膝OA。

老年人发生系统性红斑狼疮（SLE）者较少，但因免疫力低下，老年人发生恶性肿瘤较中青年多见。然而，关节内发生肿瘤罕见，老年人亦如此。目前报道的关节内发生的恶性肿瘤是血管肉瘤，此情况极为罕见。还可有关节内肿瘤样病变，如滑膜软骨瘤变、色素绒毛结节性滑膜炎及局灶性结节性腱鞘炎，这些疾病并非真正肿瘤。

凡遇老人主诉关节疼痛或关节活动痛，伴有或不伴有关节肿胀，首先应想到的疾病是OA，其次是RA。为明确本患者的诊断，尚需补充询问病史，并拍双膝关节正侧位X线片。询问患者除了膝关节外，还应包括有无其他关节如双手指、腕和肘等关节肿痛、功能情况；膝痛与休息或活动如上下楼梯的关系；体重变化及既往职业和受伤史。若仅有膝痛或膝关节炎，无其他关节受累，休息时减轻或不痛，而活动后加重，膝X线片示关节间隙窄、骨质增生表现，则OA可得以确诊；若为肥胖体形或体力劳动者，则更支持OA的诊断。少部分OA患者可有关节积液，或轻或重，这可能与破坏的软骨骨片刺激滑膜而出现炎症有关。部分侵蚀性炎症性 OA 患者血沉可有增快。

RA 患者亦可有本例的表现，然而，若无其他关节如双手掌指关节（MCP）、近端指间关节（PIP）及腕关节受累，膝关节像未提示骨质疏松或虫蚀样破坏，则可除外 RA。需要强调的是，有些老年患者双手 PIP 肿大，呈结节状改变，遇此情形应仔细区分是 OA 抑 RA，二者均可有上述所见，一般来说，OA 患者 PIP 受累（Bourchard 结节）同时远端指间关节（DIP）亦称结节肿大（Heberden 结节），而 RA 不然，呈软组织肿胀。有时，老人 RA 和 OA 临床表现酷似，应结合临床和实验室检查作出全面分析，予以仔细鉴别诊断。

痛风可有膝肿痛，但典型的改变应是先累及足第一跖趾关节或拇指关节，血尿酸升高。本患者与之不符。

如遇有原因不明的单关节炎或关节痛患者，亦应想到结核、肿瘤样病变及血管肉瘤的可能，关节 X 线像及关节镜检结合病理检查可资鉴别。

综上所述，凡遇膝痛或关节痛老年患者，首先应想到 OA 的可能。

一旦做出诊断，即应选取合理的治疗方案。治疗前应了解血象及肝肾功能。老人脏器储备功能较低，加之易发生药物不良反应，因此，应选用不良反应小，尤其对肝肾毒性小的药物治疗。对于 OA，目前无特殊根治疗法。治疗方法包括理疗、药物及手术治疗。对于负重关节如膝应避免过度使用，可予理疗以减轻疼痛。轻症患者应予止痛、消炎药物，如扑热息痛、非甾体类抗炎药（布洛芬、消炎痛、扶他林、奇诺力等），但应注意其不良反应。近年有用透明质酸关节腔内注射治疗 OA 的报道，可尝试之。对于重症患者，尤关节功能障碍者，可行关节矫形术，包括关节融合术、关节置换术等。

因老年人脏器老化，遇有关节痛或关节炎者，首先应考虑OA；在治疗上应权衡利弊，合理用药。

（要庆平）

骨痛，并有代谢性酸中毒和低钙血症——

女性，45岁，乏力，食欲不振，骨痛半年，血气分析碳酸氢根 HCO_3^- 5.5mmol/L，血钙7.8mg/dl。

本例患者的主要症状为骨痛，并有代谢性酸中毒与低钙血症。首先要分析骨痛的原因，并结合代谢性酸中毒与低钙血症的可能原因，初步判断骨病的类型。骨痛的原因一般与骨骼或骨髓受损有关（表1），既可能是起始于骨骼或骨髓本身的疾患（如骨髓炎、多发性骨髓瘤等），也可能是全身性疾病的一个组成部分（如继发性甲旁亢，免疫性疾病），也可能是其他部位疾患转移而来（如恶性肿瘤）。代谢性酸中毒的病因既可能是慢性的（如肾小管酸中毒、慢性肾衰等），也可是急性的（如感染、脱水、严重创伤、酮症、急性肾衰等）。低钙血症可由于肾疾患（慢性肾衰、肾小管酸中毒、急性肾衰、肾病综合征等）、严重肝疾患（肝硬化、肝功不全）、营养不良、内分泌疾患（PTH不足或活性维生素D缺乏）、遗传性疾患等多种原因引起（表2）。针对骨痛、代谢性酸中毒、低钙血症的不同病因，则可分析出该患者所患疾病的几种可能性，并进一步做有关相应检查。

表 1　骨痛的主要原因

（一）代谢性疾病（常伴有低钙血症）	（三）免疫性疾病
1. 肾性骨病（骨质软化纤维性骨炎等）	多为关节和关节周围痛
慢性间质性肾炎	（四）血液系统疾病
肾小管酸中毒	多发性骨髓瘤（常伴有高钙血症）
慢性肾衰	白血病
2. 维生素 D 缺乏，或维生素 D 不敏感	（五）肿瘤骨转移（常伴有高钙血症）
3. PTH*缺乏或 PTH 抵抗	白血病
4. 老年性骨质疏松	淋巴瘤
5. 低磷血症伴抗 Vit D 佝偻病	内分泌腺肿瘤
（二）感染性疾病	其他实体肿瘤
骨髓炎	（六）其他：β_2 微球蛋白沉积
骨结核	（继发性淀粉样变）

*甲状旁腺激素

我们对以下情况进行了分析：

1. 初步了解骨痛的原因　根据病史、查体，了解骨痛的部位、性质、病程等。如骨痛仅局限于个别部位，且疼痛明显，病程短，则有急性骨髓炎的可能。如骨痛主要发生于扁骨（如髂骨、胸骨、肋骨等）的多个部位，则有代谢性骨病（如肾性骨病）、多发性骨髓瘤或恶性肿瘤骨转移之可能。由于本例患者年龄仅 45 岁，故患多发性骨髓病的可能性相对较小；由于肿瘤骨转移者常伴有高钙血症或血钙水平正常，而本例患者有低钙血症，故患者肿瘤骨转移可能性也相对较小；但不排除恶性肿瘤骨转移，患者因营养不良、钙摄入不足、低蛋白血症等原因所引起之低钙血症。由于代谢性骨病患者常可伴有低钙血症，故应针对钙代谢紊乱做有关检查，进一步明确有无某种代谢性骨病及其病因。

表2 低钙血症的原因

（一）离子化钙减少	维生素D依赖性佝偻病
PTH缺乏（合成分泌减少）	胆汁性肝硬化
先天性或家族性	抗惊厥药应用
甲状旁腺切除术后	（五）骨骼对PTH的升血钙作用产生抵抗
甲状腺放射治疗后	急慢性肾衰
其他（低镁血症，急性胰腺炎等）	镁缺乏（PTH释放抑制剂）
骨骼对PTH抵抗	假性甲旁低
活性维生素D缺乏	急性胰腺炎伴肾功不全
（二）蛋白结合钙减少（低蛋白血症）	维生素D缺乏
营养不良	（六）骨骼内钙流量增多
肾病综合征	肿瘤骨转移（乳腺癌、前列腺癌）
肝硬化	代谢性骨病的恢复期
其他（失蛋白脑病严重急性感染等）	（七）坏死性软组织内钙沉着增多
（三）高磷血症	急性胰腺炎
白血病或肿瘤化疗期间	肌红蛋白裂解症
慢性肾衰（中晚期）	（八）其他
磷摄入过多	无活性PTH
（四）活性维生素D缺乏	应用枸橼酸盐或EDTA
营养性（摄入不足或吸收不良）	中毒性休克
肾病综合征	败血症
尿毒症	

2．分析代谢性酸中毒的性质、病程，进一步查清骨病的原因。代谢性酸中毒如发生时间很短，一般很少与骨病有关；如发生时间较长呈慢性病程，则代谢性酸中毒很可能是某种慢性代谢性疾病的组成部分或表现之一。慢性代谢性酸中毒的常见病因有肾小管酸中毒、慢性肾衰等。慢性肾衰及部分肾小管酸中毒患者均可发生代谢性骨病，其中部分病人可出现扁骨（尤以骶髂骨多见）骨痛。为深入了解骨痛原因，应检查肾小球滤过功能（如血清肌酐、尿素氮水平、肌酐清除率等）及肾小管

功能（如测定血磷及尿磷、血尿酸及尿尿酸、尿氨基酸、尿糖、尿 β_2 微球蛋白及其他低分子蛋白、尿渗透压等项目）。根据有关检查结果，明确骨病的病因是慢性肾衰还是肾小管酸中毒；有些肾小管酸中毒患者也可伴有轻度慢性肾衰（血肌酐水平一般 <3.5mg/dl）。如慢性肾衰为骨病的主要原因，则多数肾功能损害较重，有的已进入尿毒症阶段（血肌酐 >8mg/dl，或肌酐清除率 <10ml/min）。如欲进一步鉴别肾小管酸中毒的类型，还可进一步查血气分析、尿气分析、血浆肾素活性及醛固酮水平等。如尿、血二氧化碳分压差（$U-BPCO_2$）$<20mmHg$，则为远端型（Ⅰ或Ⅳ型）肾小管酸中毒；如 $U-BPCO_2>30mmHg$，且 $FFHCO_3>8\%$，则应诊断近端型（Ⅱ型）肾小管酸中毒。如远端肾小管酸中毒患者伴高钾血症、低醛固酮血症（或表现为对醛固酮抵抗，则此时醛固酮水平无下降），则为Ⅳ型。如兼有Ⅰ、Ⅱ型表现，则考虑有混合型肾小管酸中毒存在（表3、表4）。

表3　代谢性酸中毒的主要病因

高氯血症性代谢性酸中毒
肾小管酸中毒（Ⅰ、Ⅱ、Ⅲ、Ⅳ型）（正常离子隙）
尿毒症性酸中毒（高离子间隙）
酮症性酸中毒
乳酸性酸中毒
碱性离子丢失过多
（腹泻、肠瘘等）
酸性离子摄入过多
高分解状态（严重感染、中毒）

表4　各型肾小管酸中毒的主要生化异常

项目	Ⅰ型	Ⅱ型	Ⅲ型	Ⅳ型
血 pH	↓	↓	↓	↓
血 HCO_3^-	↓	↓	↓	↓
尿 HCO_3^-	↑	↑	↑	↑
血 K^+	↓	↓	↓	↑
尿 K^+	↓	↑	↑	↓
血 Ca^{2+}	↓或→	↓或→	↓或→	↓或→
血 P^{3+}	→	↓	→	→
血浆醛固酮	→	→	→	↑（少数→）
尿 K^+/血 K^+	↑	↑	↑	↓
血醛固酮/血 K^+	→	→	→	↓
范可尼综合征	无	有	无	无
血 iPTH	↑或→	↑或→	↑或→	↑或→

注：↑：升高；↓：下降；→：无变化

3．分析低钙血症的可能原因，进一步明确骨病病因　为弄清低钙血症的原因，除询问病史外，主要需通过某些生化测定来明确。如能排除钙摄入不足、钙吸收不良及低蛋白血症等因素的影响，则需考虑调节钙代谢的某些激素［PTH，1，25$(OH)_2D_3$，降钙素等］是否存在异常。首先需排除甲状旁腺功能低下之可能。原发性甲状旁腺功能亢进常伴有高钙血症，故本例可以除外此种可能；但继发于低钙血症或/及1，25$(OH)_2D_3$缺乏的继发性甲旁亢的可能，本例则不能除外。1，25$(OH)_2D_3$相对或绝对不足，是低钙血症的常见原因之一，此时常可伴有代谢性骨病。由于该患者为中年，故本例不考虑原发性骨质疏松（老年性或绝经期后），首先需考虑慢性肾功能衰竭之可能，

因为此时易出现 $1,25(OH)_2D_3$ 不足；肾小管酸中毒等其他原因也需注意除外。若检查后发现肾功能明显受损，则应考虑慢性肾衰伴肾性骨病（或称肾性骨营养不良，表5）。在初步考虑肾性骨病后，需进一步做有关检查，以明确肾性骨病属于高周转性或低周转性，如血清 iPTH 明显升高（一般 >150pg/ml），或某些破骨指标如尿羟脯氨酸（UHOP）、血清抗重酒石酸酸性磷酸（TRAP）、Ⅰ型前胶原羧基交联调聚肽（ICTP）等水平升高，或/及某些成骨指标如碱性磷酸酶（AKP）、骨钙素（BGP）等水平升高，均支持高周转性骨病的诊断。如血清 iPTH 无升高甚至低于正常，则需考虑有低周转性骨病的可能，此时有关的成骨指标、破骨指标均无明显升高。如测定血清铝（SAl）水平，发现 SAl >20～50μg/dl，则更支持有低周转性骨病存在之可能。

表5　肾性骨病主要临床表现

骨骼疼痛	低钙血症
骨骼压痛	高磷血症
肌肉疼痛	高氯血症代谢性酸中毒
肌萎缩	iPTH↑（低周转性骨病时可无升高）
皮肤瘙痒	AKP↑
皮肤溃疡或坏死	TRAP↑
周围神经病变	骨钙素↑
贫血	X 线示骨质疏松/纤维性骨炎

4. 综合上述分析，可考虑该患者的诊断有如下几种可能①慢性肾衰伴肾性骨病（此时一般均存在代谢性酸中毒和低钙血症）；②肾小管酸中毒伴肾性骨病（此时均存在代谢性酸中毒，并常有低钙血症）；③其他代谢性骨病（此时低钙血症较常见，偶有代谢性酸中毒存在）；④其他可能：如恶性肿瘤骨转

移，伴暂时性低钙血症，偶可伴有代谢性酸中毒。

5. 治疗 ①针对主要病因进行治疗，如慢性肾脏疾患等；②针对低钙血症的病因进行治疗，如对1,25(OH)$_2$D$_3$缺乏的患者，可补充1,25(OH)$_2$D$_3$（骨化三醇）或1-α-(OH)$_2$D$_3$；③对症治疗：对代谢性酸中毒可通过补充碳酸氢钠来纠正；对低钙血症则可补充钙剂进行治疗。针对慢性肾疾患的各种症状进行对症治疗；④对骨痛症状：一般不需特殊处理，对少数骨痛明显者，可临时静脉给予降钙素，以缓解骨病症状；⑤如肾功能损害尚属早、中期，应考虑给予相应的非透析治疗（饮食治疗、药物治疗）以延缓慢性肾衰的发展。

（郑法雷）

多关节肿痛、类风湿因子阳性、血沉快——类风湿性关节炎的合理用药

患者中年女性，多个关节肿痛一年余，过去检查类风湿因子（RF）(+)、血沉40~50mm/第一小时末，服用布洛芬、消炎痛、泼尼松及中药效果不明显而求治。

需要思索的问题是：①进一步思考和做必要检查明确患者多关节炎（polyarthritis）的病因；②病程虽已1年但对常见的慢性关节炎如类风湿关节炎（rheumatoid arthritis，RA）来说仍属早期，该如何治疗以避免关节致残。

关节肿痛可因多种病因引起：自身免疫性、感染性、外伤性、退行性变、代谢异常等，但结合到本患者病程（一年余）、年龄（中年）、性别（女）、突出症状（多个非一个）关节病

变，因此除自身免疫性外其他病因可能性较小，应考虑自身免疫病引起的关节炎。多关节炎是指临床上有四个或四个以上关节出现疼痛、压痛、肿胀的症状，它往往是风湿性疾病中由自身免疫性导致的弥漫性结缔组织病（diffuse connective tissue disease）的一个常见临床表现。在上述结缔组织病中 RA 更是以多关节炎作为其临床突出而具有标记性的症状，而其他的结缔组织病，如系统性红斑狼疮（SLE）、干燥综合征（SS）、系统性硬化症（SSc）、肌炎/皮肌炎、Wegener 肉芽肿等也都可出现关节症状，尤其是 SLE 和 SS。据我国报道，70%～80% 的 SLE 有关节症状，而约 25% 的 SLE 以关节病变作为首症而就医，在北京协和医院收治的 SLE 中有相当数量的患者在早期被误诊为 RA，应用非甾体类抗炎药和肾上腺皮质激素而得到一时性症状的缓解，但随着病情的进展又出现更多非 RA 所常有的症状，如高热、颊蝶疹、蛋白尿以及血清检出抗核杭体、抗 dsDNA 抗体、抗 Sm 抗体等。另外亦有 70% 的 SS 出现关节症状，因对 SS 认识不足而被诊为 RA。分析对早期 RA 漏诊或将其他结缔组织病误诊为 RA 的原因在于：①对 RA 关节炎的特点认识不足；②忽略了关节外的症状；③将类风湿因子（RF）作为诊断 RA 的标志。早期 RA 关节炎虽可涉及四肢大小关节（亦包括颞颌关节及胸锁关节），但以双侧近指关节、掌指关节、腕关节为好侵犯而有诊断意义的部位，表现为晨僵明显，关节肿胀，压痛亦很明确，关节功能也有不同程度的受限。关节 X 线片在早期出现关节端骨质疏松、关节间隙狭窄，经过病情演变出现关节骨面侵蚀样破坏（erosion），此为 RA 较特异的 X 线征。1987 年美国风湿病学会修改 RA 分类标准为：①晨僵≥1h/d；②至少三个以上的关节肿胀；③手腕或掌指、近指关节炎；④关节炎呈对称性；⑤有皮下类风湿结节；⑥血清 RF 量增多；⑦手腕或手指 X 线片改变符合 RA。上述 1～4 条的症状至少要达 6 周。符合上述 7 条中的4条可以分类为RA。临床医师在诊断本病时不仅要结合上述标准，要通过具体分析并与类似疾病进行鉴别诊断，如结合年龄（SLE多见于青年）、关节外症状（RA极少累及肾和中枢神经）及实验室有关检查。血清RF是对IgG的Fc段抗体，出现在70%的RA，50%的SS，25%的SLE，也见于肌炎/皮肌炎、SSc等，甚至出现在5%的正常人。因此它不是RA的特异性抗体，只是诊断标准之一，RF含量多的关节炎并非一定是RA，RF（-）的关节炎也可能是RA。但RF与RA的预后及活动性呈正相关，RF含量高（即效价高者）的RA病情重，活动性大，宜积极治疗。

本例患者系中年女性，手腕（双侧）、掌指关节（左及右第2、3）、近指关节（左3、4，右2、3、4）有明显肿胀及压痛，握拳动作受限，膝、肘亦有压痛，时有肿胀。手握力（mmHg）左侧110，右侧80（明显低于正常人）。经病史询问及必要检查未发现有关节外其他系统的损害，因此可以排除SLE（理由已在前文述及）。原发性干燥综合征虽有关节病变，但90%仅感关节痛，很少有关节肿，关节破坏性病变罕见且受累关节分布规律性不明显。本例患者口干、眼干症状不明显，血清抗SSA、抗SSB抗体（-），因此亦可排除原发性干燥综合征，故同意此患者以往RA的诊断。病程不超过1年的RA称为早期RA，此患者病史一年余尚属早期，虽X线尚未见手关节有破坏性病变，但已有近指关节间隙的狭窄，RF效价为1∶128（正常为≤1.20）、血沉及C反应蛋白（CRP）升高，故属活动期。

既然本例诊断无误，同时亦接受了一些抗风湿的药物治疗，为何病情未得到控制呢？现将治疗RA的目的、原则和合理的治疗方案简述如下：治疗RA的目的是防止关节变残，维持关节功能，提高患者的生活质量和保持其正常寿命。原则是采取一切措施使关节骨的结构免遭不可逆的损害，也就是说尽可能阻止关节X线出现异常，当然也为改善关节肿痛症状。至今药物是治疗RA的主要措施。当今的抗风湿药物可以分为三大类：非甾体抗炎药（NSAIDs）、甾体抗炎药（类固醇激素）、慢作用抗风湿药（SAARD）。NSAIDs包括布洛芬、双氧芬酸、消炎痛等数十品种，它们都是通过对环氧化酶的抑制而减少炎症介质前列腺素的合成，从而减轻炎症部位的肿胀和疼痛。所以NSAIDs有改善关节炎症状的作用，但不能制止RA病变的进展，因此对关节炎的患者必须同时加用至少一种SAARD。常用的SAARD有氯喹（羟氯喹）、金诺芬、抑氮磺胺吡啶、甲氨蝶呤（MTX）、雷公藤、依木兰等。传统的做法是在用NSAIDs及其他辅助治疗措施一段时间后再加用SAARD，然而近年来的认识是必须早日加用SAARD，以防止关节骨破坏性病变出现，尤其是一些早期RA、关节炎广泛而重、HLA－DR4（+）、RF效价高、CRP/血沉值高者。本患者是间歇用NSAID一年余早期患者，病情活动故宜除选用某一NSAID外，还加用SAARD。国内外目前公认MTX是治疗RA首选的SAARD，其剂量为每周7.5～15mg，疗程至少半年，宜定期监测肝功能、血常规等。在应用3个月后疗效有不太满意者可加用另一SAARD，如抑氮磺胺吡啶、金诺芬、氨喹等。对某些病情进展急剧者可再加用依木兰等。

小剂量的泼尼松（每日剂量超过10mg）亦用于很重的一些关节炎症和老年RA。最近有报道认为小剂量激素不仅能减轻关节症，尚可防止和减少关节骨的破坏，因此被列为治疗RA药物之一，但必须监测其可能的不良反应。

总之，RA是一个慢性反复发作的多关节，如不能在早期进行合理治疗，则有70%的患者出现关节不同程度的功能不全，严重者完全丧失工作及生活处理能力而成为残废。改善RA的预后就要早期诊断、早期接受科学的治疗。

对一位不能取得预期疗效的患者，应考虑到他（她）诊断的正确性，如果诊断无误那就是所用治疗的欠合理性。本例患者通过进一步检查认为诊断 RA 无疑，问题是对这样一早期、活动期 RA 患者如何合理的用药。关键是除选用一种 NSAID 以控制其症状外，必须加用 SAARD，在本患者则需加 MTX，观察3个月后效果不满意者可再加用另一 SAARD。用药期间务必监测所用抗风湿药物可能出现的不良反应。

（董　怡）

第四章　面对疑似呼吸系统的疾病

咳嗽 3 个月，胸片正常，抗炎治疗无效——后鼻滴涕

患者女性，46 岁，1996 年 9 月起不明原因出现咳嗽，以夜间为重伴白色泡沫痰，曾先后给予青霉素、阿奇霉素、中药，按急性支气管炎治疗 1 个月无效，后又加用克敏能、色甘酸二钠等治疗仍无效，遂收住院。既往无心脏病和慢性呼吸系统疾病史。体检：心肺未发现异常，胸像、胸部 CT、纤维支气管镜和肺功能检查亦无异常，痰抗酸杆菌（－），PPD5U 皮试（－）。入院后又先后给予克林霉素、复达欣、丁胺卡那霉素和琥珀酸氢化可的松静滴治疗，咳嗽仍不止。本例长期咳嗽、经抗炎等治疗 3 个月无效，应如何进一步处理。

咳嗽是机体的一种防御性动作，能将呼吸道内异物和病理性分泌物排出体外，起排除异物、清洁呼吸道作用。但咳嗽严重时也可影响工作与休息，持续剧烈的咳嗽还可引起昏厥、气胸、腹疝等并发症。咳嗽是病人就医最常见的症状之一，大多数患者经病史询问、体格检查、胸部 X 线片（后前位、侧位）、痰涂片、培养和细胞学以及血常规等检查，不难诊断。慢性咳嗽的定义是：①咳嗽持续至少 3 周；②咳嗽为惟一表现症状；③不伴有咯血；④既往无引起咳嗽的慢性呼吸系统疾病史；⑤最近胸部 X 线片检查无异常发现；⑥可能有痰。本例符合慢性咳嗽。

鉴别诊断：

1. 是否为支气管哮喘或感染后的气道高反应性（bronchil hyperresponsiveness，BHR） 以咳嗽为表现的支气管哮喘并不少见（哮喘使咳嗽感受器敏感性增高），特别在儿童，咳嗽常由非特异性刺激物引起（如冷空气、尘土、气味、烟等），晚间较重。而上呼吸道感染后暂时性（约2个月）的气道高反应性所引起感染后咳嗽时间可长达2个多月。本例患者发病前无上呼吸道感染史，亦无个人和家族过敏史，血清免疫球蛋白E不高，过敏原皮肤试验、气道反应性测定阴性，最大呼气峰流速昼夜变异率<20%，因此可排除因支气管哮喘或感染后BHR引起咳嗽的可能。

2. 胃食管反流（gastro－oesophageal refeux，GOR） GOR的定义是：下食管括约肌以上5cm处食管内pH下降至小于4.0，且维持30秒钟以上。它与咳嗽关系较为密切，其机制是在GOR时，下食管的咳嗽感受器受反流的胃酸刺激，反射性地引起咳嗽（并非是胃食管反流微量吸入气管）。这种下食管－气管支气管反射可以经食管内用利多卡因溶液（阻断其传入神经）或吸入异丙阿托品（阻断其传出神经）而被阻断。90%的咳嗽过程也可产生短暂的胃食管反流，其原因是咳嗽诱发的吞咽及腹内压增高使下食管括约肌放松，但这种短暂的胃食管反流绝大多数不至于引起咳嗽。本例患者曾试用H_2受体阻滞剂和其他抗酸剂3周，咳嗽无减轻，胃肠钡餐透视、胃镜和24小时食管pH监测亦未见异常，因此可排除GOR。

3. 后鼻滴涕（post nasal drip） 因咽炎、鼻炎、鼻窦炎引起的鼻涕后流称为后鼻滴涕，它刺激咽喉反射性地引起咳嗽，亦是慢性咳嗽的常见原因，特别应当引起内科医生的重视。患者常有清喉（throat clearlng）动作，喷嚏、鼻塞症状或感觉有异常气味和滋味等，喉镜检查后咽部有分泌物。本例患者经询问，3个月来除咳嗽外，还有鼻涕后流，并以午夜和凌晨时明显，经耳鼻咽喉科检查和鼻旁窦照像证实有鼻旁窦炎，经用鼻皮质激素和缩血管剂使咳嗽消失。

在胸部X线像正常的慢性咳嗽中，支气管哮喘（和感染后气道高反应性）、后鼻滴涕和胃食管反流是慢性咳嗽最常见的三大原因，据最近国外材料分析，它们分别占33%、28%和10%。慢性咳嗽的其他病因还有病毒感染后咳嗽、药物引起的咳嗽[如血管紧张素转换酶（ACE）抑制剂——开博通]、气管软化和精神性咳嗽等。约有20%的慢性咳嗽可由多种病因引起。有很少部分的慢性咳嗽患者虽经详细的检查，但病因仍不能确定，对于他们定期随访观察是十分重要的，指出约75%的吸烟者可长期有轻重不等的咳嗽。在1996年3月美国芝加哥召开的咳嗽研讨会上，制订了先期治疗无效的慢性咳嗽患者进一步处理的程序，如下图所示：

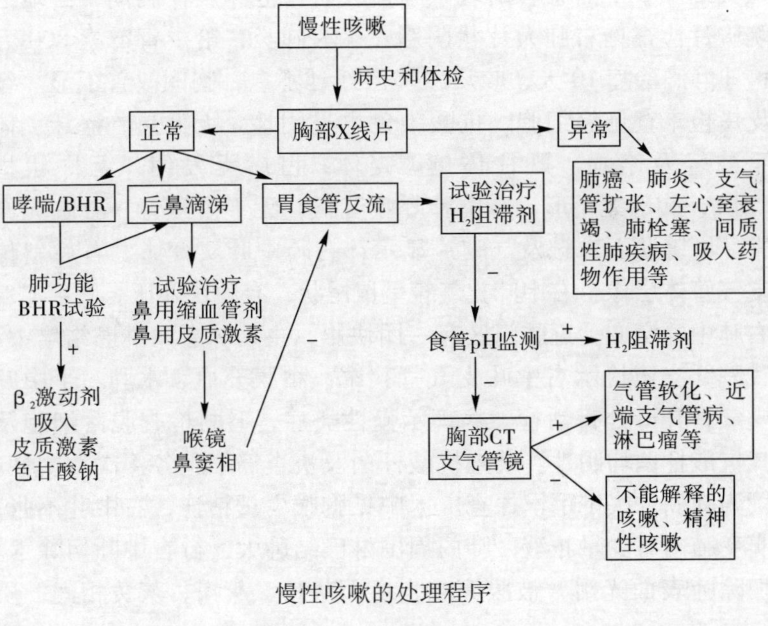

慢性咳嗽的处理程序

通过本例说明即便是咳嗽这样一种极普通的症状，若非经过科学、详尽的临床观察，正确的诊断步骤，就不能获得恰当的治疗，而针对后鼻滴涕治疗后，困扰患者3个月的病症得以解除。因此，正确的临床思维不但在疑难、少见疾病诊治中重要，在处理常见病症中同样是不容忽视的。

（陆慰萱）

咳嗽，咳痰，胸痛半年，右肺中叶实变——真菌性肺炎

患者女性，26岁，因咳嗽、咳痰、胸闷半年伴背痛1个月入我院。半年前患者出现咳嗽，咳白色泡沫痰伴胸闷，当地医院胸片检查见右肺大片状阴影，诊为肺炎，给予青霉素800万U/d静滴治疗10天，咳痰减轻但迁延不愈，胸闷改善不显。纤支镜检未查见癌细胞，抗酸染色也呈阴性。无低热、盗汗、体重减轻及咯血。既往体健。查体：口唇无发绀，无杵状指（趾），胸廓无畸形，右中肺呼吸音低，无干湿啰音。心脏无异常。肝脾肋下未触及。胸片显示：右肺中叶实变影。右后斜位支气管体层像：右中叶支气管呈鼠尾状，有肿块外压。胸部CT：右肺中叶实变，近肺门区有一团块影，主动脉窗内淋巴结增大；我院纤支镜检示右中叶支气管狭窄，粘膜充血、水肿。于中叶支气管开口处行活检，病理示慢性炎症，毛刷检查脱落细胞及找抗酸杆菌均阴性。痰查抗酸杆菌及痰查癌细胞各4次均阴性。疑为肺癌，决定手术探查。术中见胸膜少量粘连，右中叶不张，实变肺内有少量脓液，肺门周围淋巴结肿大，行右中叶切除术。切除肺表面光滑，被膜完整，切面灰粉、灰褐、灰黄相间；质

中、实性，支气管腔变窄及闭塞。肺门支气管旁找到淋巴结6枚，病理诊断为右中叶肺多灶性真菌肉芽肿性病变。病变累及肺门淋巴结，肺部为慢性肺组织炎，部分有实变，六胺银及PAS染色找到真菌菌丝，抗酸染色未见抗酸杆菌，结核杆菌DNA－PCR检查阴性。术后患者一般情况好，口服伊曲康唑100mg/d，出院。

本例因胸部X线平片及胸部CT提示右中肺实变伴肺门球形影，气管前淋巴结肿大故误诊为肿瘤。再仔细分析，以下几点有助于排除肿瘤诊断：①右中叶实变经过半年未吸收，也未加重，不符合一般肿瘤发展规律；②一般肺癌造成整叶实变以细支气管肺泡癌多见，此例多次查痰均阴性；③从未出现咯血及消瘦表现。

因患者年轻，其父曾患肺结核，有密切结核接触史，也曾疑为结核性右中叶综合征。但此患者病程半年未行抗结核治疗，而病变未出现支气管播散灶，也无结核中毒症状，因此也不支持肺结核诊断。

肺真菌感染按X线表现分6型即：肺炎型、支气管肺炎型、肺脓肿型、炎性肿块型、曲菌球及胸膜炎型，其中炎性肿块型最易误诊。本例无长期大量使用广谱抗生素、免疫抑制剂及免疫缺陷疾病史，一般不易发生真菌性肺炎，目前文献已有报告在健康人也可发生肺真菌感染，因此对肺真菌感染应有所警惕。当不能用其他常见疾病揭示疾病的发展时，应尽早行支气管肺泡灌洗液真菌培养及涂片，以便早期治疗。

肺真菌治疗包括非手术治疗及手术治疗；非手术治疗有抗真菌药物、除去诱发病因、提高抗病能力等。抗真菌药物有两性霉素B（amphotericin B），氟康唑（fluconazo），伊曲康唑（itraconazde）。两性霉素B系广谱抗真菌药，对念珠菌、隐球菌、组织胞浆菌、芽生菌、球孢子菌、孢子丝菌、奴卡菌等有强大制菌作用。缺点为：只能静脉给药，副作用大，如出现寒战、高热、痉挛、惊厥等应立即停药，另尚有肾、肝、心、血液及神经系统副作用。目前新的咪唑类抗真菌药由于其疗效好、副作用小，受到临床重视。其代表为氟康唑与伊曲康唑，氟康唑主要对念珠菌、隐球菌有较好的抑制作用，可口服亦可静脉注射。副作用有肝损害、药物性皮疹、骨髓抑制。伊曲康唑对芽生菌、组织胞浆菌、类球孢子菌病、孢子丝菌病、念珠菌和曲菌病均有效，本品对人细胞色素 P450 的亲和力低，对真菌细胞色素 P450 的亲和力高，故其副作用低。副作用主要为肝损害及胃肠道反应。口服吸收良好，饭后服用吸收佳。

肺部真菌感染通常发生于原有免疫缺陷的患者，如肿瘤化、放疗后，血液系恶性疾患，风湿性疾病免疫抑制剂治疗后及器官移植后等，无基础疾病者发生肺部真菌感染非常少见。

（李龙芸　操乐杰）

间断咳血，低热，胸痛及肺部阴影——肺栓塞

患者男性，42 岁，因胸闷、间断咳血、低热 50 余天，右胸痛 4 天急诊入院。于 1992 年 4 月 23 日渐感胸闷未予注意，至 4 月 27 日咳嗽，咳白色稀痰，痰中带血丝，并感气憋和低热（37.4～37.6℃）。胸片示肺门区阴影，痰瘤细胞及抗酸菌均阴性。此后痰中经常带血，低热持续至 5 月初，出现左胸痛，气短更为明显。于入院前 4 天除左侧胸痛外，右下胸亦呈持续性钝痛，不能用力呼吸。6 月 12 日晨，咳鲜血 3 口，气短更为加重，乃来我院急诊。

5月中旬曾在外院行CT检查证实左胸少量胸腔积液，纤维支气管镜检未发现异常。曾用青霉素静脉点滴，5月下旬改用利福平、异烟肼近20天，效果不著。

1990年曾患左附睾炎，抗炎治疗好转，无结核、肝炎接触史，无手术、外伤史。吸烟20年。

入院时体格检查：体温38.6℃，脉搏110次/分，呼吸26次/分。痛苦表情，营养发育佳，皮肤无黄染、发绀。右下肺呼吸音降低，未闻及干湿性啰音或摩擦音。左侧附睾质稍硬，无压痛，未触及结节。下肢无可凹水肿。也无其他异常发现。

入院时动脉血气结果：pH 7.471；$PaCO_2$ 34.4mmHg，PaO_2 59.2mmHg，HCO_3^- 25.5mol/L，SaO_2 92%。血常规：血红蛋白152g/L，白细胞 13.2×10^9/L，中性粒细胞77%，淋巴细胞23%，尿常规正常。

X线胸片示左下肋膈角闭锁，右下肺模糊阴影。心电图正常。超声心动图示心脏结构功能正常。旧结核菌素（1:5000）皮试（++++）。

6月15日右侧胸腔穿刺抽出血性液体40ml，白细胞 0.121×10^9/L，单核细胞55%，多核细胞45%，胸液蛋白54g/L。

入院诊断为咳血、发热、胸痛原因待查，考虑依次为肺结核？肺栓塞？肺癌。

入院后继续抗结核治疗，于6月20日行放射性核素V/Q显像检查，示灌注扫描时双肺多发放射性缺损区。下肢静脉核素显像示右下肢股静脉回流慢，髂静脉未显影，盆腔内有侧支形成，部分放射性经侧支回流至左髂静脉。左下肢深静脉回流通畅。乃于6月21日开始抗凝治疗（用皮下肝素及口服华法林治疗），3天后改口服华法林，逐渐根据凝血酶原时间及活动度调整至3mg/d。于7月17日复查核素通气/血流灌注显像，证实大部放射性缺损区明显恢复，但右髂静脉阻塞无改变。7月24日行肺 CT 检查又见左下肺区基底段近后胸壁处肺内略呈三角形，尖端向内侧的高密度影，符合肺栓塞（PE）表现。于 8 月 3 日带华法林出院继续抗凝治疗。

回顾此患者病史至入院 1 周以后，经全面检查，尤其是检查 V/Q 显像后，肺血栓栓塞症（PE）的诊断已明确，且可确认其栓子来源乃因下肢深静脉血栓性静脉炎（DVT）。经 1 个月的抗凝治疗后症状好转，核素显像和 CT 检查结果证实诊断无误。看来一目了然，相当典型并不疑难。那么，为何自起病至确诊却历时达 2 月之久？入院后又为何用了 8 天时间方完成必要检查获得确诊，才开始抗凝治疗，并嘱要卧床休息呢？

第一个问题乃是由于肺栓塞（PE）的临床诊断并不容易。据文献报告误诊率可达 40.6% ~79.1% 。北京协和医院的 41 例中误诊率达 43.9% 。PE 临床表现可因巨大栓塞导致严重心肺功能不全而猝死，也可因反复多次小的血栓引致慢性右心功能不全，患者可不自知。因肺血栓栓塞引起的症状其中最多见者如呼吸困难、胸痛、咯血等发生机会 30% ~50%，但均无特征性。客观检查如 X 线胸片片状浸润影，低氧血症，血清酶学改变等也同样不具特异性。至于一些略有特征性的如 X 线胸片中的楔状阴影发现率很低，不足 20% 。临床医师对此疾病的警觉十分重要，也就是需要对患者的临床表现作认真的鉴别诊断。好的鉴别诊断思路不是机械的罗列，此例患者入院诊断就将肺结核、肺癌、肺栓塞均一一举出。而在入院前 2 个月来仅是按照结核病治疗未曾考虑到肺栓塞的可能。一个优秀的临床医师必须在日常医疗工作中养成自己周密、客观、一丝不苟的诊断与鉴别诊断的工作习惯。此患者低热、胸痛、咯血是应当考虑肺结核，但为何咯血并无肯定的肺内的病变，血性胸腔积液何以能引起血痰，缺乏明显的肺实质病变又为何呼吸困难如此严重，甚至出现低氧血症。结核性胸膜炎一般当出现渗液后胸痛多随即减轻，何以反而加重以致不能用力呼吸，这些都是难以一般结核性胸膜炎、甚至肺癌胸膜腔转移解释。假如再进一步考虑，恐怕肺血栓栓塞症的诊断就应当放在第一位了。因此，在诊断过程中必须不放松每一个不能满意解释的，或所谓的“不典型”的症状、体征或化验结果。一定要强迫自己不放弃，不遗忘那些尚未得到妥善解释的疑问，就可以少发生许多错误或疏漏。一旦想到 PE，自然会设法证实，目前的 CT 检查及核素 V/Q 显像均能发现绝大多数的肺栓塞和肺梗死，必要时也可采用肺血管造影的金标准获得确诊。与诊断 PE 的同时不能忽略的就是寻找栓子的来源，这可帮助确立诊断，也指导治疗和判断预后。此位患者入院查体记录中仅描述双下肢无可凹水肿，但入院诊断中已列出了肺栓塞，可以推测经治医师对 PE 的认识仍有不足。后来，经专科查房时指出 DVT 的可能后，方补充了有关双下肢的周径、皮温、腓肠肌压痛等检查结果。这并不能责怪经治的住院医师，实际上作为一名呼吸专科医师对 DVT 的认识也是逐步的。1983 年我们第一次分析 100 例病例报告时仅只一般提及，并未真正意识到它在国人中也是十分重要的病因（仅占 17%），至于 1993 年报告第二组 25 例时 DVT 已占 52. 1%，但仅有 10 例患者行下肢血管核素显像，而在最近的 43 例中因 DVT 为基础病因者为 23 例，占 56. 1%。这是在近十余年来参阅国外文献及分析我院病例后认识到 DVT 的重要，在 PE 的诊断与治疗中是不得忽视的因素。

回顾我们对 PE 和 DVT 的认识逐步深入，恰能说明对一个疾病的认识的确是由浅入深的过程。一名临床医师一方面必须在日常的临床诊治工作中自觉地丰富、积累自己的临床经验和熟练自己的诊断技能，同时，在另一方面也要不断地丰富自己的理性知识，读书是不可少的，借鉴同行同道们的经验与知识也是不可少的。假如在自己头脑中鉴别诊断的“数据库”中根本没有写入“肺血栓栓塞症”的任何信息，碰到以上这位患者或类似的病人，PE 这一鉴别诊断则是不可能从天而降的。

为何按常规安排检查 8 天后才开始治疗？这恐怕是对 PE 的严重性的认识不足。回过头来看，此位患者可以说是比较幸运的。本人在任住院医师工作时曾经历过一位患者已诊断过肺栓塞但未确诊，第二次又因咯血入院检查，不幸在一天早晨患者被发现猝死于病房厕所之中；后来又有一次被急叫至胸外科病房参加一位患者的抢救，该患者因肺内阴影疑为肺癌经开胸探查证实为良性病变，医生与家属正为这一消息高兴，患者于术后第三天下地行走，突然呼吸困难、发绀、意识障碍。经过艰辛的多次抢救，终于把患者从术后下肢深静脉血栓引起的巨大肺栓塞合并症的死亡边缘抢救回来。经过自己的亲身经历以及多次类似的经验与教训，再也不敢对 PE 或疑为 PE 患者掉以轻心，尽量做到紧凑安排检查，争取在最短时间内肯定或否定诊断，并关照患者及家属尽量卧床，少活动直至诊断明确。

PE 乃是一个临床表现多种多样，诊断并不容易，需要周密进行诊断和鉴别诊断的疾病。一旦诊断明确，或对一些高度可疑然条件不容许进行核素显像或血管造影的患者，则应进行抗凝或溶栓治疗。笔者更想通过此例患者的诊断说明临床工作中，尤其是内科临床医师在诊断疾病过程中要训练自己的鉴别诊断能力。

（朱元珏）

进行性呼吸困难，关节痛，夜尿增多——原发性干燥综合征

患者中年女性，反复咳嗽，进行性呼吸困难，伴四肢关节疼痛及双下肢紫癜样皮疹 1 年，近 3 个月出现夜尿增多。RF

1:256，血清γ球蛋白40%，胸片示肺间质性改变伴感染。

寻找呼吸困难、尤其肺间质性改变的原因乃是本例诊治的关键。如何将关节疼痛、皮疹、夜尿增多等症状与肺间质性改变联系起来是我们讨论的重点。临床思维常以“一元论”来分析病情，以求得到完整、全面的诊断。把该患者的主要矛盾（肺间质性改变）同次要矛盾（其他临床表现）串连起来以克服片面性，这又取决于医师对疾病认识的深化程度。丰富的知识只有在临床实践中思考运用，才能体现知识的力量。就肺间质性改变的病因而言，已知有粉尘、放射线损伤、微生物感染、药物、肿瘤等。而结缔组织病亦是导致肺间质性改变的一个常见而易被忽略的病因。对于肺间质性改变，必须详细询问患者职业、工种、用药史及详细的体格检查。该患者有关节痛、皮疹、类风湿因子（RF）阳性，应考虑结缔组织病之可能。有报道20%的肺间质变与类风湿性关节炎（RA）有关。患者有高效价RF，有关节痛，如伴晨僵、关节肿胀，尤其有双腕、双手近端指关节或双手掌指关节肿痛，更应考虑RA。应摄双手像，明确X线是否有关节破坏等RA的改变。值得一提的是，如何看待RF。毫无疑问RF是诊断RA的重要血清学依据，但并非惟一依据。RF并非仅在RA患者中出现，许多其他结缔组织病，如干燥综合征、系统性红斑狼疮、多发性肌炎和硬皮病等均可呈阳性。5%正常老年人及慢性感染者亦可有RF阳性。该患者如果以上检查不能诊为RA，则还应该排除其他结缔组织病，抗核抗体谱的检测有利于结缔组织病的诊断。如抗Jo-1抗体有助于对多发性肌炎/皮肌炎的诊断；抗Sm抗体和抗dsDNA抗体对系统性红斑狼疮高度特异；抗SSA和抗SSB抗体与干燥综合征相关；抗Scl-70抗体阳性要考虑是否为硬皮病。如上所述，结缔组织病是导致肺间质性改变的一个重要原因。如果该患者有肌力下降、活动受限，应检测抗Jo-1抗体，并做与多发性肌炎相关的肌酶谱检查、肌电图检查，必要时行肌活检。尽管免疫双扩散检测抗 Jo-1 抗体在多发性肌炎的阳性率仅为20%～30%，但这是一种高度特异的自身抗体，而且该抗体阳性者，发生肺间质性改变者比抗体阴性者要高得多。应指出，一旦诊断多发性肌炎或皮肌炎，尤其是成年患者，要注意寻找肿瘤之可能。文献报道，1692 例多发性肌炎或皮肌炎患者中，合并恶性肿瘤者 234 例（占 13.8%），多发性肌炎或皮肌炎发生肿瘤的几率是正常人群的 5～7 倍。我院 185 例多发性肌炎和皮肌炎患者中，有 9 例并发肿瘤，其中鼻咽癌 2 例，胃癌、肺癌、淋巴瘤乳腺癌、结肠癌、宫颈癌各 1 例，性质部位不明的转移癌 1 例。所以一定要牢记多发性肌炎或皮肌炎与肿瘤的相关性。

干燥综合征，尤其是原发性干燥综合征导致肺部的改变常常不被重视，由于免疫学的研究进展，发现我国干燥综合征并不少见。国内人群的初步调查其患病率为 0.29%～0.77%。多年来，原发性干燥综合征常被误诊为其他疾病。本患者有高球蛋白血症、关节疼痛、紫癜样皮疹及夜尿增多等，可排除原发性干燥综合征。详细询问患者有无口干、眼干，有无腮腺肿大及牙齿片状脱落，如检查 IgG 多克隆增高，抗 SSA、抗 SSB 抗体阳性则进一步支持原发干燥综合征诊断。高效价 RF 在原发干燥综合征患者中达 70% 以上，因此对该患者应进行眼科 Schirmer 试验及角膜荧光染色等试验以证实是否有泪液减少、泪腺受累；如唇腺活检有灶性淋巴细胞浸润，或腮腺造影出现导管扩张、狭窄，腺体末端扩张，均表明唾液腺病变，则支持干燥综合征的诊断。对该患者实有必要分别请眼科、口腔科会诊以明确诊断。患者夜尿增多，表明肾小管浓缩功能障碍，而在原发性干燥综合征患者，肾损害可达 50%，其中远端肾小管受累占肾受累的 90%。远端肾小管受损后对抗利尿激素反应性下降，以致不能正常回吸收水分，尿浓缩功能差以致尿比重固定，造成烦渴、夜尿增多，每日尿量可达3000ml以上。远端肾小管能排泌氢离子，参与保持人体酸碱平衡，如若受损，则尿内氢离子浓度减少，以致尿pH持续≥6，而血中氢离子蓄积，使血pH<7.35。因此，血、尿pH的检测有利于了解患者远端肾小管受累与否。

综合以上分析，本例应考虑原发性干燥综合征之可能。因为肺部改变、关节疼痛、下肢皮疹、夜尿增多、RF阳性及高球蛋白血症均可在该疾病中出现，如口腔粘膜及眼科检查符合干燥表现，抗SSA和/或抗SSB抗体检测阳性，则可确诊。

关于肺间质性改变，只有在排除了各种原发病后才能诊断为特发性肺间质纤维化（hamman - rich syndrome），但这一疾病的发病亦有自身免疫因素。类风湿因子可呈阳性，血清γ球蛋白也可增高，故常造成诊断困难。

我院的资料表明，大部分原发性干燥综合征患者的呼吸系统损害并无临床症状，但可有肺功能及X线片异常。肺功能异常为60% ~70%，肺X线片异常，主要为肺间质改变约为40%。由于肺间质病变易并发感染，往往造成治疗困难，预后不良。

对于本例患者的治疗，如若确诊为原发性干燥综合征，因已合并肺、肾病变，应加用激素及免疫抑制剂。但本例患者并发肺部感染，除加用抗生素外，随时调整激素和免疫抑制剂用量甚为重要。

（唐福林）

呼吸困难——注意心、肺疾病的鉴别

在急诊室经常会遇到一些病人因呼吸困难就诊，检查时发现患者呼吸急促，不能平卧，口唇发绀，双肺可闻湿啰音，心率增快。多数医师判断左心衰竭，予静注西地兰、呋塞米（速尿），静脉滴注硝酸甘油等处理。一部分病人可能经强心、利尿及扩血管治疗症状得到缓解，但也有不少病人并非左心衰竭。常见的错误有：

1. 将心脏病患者的呼吸困难错判为心力衰竭　一例63岁男性患者，因急性下壁心肌梗死住进CCU，按急性心肌梗死常规治疗，静脉滴注硝酸甘油，口服阿司匹林，第二天患者出现憋气、呼吸困难，血气分析示低氧血症，按心力衰竭予利尿、血管紧张素转换酶（ACE）抑制剂治疗，症状无改善，床旁胸像示整个右肺密度明显增加，病房医师怀疑急性呼吸窘迫综合征（ARDS），后经大流量吸氧，血气氧分压上升而未予辅助呼吸治疗。次日早晨，主任医师检查此患者发现，右胸叩诊浊音，呼吸音减低至消失，判断为右侧胸腔积液，结合床旁胸像所见符合右侧胸腔积液。经超声定位后做右侧胸腔穿刺，抽出胸腔积液后患者呼吸困难立即缓解，血气氧分压恢复正常。本例的教训是值班医师未能仔细做胸部体格检查，特别是叩诊及听诊，过分强调病人为急性心肌梗死，未能变动体位检查病人，导致漏诊。此患者的胸腔积液常规符合渗出液，白细胞以单核为主，因此诊断急性心肌梗死合并结核性胸膜炎，经抗结核治疗胸腔积液完全吸收。

2. 将肺部疾患错判为左心衰竭　一例52岁女性患者因呼吸困难来院急诊，体检双肺有湿啰音，血气分析有低氧血症，结合其平时有房性期前收缩而诊断冠心病、充血性心力衰竭收入CCU。入院后给予持续高流量吸氧及按心力衰竭治疗，患者呼吸困难无任何改善，但病人可取卧位，持续低氧血症及肺部湿啰音持续不变，难以用心力衰竭解释。后经仔细分析胸像及胸部CT符合肺泡癌诊断，痰检也找到了癌细胞。本例不应凭房性早搏轻易诊断冠心病而满足于充血性心力衰竭对呼吸困难的解释。

另有 2 例分别为皮肌炎伴肺间质纤维化和原发性肺动脉高压合并肺部真菌感染的患者均被误诊为左心衰竭收入心内科病房。

急性左心功能不全是由于突发左心室排血严重不足或左心房排血受阻，引起肺静脉及肺毛细血管压力急剧升高，液体即从毛细血管漏到肺间质、肺泡，引起肺水肿。典型的肺水肿症状和体征临床不难作出判断，而早期肺间质水肿阶段可无典型急性肺水肿表现，患者有气促、咳嗽、心率增快、肺哮鸣音及湿啰音，这些症状和体征是心源性还是肺源性，我们需从病史、体格检查及实验室检查进行鉴别：①仔细询问病史十分重要，包括高血压、冠心病、糖尿病、慢性咳嗽史及支气管哮喘史，平时心功能情况，本次发病是否有输液速度过快的诱因，心电图检查是否有急性心肌梗死等。如无任何心脏病诊断线索，不应轻易诊断为左心衰竭。②血气分析有重要的判断意义，如经高流量吸氧以及按心力衰竭治疗，低氧血症不见改善，则应怀疑左心衰竭的判断。左心衰竭的低氧血症经吸氧后较容易纠正，同时常因过度换气出现呼吸性碱中毒，若血气分析呈顽固性低氧血症，经高流量吸氧难以纠正，或伴二氧化碳分压升高应寻找肺源性呼吸困难病因，以上误诊的 3 例均表现为顽固性低氧血症。③X 线胸像对发现肺部疾病的性质有很大帮助，如肺泡癌、肺间质纤维化、严重肺部感染等应能与肺水肿鉴别，第一线临床医师尚需更好地学习阅读胸片，并及时与放射科医师密切配合，尽早明确肺部病变的性质。④应进一步做胸部 CT 及痰的细菌学和病理学检查和其他有关诊断的检查。⑤超声心动图对了解心脏结构及左心功能有很重要的意义。我们曾遇到 1 例急性下壁心肌梗死患者，严重呼吸困难，低氧血症难以纠正，行主动脉内球囊反搏治疗后病情仍无好转，经超声心动图检查发现梗死范围不大，局限在左室下后壁基部。左室 EF 46%，不能用左心衰竭解释其 I 型呼吸衰竭，考虑由严重肺部感染引起，转入

ICU 病房经积极控制肺部感染及辅助呼吸治疗，呼吸衰竭纠正，病情好转。

（朱文玲）

痰中带血 10 个月、发作性抽搐伴意识丧失、低血糖——肺癌

患者男性，58 岁，因发作抽搐伴意识丧失，进行性乏力，间断痰中带血 10 个月入院，发作时曾测血糖 1.94mmol/L (35mg/dl)，后渐出现乏力，嗜睡，近期记忆减退，复视，走路时觉有踩棉花感，间歇腹泻及体重增加，曾诊为“胰岛细胞瘤”。近 3 个月来晨起轻干咳，咳少量暗红色痰，胸片示左中上肺阴影。既往吸烟史 30 年。查体：神志清，反应迟钝，说话吐字不清。表浅淋巴结不大。左上肺语颤减弱，呼吸音低。步态呈鸭步，四肢活动不受限，近端肌力 4 级，下蹲起立仅能作 4 次。瞬目 43 次后眼睑即明显无力。双膝腱反射减弱。病理征未引出。

实验室检查：4 次痰涂片找抗酸杆菌均阴性。8 次痰病理检查找瘤细胞均阴性。胸片示左肺门区淋巴结肿大，左肺门外上方有 3cm×4.5cm 及 1.5cm×2cm 团块影，密度均匀。纤维支气管镜检查发现左肺上叶支气管被肿物阻塞。该处组织活检病理报告为小细胞未分化癌，胰岛素免疫过氧化物酶组织化学染色阴性。脑和腹部 CT 正常。

血组胺 123.3ng/ml（正常 <70ng/ml），5－羟色胺（5－HT）92.38ng/ml（正常 <80ng/ml），多次测血糖 20～52mg/dl，胰岛素 28～43.7μU/ml（正常值为 6～23μU/ml）。经皮经肝做

门静脉插管取血测胰岛素水平：74 ~ 88μU/ml。血 C 肽 0.90μmol/ml（正常 <0.79μmol/ml）。神经重复电刺激测定符合 Lambert – Eaton 综合征。

本病例初看起来相当复杂，但如仔细分析，可将患者的临床表现和实验室检查结果归纳为四方面的问题：①呼吸系统疾病的症状、体征和肺部阴影；②低血糖症；③异位内分泌综合征；④肌无力综合征。现对这四方面的问题分析如下。

1．呼吸系统疾病的症状，体征和肺部阴影　本例年龄大，长期吸烟，近来出现刺激性干咳和反复咳血痰的症状。查体发现左上肺语颤减低，呼吸音低。胸部 X 线片示：左肺门区淋巴结肿大，左肺门外上方两个团块影。众所周知，临床上对年龄在 40 岁以上，特别是男性有长期吸烟史者，出现下列情况时应高度怀疑肺癌的可能性：①刺激性咳嗽持续 2 ~3 周以上或已有慢性呼吸道疾病，咳嗽性质改变者；②持续痰中带血而无其他原因可解释者；③单侧局限性哮鸣音；④反复同一部位的肺炎；⑤原因不明的肺脓肿，抗炎治疗效果不佳者；⑥原因不明的四肢关节疼痛及杵状指；⑦胸部 X 线片上的局限性肺气肿、肺不张、孤立圆形病灶和单侧肺门阴影增大者。所以本例应高度怀疑肺癌。临床上首先应将呼吸系统的症状和体征作为解决诊断问题的线索和出发点。摄胸部 X 线片或胸部 CT 检查，以明确左上肺阴影的形态、大小、部位，同时痰检查瘤细胞及做纤维支气管镜检查。纤维支气管镜检查证实左上叶支气管内有肿物阻塞，病理报告为小细胞未分化癌。因此肺癌的诊断就得到肯定。接着要分析其他三个方面的临床表现，这些临床表现与肺癌究竟有什么关系？

2．低血糖症　低血糖症是指血内葡萄糖浓度低于正常。低血糖的主要表现为神经系统症状，患者可有头晕眼花、软弱无力、饥饿感、心悸出汗、血压升高及四肢湿冷，严重时可出现精神恍惚，说话不清，意识蒙眬，呈醉酒状态，甚至意识丧失，肌张力加强及抽搐，大汗淋漓等低血糖症状，查体发现患者反应迟钝，说话不清，步态呈鸭步，所以本例低血糖症是明确的。

但是低血糖症的病因是什么呢？临床上较常见的是胰岛β细胞瘤。胰岛β细胞瘤能分泌大量胰岛素，引起严重的低血糖状态，为该病的最突出表现。临床诊断主要依靠胰岛功能亢进症五联征：①禁食或运动时常引起低血糖发作；②空腹血糖常在50mg/dl；③口服或注射葡萄糖后症状迅速消失；④不能耐受禁食；⑤在良好的健康状态下发病。本病例除第五项不符合外（因患者已明确诊为肺癌），其余均符合胰岛β细胞瘤的临床表现。

此外其他实验室检查也提示胰岛β细胞瘤的可能：①多次测定血中胰岛素水平，绝对值虽然不高，但是胰岛素/血糖的比值明显>0.3。胰岛素分泌是由血浆葡萄糖水平来调节的，如血糖低于30ms/dl，胰岛素分泌就停止，血中胰岛素几乎测不出。然而本病血糖在20mg/dl时，胰岛素为43.7μU/ml，故血中胰岛素水平还是高的。②C肽与胰岛素是以等克分子浓度从胰岛β细胞释放出，血浆C肽浓度可反映β细胞的分泌活性。本病例C肽浓度是增高的。③门静脉血胰岛素水平高于正常，据我院临床经验，门静脉血胰岛素水平超过100μU/ml可肯定胰岛素β细胞瘤的诊断，而低于50μU/ml可以排除胰岛β细胞瘤的诊断。本例为88μU/ml，故胰岛β细胞瘤的可能性是存在的。

可是，胰岛β细胞瘤同时合并另一种恶性肿瘤实属罕见。临床上最好不用同时有这两种疾病（肺癌+胰岛β细胞瘤）来解释临床表现，故自然联想到另一种合并症的可能性：异位内分泌综合征。

3. 异位内分泌综合征　异位内分泌综合征是指一些肿瘤患者出现类似内分泌疾病的临床表现，产生具有生物活性的多肽或胺类激素，临床上将这些具有这种特殊功能的肿瘤称为产肽激素癌。肺癌是常见的产肽激素瘤，各种组织细胞型几乎都可产生异位激素，但以小细胞未分化癌最为多见。肺癌细胞可产生各种异位激素：促肾上腺皮质激素、甲状旁腺素、5-羟色胺、胰岛素、抗利尿激素等。

本例患者除低血糖以外，起病后常有腹泻，测定血5-羟色胺和组胺明显增高，说明本例有分泌胺类激素的功能。患者的低血糖是否也是由于肿瘤分泌胰岛素样多肽物质所引起的呢？文献中早已有报道肺癌患者可同时出现低血糖症。关于低血糖的产生机制，目前有下列假设：①患者的糖异生障碍和葡萄糖过度消耗；②肺癌所产生的肽类和氨基酸能导致胰岛素的过度分泌；③肿瘤组织本身能分泌胰岛素或胰岛素原样物质。本病例经抗肿瘤化疗后，左肺肿块影消失，空腹血糖上升，静脉血胰岛素下降，胰岛素/血糖之比值缩小，临床表现改善，低血糖症有好转，这些均支持低血糖是由肺癌所致的假设。

鉴别一种肿瘤是否为产生异位分泌综合征的异位源有下列标准：①肿瘤伴有某一种临床内分泌综合征；②肿瘤伴有血浆激素浓度增高；③通过肿瘤的动、静脉的激素含量有差别，即静脉血内的激素浓度较动脉血高；④证实在肿瘤得到有效治疗后血浆激素浓度降低，而复发后血浆浓度升高；⑤证实肿瘤组织内有激素；⑥证实肿瘤组织的体外培养或动物模型体内移植能合成并释放激素；⑦切除有关的正常内分泌腺后血浆激素浓度不降低，但这种情况很少见，或只发生在误诊时。由于缺乏大量病例的仔细检测与系统研究，文献报道的病例中完全符合上述标准者极少，大部分只具备部分条件。

4．肌无力综合征（Lambert-Eaton 综合征，LES）　本综合征也称为恶性肿瘤合并肌无力综合征。LES 大部分发生于小细胞未分化肺癌，发生率为3%～5%。本征临床上有下列特点：①

恶性肿瘤患者，尤其是小细胞未分化型肺癌，可合并类似肌无力的症状，即随意肌肌力减退和极易疲劳；②早期多侵犯骨盆带肌群及大腿肌群，患者有乏力感，站立时明显；上肢肌无力少见；③腱反射显著减弱或消失；④受累肌群的肌力在运动开始时较弱，反复运动后肌力逐渐增高，然后又降低；⑤70%以上病例对新斯的明试验反应欠佳；⑥肌电图检查：运动神经在单一最大刺激下肌收缩活动电位显著降低，低频反复刺激时活动电位递减，高频刺激时引起暂时性波幅显著增高；⑦病因与神经终末部位的乙酰胆碱释放障碍有关。

本例病初即有肌无力，但直到症状严重才引起注意。表现为劳累后肌无力加重，眼睑下垂，新斯的明试验阴性，并且神经重复电刺激测定有典型的表现，即低频刺激周围神经时活动电位波幅递减，稍用高频刺激，波幅渐增大。本例已明确诊断小细胞未分化型肺癌，故可以诊断为LES。

LES需与下列疾病相鉴别：①癌性恶病质：可有肌无力，但肌力及神经反射均正常。肌电图也可协助鉴别诊断。②重症肌无力：通过新斯的明试验及神经重复电刺激测定鉴别。③多发性肌炎：该病可有LES，但肌电图显示有肌原性改变。肌肉活检有炎细胞浸润及肌纤维变性的特点。

为进一步明确诊断和治疗，本例接受了左全肺切除术。术中见左上叶支气管壁增厚。距左主支气管起始部4.5cm处有一直径约1cm的灰白色不规则瘢痕，支气管周围淋巴结增大，有融合。病理诊断：小细胞未分化癌（燕麦细胞型肺癌），左肺门淋巴结转移。患者正常肺组织的5－羟色胺为0.782μg/g湿肺组织，而肿瘤组织为1.001μg/g湿肺组织，证实肿瘤组织中存在某些激素，手术切除后血中激素浓度降低，这又使本病增加一条符合异位内分泌综合征的标准，即上述的第⑤条。临床观察也证实了这一点，术后患者未再发生低血糖，多次查空腹血糖、胰岛素以及胰岛素/血糖比值均正常。这样就进一步除外了胰岛β细胞瘤的可能性。

本病例最后诊断：①左上肺小细胞未分化癌（燕麦细胞型）：左肺门淋巴结转移；②异位内分泌综合征；低血糖症；Lambert－Eaton 综合征。

总之，肺癌患者常常可伴发异位内分泌综合征，并有相应的临床表现（约占 10%），这些症状还可作为首发症状出现。肺癌各种组织学分型中以小细胞肺癌伴发异位内分泌综合征多见，可有一种或几种血浆异位激素的增加，患者可有或无临床症状。常见的异位内分泌综合征有：异位 ACTH 分泌综合征、抗利尿激素分泌异常综合征（SIADH）、异位甲状旁腺激素综合征、异位促性腺激素综合征、异位生长激素综合征等等。

最初认为异位内分泌综合征相当罕见。现在应用细胞培养技术、生物免疫测定和组织免疫染色技术和灵敏的组织中提取激素的方法，以及分子生物学和基因技术的进展，已经表明分泌异位多肽是众多肿瘤的特性。近来的研究表明：衍生肿瘤的正常组织也能产生这些多肽。所以由肺癌生成的多肽激素增多只不过是“量”方面的异常，而不是真正的“异位”。许多激素分泌时，为一些无活性的大分子量多肽前体，临床上表现的综合征是由于肿瘤组织代谢了这些多肽前体，使之成为一种有生物活性的激素。

有人报道由支气管肺癌分泌多肽浓度的高低，可反映这些肿瘤的临床过程。切除肿瘤或化疗常能发现多肽浓度的下降，但是多肽浓度的多少并不能准确反映肿瘤的进展和复发。总之，观测肿瘤的多肽浓度能为肿瘤代谢和潜在的恶性程度提供信息，也能更好认识多肽所诱发的肺外综合征，并有可能提供适当的治疗，避免其他不必要的处理。

（蔡柏蔷）

7 发绀、杵状指、气短11年伴低氧血症——肝肺综合征

患者女性，23岁，因发绀、杵状指、活动后气短11年，于1988年4月住我院。患者幼年健康，无心肺疾患史。1976年因乏力，查谷丙转氨酶（ALP）异常，此后复查正常。体检：巩膜无黄染，KP环（-），口唇、指（趾）发绀，颈背部有蜘蛛痣。心肺无异常发现。腹软，肝未及脾肋下1.0cm。有肝掌。腹腔动脉和肠系膜上动脉造影显示脾静脉迂曲增粗，提示有肝硬化改变，B型超声波检查示脾增大。血浆凝血酶原时间15~17s，活动度<48%。动脉血气分析：pH 7.45，PaO_2 7.5kPa，$PaCO_2$ 3.8kPa，SaO_2 90%，Hb 146g/L。

健康人在海平面大气压休息状态吸空气时，动脉血氧分压（PaO_2）为13.3-(0.04×年龄) ±0.67kPa，低于此下限称为低氧血症。其主要原因有：①肺泡通气不足，如因某种原因抑制呼吸中枢或周围神经肌肉病变，使呼吸肌无力，常伴动脉血二氧化碳分压（$PaCO_2$）增高。②通气/血流（V/Q）比值失衡：静息条件下，正常成人的肺循环流量为5000ml，要使此静脉血动脉化，需要4000ml的肺泡通气量，因此V/Q正常比值为0.8。当疾病使通气和血流量不匹配，致使（V/Q）比值大于或小于0.8时均可致缺氧。③弥散量减少，见于气体弥散面积减小、肺泡膜厚度增加或气体与血流接触时间缩短等，由于二氧化碳弥散能力比氧大20倍，结果是只产生低氧而无CO_2潴留。④分流，见于心内或肺内的右向左解剖分流，经吸入100%氧气也常难以提高动脉血氧分压。

本例入院后，经立位X线胸片、心电图（ECG）、超声心动图（UCG）、肺容量、肺通气功能、肺动脉造影、血酮氧化酶、血红蛋白电泳和吸收光谱等测定均无异常发现，二次心导管检查数字减影肺血管造影亦正常，因此排除了由慢性阻塞性肺疾病、先天性心脏病、肺动静脉瘘、高铁血红蛋白病、硫化血红蛋白病引起其长期低氧血症的可能。分析本例临床资料，应考虑有肝硬化引起低氧血症的可能。文献报道：15%～45%的肝硬化患者有低氧血症，其中10%的患者 $PaO_2 < 6.7kPa$ 而产生发绀和杵状指，而肺前毛细血管扩张和多发性肺小动静脉交通支，是这种慢性肝病产生低氧血症的病理基础，因此应高度怀疑本例低氧血症、发绀和杵状指由这种肺血管扩张引起。临床上将肝功能不全、肺血管扩张和严重低氧血症三联征称为肝肺综合征（HPS）。为确定有否这种肝源性的肺血管扩张，本例做了以下检查：

1. 动静脉分流量占心排血量百分数（Qs/Qt）　本例Qs/Qt为15.8%（正常<5%）。在排除心内分流，严重肺部疾病及先天性肺动静脉瘘所致分流时，可考虑有肺内动静脉分流存在。

2. 肺弥散功能（D_Lco）　本例占预计值41%（正常>80%）。这是因为肺毛细血管扩张，使弥散的氧不能有效地到达血管中心血流与还原血红蛋白结合；此外，因心输出量血容量的增加可使 D_Lco 减低。

3. 动脉血氧分析　本例吸气时做动脉血气分析，卧位时 PaO_2 7.3kPa，坐位时则降为 PaO_2 5.2kPa。异常肺血管主要位于两肺下叶，在坐位（或直立位）时，因重力作用影响，流经该部位血流量增多，可加剧右至左的分流，其表现为由卧位改变成直立或坐位后，本来无低氧血症者，迅速（可在3分钟内）出现低氧血症，原有低氧血症者则低氧程度加重。约5%的患者可产生直立时呼吸困难或发绀。

因缺氧，患者常呼吸增快，过度通气，经测定本例 $PaCO_2$ 3.8kPa、pH 7.45。由于呼吸性碱中毒，氧解离曲线左移，在循环末梢氧合血红蛋白释放氧至组织发生障碍，本例脑和外周组织因缺氧引起反复头晕、头痛和手足麻木。

4. 动态肺灌注显像　是诊断肝源性肺血管扩张的一种重要方法，它不仅有助于 HPS 诊断，并可确定其肺内分流量。本例经测定，除两肺外脑和肾等也显影，经排除心内分流说明有肺内分流，分流量 47%（健康对照组 <7%），明显大于吸入 100% 氧气时测定的 Qs/Qt（15.8%）值，两种方法测定肺内分流量不同是 HPS 的特点，其原因是肝源性肺内血管扩张所致。

本例有门脉高压、皮下蜘蛛痣和杵状指三联征，综合其他表现，诊断 HPS 肯定（患者出院后在外院手术肝活检进一步证实为肝炎后肝硬化），有上述三联征时，高度提示 HPS 诊断。

低氧血症的病因一般经患者病史、体检、胸部 X 线片、动脉血气分析、ECG 和 UCC，多数可明确诊断；肺容量、通气和弥散功能测定可了解通气功能属阻塞型、限制型还是混合型，有利于对气道疾病和其他肺部疾病的鉴别；对怀疑有先天性肺动静脉瘘者（吸入 100% 氧气后，也不能明显改善低氧血症，使 PaO_2 提高），可测定肺内分流量，如异常增高可做肺动脉造影；对低氧伴有二氧化碳潴留患者，病因首先应考虑引起肺泡通气量不足的阻塞性肺部疾病，呼吸肌疲劳所致的呼吸动力减弱或呼吸中枢抑制性疾病；肺血管疾病和各种弥漫性限制性呼吸功能障碍的疾病（如肺间质纤维化），主要表现为低氧血症，仅在疾病晚期伴有二氧化碳潴留；如患者突发性呼吸困难（或原有呼吸困难突然加重）、咳嗽、咯血、胸痛、胸片示肺实变或胸膜渗出、膈肌抬高等，并有血栓性静脉炎，各种心脏病等基础疾病而怀疑肺栓塞时，应做下列检查（胸像无异常，不能排除肺栓塞）：如患者无显著肺部病变，应首先做肺通气/灌注扫描，如此项正常可除外肺栓塞，如患者有明显肺部病变（浸润，充血性心力衰竭、肺不张、肺气肿）则不需要做肺扫描，应立即做肺动脉造影；睡眠性呼吸暂停综合征也是低氧血症的重要原因，对于打鼾日间嗜睡的肥胖患者，可做夜间睡眠呼吸多导仪监测以明确诊断；对于病史及常规肺内分流等检查高度怀疑 HPS，或经 UCG，肺动脉造影、心导管等检查无异常改变，原因仍不明的严重低氧血症患者可进行动态肺灌注显像，它是诊断 HPS 一种很敏感的方法，不仅可确定肺血管异常扩张引起的肺内分流，还可确定其肺内分流量。

（陆慰萱）

肺部感染、多种抗生素治疗无效——军团杆菌性肺炎

患者女性，37 岁。1995 年 6 月起每天发热、咳嗽、气短，活动后加重，肌肉和关节痛，胸部透视示左下肺炎，予青霉素、头孢拉啶、丁氨卡那霉素等多种抗生素治疗 1 个月余无效，患者仍发热。胸片示“左下肺炎伴少量积液”。因病情进展，胸片左下肺阴影无明显吸收入我院。体检：除左下肺细湿啰音外，余无异常。血：WBC 19×10^9/L，ESR 28mm/第一小时末，血清 CPK 1980U/L，AST 94U/L，LDH 478U/L，HBD 542U/L，ALT 68U/L，军团菌（LP 1～14）抗体阴性。尿：RBC 10～25/HP，WBC 10/HP。B 型超声波示：心包少量积液，肝肋下 3.7cm，回声欠均匀。本例肺炎，用多种抗生素治疗 2 个余月无效，如何进一步检查处理？

以急性肺部感染表现（如发热、咳嗽）起病，而其肺部 X

线浸润病灶经抗感染治疗后，在预计时间内不吸收或缓慢吸收（临床征象和症状消失也缓慢），称为不吸收或缓慢吸收性肺炎（non or slowly resolving pneumonia）。据美国 Win 精神大学医院统计，约 15% 的胸部疾病会诊和 10% 的支气管镜检查是用于解决这类肺炎的。本例就属此类。应考虑以下疾病。

1. 是否为非感染性疾病

（1）支气管癌　肺炎型细支气管肺泡癌，中心型肺癌引起的远端阻塞性肺炎（可呈段、叶分布，阴影密度不均匀，观察中体积不缩小，甚至增大），最易与肺炎混淆。对上叶前段、舌段肺炎；肺炎伴肺门或纵隔淋巴结肿大；反复同一部位的段叶性肺炎；肺炎用抗炎治疗无效或曾一度缩小又复增大；伴持续性胸痛的肺炎，应警惕支气管癌的可能。本例有明显高热及中毒症状，血细胞总数很高，经痰瘤细胞、胸部 CT 和纤维支气管镜检查排除了支气管癌。

（2）肺栓塞　有发热、咳嗽、气短、咯血、胸痛和肺浸润阴影，容易与肺炎混淆，但前者常有血栓性静脉炎、心脏病等易发因素存在，痰为非化脓性血性痰，肺扫描、肺动脉造影有助于诊断，本例不符合肺栓塞诊断。

（3）免疫性和特发性疾病　如闭塞性细支气管炎伴机化性肺炎（BOOP）、慢性嗜酸粒细胞性肺炎（CEP），因发热、咳嗽、肺部阴影容易被误诊为肺炎，但 BOOP 可闻及爆裂音，肺部为游走性斑片状阴影，皮质激素疗效明显，而 CEP 常有呼吸困难、体重减轻、盗汗，血、痰嗜酸粒细胞增高，胸像为非游走性、非节段性周围性肺浸润，近半数呈特征性的所谓肺水肿负片样改变对皮质激素疗效亦明显，因此，本例不难除外上述疾病。

（4）药物引起的肺炎　一些药物（如乙胺碘呋酮等）可引起发热、血白细胞增高和各种肺病变，其中肺泡实变易与肺炎混淆。鉴别主要依赖服药史。此外，支气管肺泡灌洗液有泡沫样巨噬细胞、肺弥散量下降亦有助于鉴别，但无特异性。本例未服过引起肺炎的有关药物，可以排除。

2. 肺结核　除起病缓慢、中毒症状较轻、血白细胞数正常（常在背段，侧位胸像可清楚显示）、位于上叶的典型肺结核外，发病较急、位于下叶的不典型肺结核在临床上并不少见，作为综合医院的内科医师应对我国的常见病肺结核有足够的警惕，特别是对有糖尿病、长期应用皮质激素、抗肿瘤药、老年等免疫功能低下者，应重视肺结核发生的可能性，本例经痰抗酸杆菌涂片、PCR 和 PPD 等检查排除肺结核，亦排除结核性胸膜炎（下叶肺炎应与胸腔积液鉴别）。

3. 非细菌性肺炎　引起肺炎的非细菌性微生物包括病毒、肺炎支原体、衣原体、真菌和卡氏肺囊虫等，后两者易发生在免疫功能低下者，本例经有关病原体涂片、培养及血清学检查排除上述可能。

4. 高度怀疑是军团杆菌肺炎　有 20% 军团杆菌肺炎患者，其抗体（LP 1 ~ 14）测定阴性，但军团杆菌培养却阳性。本例虽 LP 1 ~ 14（ - ），但患者的临床表现强烈提示军团杆菌肺炎可能：①有肝、肾异常和肌炎（肌酶谱、肌电图和肌活检证实）等肺外症状表现；②曾使用青霉素、氨基糖苷类和 β - 内酰胺类抗生素无效；③支气管肺泡灌洗液细胞数 22×10^5/ml，中性粒细胞占 61%（最近研究指出当肺炎患者的呼吸道分泌物革兰染色仅见大量中性粒细胞，罕见病原菌时要高度警惕军团杆菌肺炎可能）；④除肺炎外，尚有胸腔积液；患者经开胸探查：肺有小脓肿。肺组织化学检查：经六胺银染色泡腔吞噬细胞胞质内有病原体，肺组织匀浆培养嗜肺军团杆菌阳性，故诊断嗜肺军团杆菌肺炎。根据最近北京协和医院呼吸科对嗜肺军团杆菌肺炎 37 例的综合分析：35% 患者有胃肠、肝、肾和神经异常等肺外症状表现；38%有低钠血症；40%伴有胸腔积液；76%有先期使用青霉素、β-内酰胺类和氨基糖苷类抗生素无效史；在有效治疗下，X线胸片上的进步迟于临床改善，有些甚至仍有进展。本例经红霉素、利福平等治疗，病情明显好转，肺炎吸收康复出院。

除致病菌外，不吸收或缓慢吸收性肺炎还与宿主机体有关，如患者的免疫力、营养状况、有无合并症（如糖尿病、心力衰竭）和炎性分泌物引流情况（如支气管扩张、异物），细菌耐药和抗生素的选择不当、使用不合理等，也是影响肺炎吸收的重要原因。

（陆慰萱）

7 老年肺部斑片阴影稳定5年——小肺癌

老年人患小肺癌，临床表现缺乏特征，易被掩盖和忽视，影像学检查也因病灶微小易遗漏，或因其发展缓慢、长期稳定不变而误诊。下面结合具体病例进行分析讨论。

患者男性，60岁。反复咳嗽、咳痰、胸痛2个月于1988年11月来我院就诊。患者原有慢性支气管炎20年，吸烟30年。胸片显示左肺第四前肋外带可见一斑片状密度增高阴影，密度不均匀，边界不清、周边无卫星病灶，侧位胸片病灶位左下叶背段，与脊柱相重。体检无异常发现。经抗炎治疗，症状好转，病灶一度稍有吸收。长期在门诊密切随诊，行痰瘤细胞及抗酸杆菌检查，各约30余次，均为阴性。血沉80mm/第一小时末，数月摄胸片一次，病灶变化不大。直至1993年4月胸片显示原病灶呈两个小结节，结节为分叶状。左肩胛体上方、喙突及冈上显示溶骨性破坏。第10胸椎椎体及右椎弓根骨转移。γ骨显像左肩胛部、下颌骨体、第10胸椎及第5腰椎异常放射性密度增高。痰涂片瘤细胞阳性。入院后经化疗及放疗病情一度缓解，但已属晚期肺癌，患者于1996年1月死亡。

本例患者老年男性，原有慢性支气管炎，长期吸烟，因咳嗽、咳痰、胸痛2个月来院就诊，无发热、盗汗等其他不适，胸片显示左下叶背段斑片阴影，血沉快，应考虑以下疾病可能：

1. 肺炎　老年人由于免疫系统功能衰退，上呼吸道寄殖菌吸入机会多，肺对致病菌防御功能减弱，易导致难治性肺炎。且常发病隐匿，可无明显畏寒、发热、胸痛等症状。约20%患者白细胞不增高，肺部常无实变体征，病变吸收缓慢，有时可延缓至3～4个月才完全吸收。本例经抗炎治疗，胸片显示病灶稍有吸收。后经多年随诊，左肺内阴影不吸收，故也应考虑到肺炎性假瘤的可能。本病也常伴有咳嗽、血痰、胸痛、低热等，症状轻，病程较长，病灶变化不大。当病灶周边有炎症时，其周边可模糊，或有毛刺及分叶征，肺门及纵隔淋巴结肿大。

2. 肺结核　国内外均有报告20世纪80～90年代老年结核的发病率逐渐增高，我国又是结核高发国家，目前国内患病率为523/10万人，约占全球结核病人的1/3，本例病灶位左下叶背段，为肺结核好发部位，由于缺乏结核中毒症状，在未抗结核治疗下病灶未见增大，且有吸收，因此本例未予抗结核治疗。

3. 肺癌　老年人T淋巴细胞、自然杀伤细胞和巨噬细胞功能低下，不能及时识别和杀伤癌细胞。肺及支气管又易有慢性炎症、瘢痕，肺大疱及受长期吸烟等刺激，易引起上皮不典型增生，导致局部通气障碍，使致癌物质易沉积，清除力受损。

因此，中老年人是肺癌高发人群。肺癌形成及早期发展过程是非常缓慢的。

上述三类疾病均被临诊医师考虑到，在随诊中，患者一般情况良好，经抗炎治疗症状好转，胸片也显示病灶稍有吸收。查痰瘤细胞及抗酸菌数十次均为阴性。多年来本例诊断问题是非常困惑的，尽管已积极随诊，但患者并没有得到及时诊断，直至患者失去手术机会。类似本例的情况，随着保健事业的发展，在健康查体中发现的老年性小肺癌病例经常遇到，如何去诊断？应以本例引以为戒，注意以下几点：

1. 老年性肺癌因老年或全身衰老现象可掩盖肿瘤的存在。如本例原有慢性气管炎，因此患者对咳嗽、咳痰、胸痛等症状改变并未予重视，又因老年人反应性差，对疼痛的敏感性低，直至全身骨转移，左肩胛体等发生溶骨性破坏，患者疼痛感并无明显增剧。更常见的是将左前胸痛误为冠心病引起的心绞痛。故临床医师对病人的每一主诉应非常认真地去分析。

2. 周边型肺癌常见为肺泡细胞癌及腺癌，肺内病变的进展可以非常缓慢，病变长期处于稳定状态，以至难以考虑其为恶性病变。本例从发现肺内病灶至肿物稍有增大达4年半。我院的肺癌病例中，尚有长达8年之久病灶才增大。

3. 周边型肺癌的痰涂片细胞学检查，瘤细胞阳性率不高，本例检查30余次均为阴性。但痰细胞学检查仍是诊断肺癌的主要方法，有时可发现痰涂片中有不典型增生细胞。如若行痰液p53基因及kras基因检测，可发现癌变者有基因突变，这将有助于肺癌的诊断。

4. 老年健康者血沉往往可高达35～40mm/第一小时末，本例血沉明显增高，又无结核中毒症状或引起血沉增高的其他病因时，结合胸片恶性肿瘤至少不能除外。

5. 胸片是发现小肺癌最早的证据，特别强调不要漏掉心脏掩盖部分的肿瘤，因此对临床高度可疑的病人应摄正侧位胸片。直径 < 3cm 小肺癌的 X 线片具有一定的特征，临床医师应熟悉之，早期小肺癌直径约 0.5cm 即应引起注意，应密切观察。本院 1 例病灶仅 0.8cm × 1cm，手术探查为中分化腺癌。小肺癌的特点是呈小结节，或几个小结节融合在一起，边缘模糊，病灶中间有小空泡，周边无卫星灶，且常位于肺周边，邻近胸膜侧常呈皱缩，呈 V 字形的凹陷，称兔耳征或尾巴征。小肺癌有时呈小斑片状影，密度较淡，极易误诊为肺结核，以至行抗结核治疗而耽误病人诊断。如本院 33 例被误诊的肺泡癌中，13 例诊断为浸润型肺结核。

6. 随着 X 线影像学的进展，采用薄层 CT 扫描可提高小肺癌的诊断正确性，检出率达 78.8%。它的特征为棘状突起及分叶征（90%）；短毛刺征（80%）；空泡征（40%）；胸膜凹陷征（49% ~78%）；上述征象在良性病灶的出现率低。凡胸片发现有小结节及片状阴影应尽早做该项检查。

7. 周边型肺癌支气管镜检查往往正常，但支气管肺泡灌洗液（BALF）瘤细胞检出阳性率较高，若用流式细胞仪分析检查 BALF 中恶性细胞，小肺癌诊断率可进一步提高，敏感性达 46% ~85%。

8. 对高度可疑的小肺癌，或经抗炎、抗结核治疗无效者，或疑是炎性假瘤者，应不失时机争取手术探查，也可胸腔镜下行周边肺的肿物探查。术中应做冰冻切片，如若良性者可行肿物摘除或肺段、肺楔形切除术。结核瘢痕、炎性假瘤均可引起肺组织上皮不典型增生及癌变，据报告尸检中肺结核合并肺癌高达 30%，为此对肺结核病者应注意鉴别有无合并肺癌，以避免漏误诊。

（李龙芸）

气管及主支气管狭窄的识别

患者男性，40岁。因咳嗽、胸闷、气短5个月于1983年6月4日入院。外院胸片显示双肺纹理增多，支气管分叉体层像显示正气管及左主支气管明显狭窄，疑是支气管肺癌可能性大。体检：T 37℃，脉搏90次/分，呼吸30次/分。一般情况好，浅表淋巴结不大。鼻梁塌陷，双侧耳廓色素沉着，无畸形。左上肺呼吸音粗，心脏无异常发现。腹软，肝肋下1cm，脾未能触及。实验室检查：血沉40mm/第一小时末，WBC 13.7×10^9/L，Hb 12.6g/dl。痰涂片找肿瘤细胞及抗酸杆菌均阴性。旧结核菌素试验1:2000^{++++}。自身抗体（-），免疫球蛋白正常，蛋白电泳γ 31.6%。

一、全面细致地临诊查体是发现上气道梗阻的重要方法

气管及主支气管狭窄为亚急性或慢性上气道梗阻原因之一，多数起病较隐匿，不易被发觉。患者常伴有呼吸困难，活动后加重，咳嗽、咳痰等，易被误诊为支气管哮喘、慢性支气管炎及肺气肿，长期应用支气管扩张剂及抗生素治疗，而疗效不佳。笔者曾遇一位48岁女病人，冬季感冒后咳嗽、气短来我院急诊，体检双上肺闻及干啰音，诊为喘息性支气管炎，病情逐渐加重，经用大剂量激素及支气管扩张剂疗效不好，多次摄胸片显示双肺纹理稍多。半年后患者呼吸困难加重，疑哮喘持续状态急诊入院，当时神志恍惚，呼吸极度困难，不能平卧，口唇发绀，双肺未闻及哮鸣音，经吸氧、抗炎、大剂量激素治疗无效，随即行气管切开，气管切开中自切开处喷出坏死组织一块，病理

诊断为鳞状细胞癌，行正气管插管及放射治疗后患者病情缓解，存活一年余。

另一例男性，46 岁，因咳嗽、咳痰及呼吸困难一年余，长期在门诊治疗，胸片也显示正常，疑慢性支气管炎入院。在带实习生示教中，详细体检发现患者吸气期显示肋间肌下陷（三凹征）及吸气时间延长，提示本病有吸气性呼吸困难，可能有上气道疾病，经摄支气管分叉体层像显示正气道下端有肿物，行手术探查，病理诊断为良性腺瘤，摘除肿物后呼吸困难消失。

类似病例在我们的临床中经常可遇到，由于草率的体检可能延误病人诊断，甚至致病人的生命不可挽回，因此对凡有呼吸道疾病主诉的病人必须进行详细的视诊。对局限于某部位或上肺部的哮鸣音应注意是否是哮吼音（stridor），这也是上气道梗阻的主要体征之一。如例 1 所闻及的哮鸣音就是气道梗阻引起的。

二、上气道梗阻的进一步检查

1. 后前位胸片往往不能发现大气道病变，因被纵隔影掩盖，侧位片有时能清楚显示正气管内的病变。胸部高电压像、气管体层、胸部 CT 对确定大气道梗阻部位、程度及原因有一定帮助。

对大气道的狭窄应区分是管腔外病变压迫所致，还是管壁本身病变阻塞管腔，或气管内异物所致。腔外病变常见如颈及胸内甲状腺、纵隔内肿大淋巴结、纵隔良恶性肿瘤等。管壁本身的疾病种类繁多，下面将讨论。腔内异物如分泌物淤积、痰、血块及外源性异物。

2. 纤维支气管镜检查是确定大气道内病变性质最有价值的方法。通过对病变形态特点观察及组织病理检查可明确诊断。常见疾病如下述：

（1）随着肺癌发病率的增高，正气管癌的发病率也增多，如能早期诊断经支气管腔内放疗，疗效较以往有所提高。

（2）正气管及大支气管也可发生恶性程度较低的肿瘤，如粘液表皮样癌、囊性腺样瘤、类癌及恶性纤维组织细胞瘤等。

（3）良性肿瘤　如乳头状瘤、错构瘤、软骨瘤、神经纤维瘤、平滑肌瘤、腺瘤、混合瘤及微血管瘤等。

（4）感染性疾病　常见为支气管内膜结核及其瘢痕所致狭窄。

（5）其他　坏死性肉芽肿病、粘液栓、淀粉样病、结石、复发性多软骨炎、硬结病、结节病等。

3. 肺功能检查、流速－容量曲线测试，出现吸气、呼气平台，可提供大气道狭窄的线索。

三、对大气道各种疾病的鉴别必须按病人年龄、性别、临床表现及实验室结果作出诊断，要求临床医师有较丰富的临床知识和经验

1982年全内科查房，一例男性50岁患者，因发热、间歇血尿、消瘦8个月入院。查体发现耳部红肿，曾在外院用激素治疗后，该体征好转。当时张孝骞主任即提出该例诊断可能为复发性多软骨炎，并给我们介绍了有关文献，使我们对这一罕见病由初步认识到较为熟悉，至今在内科确诊的复发性多软骨炎（relapsing polychondritis，RP）已达20例以上。本病临床表现为耳廓炎、鼻软骨炎、关节炎；眼及喉－气管－支气管病变、发热等。病情可突然发作或加重，也可迁延数年。常并存风湿病，84%以上的病人血沉增高，抗Ⅱ型胶原抗体（+）。该例入院后，进一步追问病史，患者反复右视网膜炎已20年，本次发病期又再次加重，并伴有耳廓肿痛，鼻梁压痛，2周后鼻软骨塌陷；入院后纤支镜检查：正气管软骨环显示不清，粘膜充血水

肿，其他大气管也显示广泛狭窄，活检病理排除结核及癌症；右耳轮软骨活检：软骨细胞呈退行性变，基质呈嗜酸性变；Ⅱ型胶原抗体（+）。符合 MeAdom 诊断标准，确诊为 RP。本病为自身免疫性疾病，激素、氨苯砜及环磷酰胺可使本病得到缓解，严重病例可试用环孢菌素 A。据国外文献报道 112 例 RP，病死率 37%，中位生存期 11 年，引起死亡的主要原因是感染、系统性血管炎、恶性变、动脉瘤破裂、瓣膜性心脏病及肾功能衰竭。国内病例喉－气管－支气管树累及达 49%～55%，由于气管塌陷，可引起突然窒息而猝死。故及早诊断及治疗 RP 非常重要，同时应尽早发现大气管的塌陷。我院 20 例 RP 中，11 例气管支气管受累及，5 例因气管塌陷产生急性呼吸衰竭行气管切开造瘘术。近年来，支气管内置支架术应用于临床，可作为预防支气管塌陷的方法之一。

（李龙芸）

有机磷类农药中毒出现呼吸困难

患者女性，35 岁。服乐果中毒后于医院抢救，次日意识清醒，病情好转，予以阿托品和胆碱酯酶复能剂维持治疗。第四天病人颈肌和四肢无力，呼吸困难，症状逐渐加重逐行气管切开辅助呼吸，1 周后恢复。

1. 有机磷类农药中毒急性期，由于胆碱酯酶活力受抑，中毒者体内蓄积过多的乙酰胆碱而产生一系列胆碱能神经过度兴奋的毒蕈碱样、烟碱样及中枢神经系统症状，如腺体分泌增多，流涎，肺部啰音，严重者出现肺水肿，此外尚可表现为呼吸肌麻痹或呼吸中枢麻痹，致呼吸困难及呼吸衰竭。

本例在乐果急性中毒期抢救比较及时，意识恢复，病情好转，而且继续予以正规维持治疗，所以于治疗第四天出现的呼吸困难不是治疗初期毒性症状的延续。

2. 中间综合征（intermadiate syndrome） 某些有机磷农药如：乐果、DDV、甲胺磷等中毒后2～4天，少数1周后发生呼吸肌麻痹，出现不同程度的呼吸困难，也可伴肢体近端肌肉、屈颈肌无力，颅神经受累。中毒者不能抬头，肩、髋关节屈曲困难，睁眼与眼球活动失灵，复视，面部肌肉运动能力降低，声音嘶哑，吞咽困难，咀嚼无力。以上症状可持续数日至十余日，其主要原因是突触后神经肌肉接头功能障碍所致。

本例乐果中毒后第四天出现颈部及四肢无力，呼吸肌麻痹，呼吸困难，经气管切开辅以呼吸机等综合治疗一周余，呼吸肌及呼吸功能逐渐恢复正常。故本例属有机磷农药中毒的中间综合征。

3. 少数有机磷农药中毒经抢救获得病情好转，于中毒后1周内再次出现中毒症状，常被称之为“反跳”，早期多有精神萎靡、面色苍白、皮肤湿冷、瞳孔缩小、流涎、肌束颤动，严重者肺部可闻及啰音、呼吸困难，甚至发生肺水肿、心力衰竭、脑水肿，均可影响呼吸。

病情“反跳”的原因多与以下因素有关：

（1）中毒早期洗胃不彻底，毒物继续被吸收，影响病情的稳定。

（2）支气管分泌物或粘膜脱落窒息而致呼吸困难。

（3）急救中应用胆碱酯酶复能剂与抗胆碱药减量过快或停药过早，未能予以维持治疗巩固疗效而使病情反复。

（4）发生脑水肿者突然停用脱水降颅压药，致脑水肿又复加重。

（5）某些有机磷类农药如DDV、乐果、敌百虫、马拉硫磷等，用胆碱酯酶复能剂效果欠佳，病情容易波动。

本例经综合急救措施救治病情好转，无上述（1）、（2）、（3）、（4）项因素，故呼吸困难因素非为此类因素所致。

综上所述，我们的体会：

1. 在抢救有机磷类农药中毒过程中，无论在急性期还是恢复期均应严密监测中毒者的呼吸气味、注意气道是否通畅、呼吸的频率与节律、肺部体征、呼吸肌功能状态，警惕窒息、肺水肿、肺功能障碍等因素引起的呼吸困难，及时针对病因治疗和对症处理，必要时行气管插管或气管切开及呼吸机辅助呼吸。

2. 在急性有机磷农药中毒综合抢救时，必须及时、彻底洗胃，减少毒物的吸收与贮存；尽早足量应用抗胆碱能药和胆碱酯酶复能剂，避免减药过快、停药过早而致病情波动反复；适量输液，勿入量过多与速度过快；脑水肿者予以甘露醇脱水剂及糖皮质激素，切忌突然停药，宜缓慢减量后再停用。

（周玉淑）

昏迷、瞳孔缩小、呼吸浅慢

患者男性，29岁。意识不清20分钟送至医院。体检口唇发绀，呼吸微弱，双瞳孔针尖大小，肺呼吸音弱，心率58次/分，双手背及肘部有多数针刺痕迹。既往无任何慢性疾病史。经陪伴病人者提供病人有吸毒史，结合临床表现考虑其有吸毒过量之可能，予以纳洛酮0.4mg，静注，辅以呼吸中枢兴奋剂可拉明0.375g静注，10分钟左右呼吸有所改善，20分钟后又给纳洛酮0.4mg，肌注，30分钟后病人意识逐渐清醒，陈述确有吸海洛因过量。

对于无内脏疾病者突然发生昏迷，伴有瞳孔缩小，呼吸功能障碍时，应考虑以下意外情况。

1. 大剂量镇静、安眠药中毒，例如巴比妥类或冬眠灵中毒，早期可略有瞳孔缩小，但中毒晚期则瞳孔散大，病人意识不清，呼吸浅慢而不规律，甚至出现呼吸衰竭。同时也可因血管运动中枢受抑，心率增快、血压下降。但本例无接触安眠药史，必要时可在采取急救措施的同时行胃内容、尿、血的安眠药定性或定量检测，以助诊断。

2. 急性中、重度有机磷农药中毒也有意识障碍，瞳孔缩小，呼吸障碍，但本例无流涎，口与气道无过多分泌物，亦无蒜臭味。肺内无明显啰音，心率不快，无小肌束颤动等典型毒蕈碱与烟碱样临床表现。若本例无有机磷类农药接触史，无血胆碱酯酶活力下降，将更能确切排除有机磷农药中毒。

3. 中、重度阿片类麻醉药物吗啡、可待因、海洛因等中毒可有三大特征：昏迷、瞳孔缩小、呼吸浅慢。本例青年无内脏疾病史，突然意识不清，呼吸微弱，瞳孔如针尖大小，双手背及肘部有多处针刺痕迹，应高度警惕和考虑阿片类药物中毒，需进一步了解其有无吸毒或麻醉性镇痛剂成瘾与过量情况。本例经陪同人提供其吸毒史，经治疗病人意识恢复后也承认有吸毒过量。

综上所述我们的体会是：

这类病人往往由于病人和亲属多不愿主动提供吸毒或麻醉镇痛剂成瘾或过量的中毒史，必须耐心策略地索取病史，除注意昏迷、呼吸浅慢、瞳孔缩小的三大特征外，应仔细查体，寻找有无多处针刺痕迹，以上有助于判断和分析。对于高度疑似而又难以尽快确定诊断者，有条件的医疗单位可直接测定血或尿中阿片类麻醉性镇痛药或其代谢产物的含量而确诊。无检测条件时可试用0.16%纳洛酮溶液2滴，滴入可疑者的一只眼，1小时内观察其双瞳孔，若不等大，滴药眼的瞳孔呈现散瞳表现，说明有阿片类麻醉性镇痛剂中毒之可能。对于昏迷病人应用小剂量纳洛酮也能拮抗内源性阿片类物质作用，无疑对改善病人的状态也有益，若属外源性阿片药物中毒则可拮抗阿片类药物的中毒症状，起到治疗作用，同时也能助于诊断。

医师在采用综合急救措施治疗高度凝视或确诊的阿片类药物或人工合成的麻醉性镇痛剂中毒时，应用阿片受体拮抗剂——盐酸纳洛酮，不仅能拮抗外源性或内源性阿片类物质作用，还能阻滞和逆转麻醉镇痛剂引起的呼吸抑制及中枢镇静作用，也能促使病人血压回升，但应用本药前需了解中毒者有否吗啡类药或吸毒成瘾，若属此类病人又发生急性阿片类药物过量或中毒，需注意掌握好纳洛酮的剂量，宜采用小量、分次、严密观察下给药，既不激发病人麻醉性镇痛剂或毒品成瘾者的戒断症状，又能收到理想的治疗效果。

（周玉淑）

第五章 面对疑似心血管系统的疾病

胸痛、心电图 ST 段抬高 ——注意急性心包炎和急性心肌梗死的识别

当前，急性心肌梗死溶栓治疗已成为急性心肌梗死的治疗常规，而且提倡尽早开始溶栓，将胸痛持续 30 分钟以上，心电图相邻两个或以上导联 ST 段升高≥0.2mV，只要无溶栓禁忌证者列为急性心肌梗死溶栓适应证，即应立即给予静脉溶栓治疗。然而，如果不仔细分析心电图，不详细询问病史，不仔细观察体征，容易将急性心包炎误诊为急性心肌梗死予以溶栓治疗。有 1 例 35 岁男性患者，因反复胸痛、憋气 11 个月来我院就诊。11 个月前，患者游泳后突感胸骨后剧痛，在外院就诊，当时心电图示Ⅰ、Ⅱ、aVF、V_3～V_9 各导联 ST 段普遍弓背向下抬高 0.2～0.5mV，诊断“急性前壁、高侧壁及下壁心肌梗死”，予尿激酶静脉溶栓治疗，溶栓后 2 小时心电图无明显变化。第三天心脏骤停，经复苏恢复。3 周后超声心动图发现心包积液，左室功能正常，诊断“梗死后综合征”。1 个月后心电图示肢体导联低电压，Ⅰ、Ⅱ、Ⅲ、aVL、aVF、V_3～V_9 导联 T 波双向、低平或倒置。5 个月后因大量心包积液行心包穿刺，放出血性积液 550ml，按结核性心包炎三联抗结核药（链霉素、异烟肼及乙胺丁醇）及激素治疗。因肝功能异常，抗结核治疗时断时续，胸

痛、胸闷症状日渐加重。来本院后体格检查：T 37.3℃，P 120次/分，R 20次/分，BP 120/90mmHg，慢性病容，端坐呼吸，颈静脉充盈，肝颈回流征阳性，双肺清，心界增大，心率120次/分，律齐，心音遥远，腹软，肝肋下3cm，质中，脾未及，移动性浊音（-），奇脉（+），双下肢不肿，心电图示肢体导联及胸导联低电压，T波普遍低平或倒置，超声心动图示大量心包积液，下腔静脉及肝静脉增宽。心外科行剑突下心包开窗术，引流血性积液1500ml，心包活检病理检查示纤维素性坏死，淋巴及浆细胞浸润，心肌变性，间质充血水肿。术后11天复查超声心动图见少量心包积液，患者病情改善，继续抗结核治疗。

本例来我院时根据症状、体征、心电图及超声心动图诊断心包积液已不困难，问题在于11个月前患者起病时应如何准确鉴别急性心包炎和急性心肌梗死，当初的心电图表现为ST段多导联普遍抬高，无心肌梗死定位特征，这种弓背向下抬高，弥漫性的心肌损伤病变更符合急性心包炎而不像心肌梗死，当对心电图提出疑问时，应仔细结合年龄，询问病史，如冠心病的危险因素、近期是否有发热史、既往是否有结核史或结核病接触史等。体格检查时应注意颈静脉是否充盈，心界是否随体位改变，心音改变及奇脉等。对这样一例35岁青年患者，心电图更符合急性心包炎时，应申请超声心动图检查，只要想到心脏超声检查，就能明确心包积液的诊断，因此可避免将急性心包炎误诊为急性心肌梗死而予溶栓治疗，在有血性心包积液的病人溶栓治疗应列为禁忌。

半年前我院急诊遇到一例65岁的女性病人，因胸痛5小时来诊，伴憋气，血压70~80/50~60mmHg，心电图示胸前导联ST段弓背向下抬高，考虑急性前壁心肌梗死应予静脉溶栓治疗，但患者有低血压，心界似大，心前区闻及轻度收缩期杂音，为慎重起见先检查超声心动图然后再决定溶栓治疗，心脏超声检查发现大量心包积液，下腔静脉增宽。患者的低血压是心包填塞的结果，立即住院行心包穿刺，解除心包填塞后，血压立即恢复正常，心包积液血性，经检查未找到肿瘤证据，按结核性心包炎抗结核治疗，出院时心包积液基本吸收，病情稳定。本例由于做了超声心动图检查，纠正了诊断，避免了错误的溶栓治疗。如果溶栓治疗后发现血性心包积液，使诊断更复杂化，会误认血性心包积液为溶栓的并发症，故在诊断急性心肌梗死时只要有丝毫怀疑，应尽快做超声心动图检查。

（朱文玲）

急性胸、腹痛，淀粉酶增高——急性心肌梗死

患者男性，66岁。反复心前区痛1年，加重15天，上腹痛1天于1996年9月1日入院。入院前1天上午，餐后1小时上腹痛，伴胸骨后痛来我院急诊。心电图示缺血改变，经抗心绞痛治疗，胸痛不缓解，腹痛反而加重，查血淀粉酶2580U/L，腹部B超示胆囊多发结石，胆管宽0.5cm，胰腺未见异常，诊断急性胰腺炎，予禁食、输液及消炎治疗。当晚胸痛加重，憋气不能平卧，BP 50/40mmHg，心电图示Ⅱ、Ⅲ、aVF导联ST段弓背向上抬高0.1～0.2mV，考虑急性胰腺炎合并急性心肌梗死收入CCU。由于并存急性胰腺炎未予溶栓治疗。既往反复右上腹痛20余年，否认高血压或糖尿病史。吸烟20支/日已40年。查体：T 35.8℃，BP 90/70～60/30mmHg，神清，坐位，呼吸急促，皮肤黄染，口唇发绀，双肺可闻干啰音，双肺底湿啰音，心率130次/分，律齐呈奔马律，各瓣膜区未闻杂音，腹软，脐

右侧轻度压痛，无反跳痛，Murphy 征（-），肝脾未及。实验室检查：胆红素 4mg/dl，白蛋白 2.2g/dl，血清电解质钾、钠减低，BUN 56mg/dl，Cr 1.7mg/dl，GPT 156U/L，GOT 181U/L，血气分析呈低氧血症，神志有时模糊，呼吸困难明显，血压不稳定，经积极补液，血压仍低（70～85/50～60mmHg），尿少，床旁胸像示肺淤血，右心漂浮导管血流动力学测定 PCWP 22mmHg。患者左心功能不全，心脏储备功能差，并发生多种心律失常，包括频繁房早、室早、阵发性房扑、房颤等，经积极治疗，3 周后血压逐渐稳定，心功能改善，但心绞痛频繁发作。9 月 29 日突然左足背痛，左足背动脉搏动消失，考虑左下肢动脉栓塞，予尿激酶溶栓及抗凝治疗，左下肢疼痛缓解，左足背动脉搏动恢复，11 月底吃鱼后再次急性胰腺炎发作，治疗后恢复。行冠状动脉造影示 3 支血管病变。最后诊断：冠心病、急性下壁心肌梗死、急性胰腺炎。

文献曾有急性胰腺炎合并心电图心肌损害改变的报告，有的出现左室节段性室壁运动异常，个别甚至有急性胰腺炎酷似急性心肌梗死，错给溶栓剂的报告，急性胰腺炎时心电图 ST-T 改变的机制可能有以下几种可能：①胰蛋白酶分泌增加，通过心肌抑制因子损害心肌。②急性胰腺炎常伴电解质紊乱，低钾、低镁可引起心肌复极的改变。③急性胰腺炎时容量不足，大量胰激肽、缓激肽释放致血管扩张，血管通透性增加导致低血压、休克，可减少冠状动脉灌注，造成心电图心肌缺血改变，尤其在合并冠心病时更易发生。但急性胰腺炎合并心肌损伤或心电图异常往往是短暂的，随胰腺炎的恢复心电图及室壁运动可恢复正常：冠脉造影常见冠状动脉正常，而且急性胰腺炎时罕见心电图 ST 段抬高。本例从心电图和心肌酶谱的演变，急性下壁心肌梗死的诊断无疑，故为急性胰腺炎合并急性心肌梗死。该例心肌梗死发生在下壁，范围并不很广，但临床表现持续低血压，左心衰竭，并出现多种心律失常，3 周后血压才稳定，心功能逐渐恢复，其原因考虑与急性胰腺炎有关。急性胰腺炎时，胰蛋白酶和脂酶除了直接损害心肌细胞，甚至造成心肌细胞坏死、心肌电活动紊乱外，还可增加血小板粘附，使凝血系统处于高凝状态，从而诱发冠状动脉血栓形成。有研究发现在胰腺炎时，无心血管病危险因素的病人中，有较高的血管栓塞发生率。本例使我们认识到急性胰腺炎可以合并急性心肌梗死从而增加病情的严重性和复杂性，在处理上造成较大的困难，需密切观察病情的发展，精心治疗。在急性胰腺炎合并心电图异常时，应密切注意心电图及心肌酶谱的演变以鉴别是否合并心肌梗死，由于并存急性胰腺炎不宜给予溶栓治疗。

（朱文玲）

中老年胸骨后疼痛、发堵，按冠心病治疗无效——食管源性胸痛

食管源性胸痛可酷似心绞痛。中老年病人尤其是老年病人出现的胸骨后疼痛，应首先重视冠心病，但其中有些病人的胸骨后疼痛、发堵是由于非心源性病因所致。因而，对那些按冠心病治疗无反应或症状反而加重者，应加以考虑其他病因。部分病人经过系列的检查，包括心电图、踏板运动试验、核素心肌灌注显像、冠状动脉造影，均未显示有冠心病的证据。据文献报道，在非心源性胸痛（noncardiac chest pain，NCCP）中，10% ~30% 表现为心绞样胸痛，其中 30% ~60% 为食管源性胸痛。据我院资料，52 例按心绞痛治疗无效的病人，进行有关食

管源性胸痛的检查，包括内镜检查、食管测压、食管 pH 酸度监测以及胸痛诱发试验，证明 80% 是由于胃食管反流病引起的胸痛。

1. 仔细询问病史能提供线索　如仔细询问病史，一一问及有无胃食管症状，就可能问出有反酸、嗳气、反胃、胃灼热等胃食管反流的症状和规律。有些病人本身也忽略这些症状，因而，不一定向医生诉说，一般地说，伴有反流症状如反酸、胃灼热等的胸痛，提示为食管源性胸痛。这种胸痛常向背部反射，餐后或卧位可以加重，喝水或稍进食可以减轻。值得重视的是，有的临床表现很不典型，可能缺乏反流症状，而表现为咳嗽、气喘、咽喉部刺激等气道症状。应予以仔细分析。这些症状可能常年发生，对一般的治疗效果差。主要在夜间卧位、清晨时出现，其机制是隐匿性胃食管反流（病人不一定自觉）刺激，出现气道和咽部症状。

2. 引起食管源性胸痛的可能机制和病因　食管源性胸痛可以由于食管器质性疾病如食管癌、食管炎引起，也可以由于食管动力障碍疾病引起。尤其是不伴有食管粘膜损害的胃食管反流病。食管和心脏的神经支配相似，均接受迷走神经的支配。食管壁上有化学、温度、渗透压和机械感受器，当食管壁受到酸、温度、机械等化学和物理因素的刺激时，可以引起胸痛。中枢神经系统接受感觉的信息发生改变时，也会引起胸痛。食管炎时，有利于氢离子透过食管上皮以及反流物中的胃蛋白酶、胆酸、胰酶（尤其是胃部分切除术后者）增强酸对粘膜的刺激，使胸痛加重。研究还表明，酸反流常合并食管动力异常，如出现同步收缩（非推进、非蠕动收缩）或自发性收缩，其波幅、时限增加，可同时有食管扩张。这些继发的动力异常可能是酸反流引起胸痛的另一机制。除胃食管反流病，食管源性胸痛还可以由其他食管动力障碍疾病引起，但均有一定特点。例如，贲门失弛缓症的胸痛是由于下食管括约肌松弛障碍，食物不能通过，食管扩张，刺激管壁引起。因而，吞咽障碍是其突出特点，常还有反食，进食缓慢，需送水，而弥漫性食管痉挛是由于食管平滑肌痉挛。常有吞咽困难，症状可呈阵发性发作。胡桃夹食管（nutcracker esophagus）也会出现胸痛，可以出现于吞咽时，但较少有吞咽困难。胡桃夹食管是一种食管动力疾病，如进行食管测压，其特征性表现是吞咽时食管体部出现高波幅收缩，其波幅达180mmHg以上，但仍是推进性的收缩。

3. 冠心病可以合并胃食管反流病　有的病人既有明确的冠心病，又有胃食管反流病。问题是引起胸痛的机制是什么？是冠状动脉缺血还是胃食管反流引起食管粘膜的感受器受刺激？如由于反流引起，却按冠心病治疗，扩张血管药物本身也引起下食管括约肌的松弛，反加重反流。同时食管体部平滑肌的蠕动收缩波幅下降，因而清除率降低。因而，病人症状可能持续不能缓解。有研究报道，食管内灌酸可引起心电图ST－T改变。所谓小血管或微小血管性心绞痛（small vessel or microvessel cardiac angina）有可能是酸反流的后果。这强调了抗反流治疗的重要性。新近研究认为食管壁缺血也可能是胸痛的原因。也有认为是由于疼痛感觉异常所致。因而，对反流和冠心病两者均存在的病人应加以分析，引起胸痛的机制是由于反流或是由于心肌缺血，或者说是心肌缺血有无反流的诱因。

4. 如何处置食管源性胸痛　对有典型症状的病例，可以进行抗反流治疗。对表现不典型的病例，应进行有关检查。首先应确定是心绞痛还是非心绞痛性胸痛，明确有无冠心病。如果存在冠心病，则要回答是否为引起胸痛的病因。目前对非典型胸痛除外冠心病的较好的方法是核素肌灌注显像。如检查时结合运动试验，能提高其诊断率。必要时应做冠状动脉造影。进一步除外或诊断冠心病。对食管源性胸痛，一般地说，可以安排上胃肠钡餐或胃镜检查，以确定有无食管病变，如食管癌、食管炎等器质性疾病。远段食管炎常提示是由于反流所致。如以上检查正常，则宜进行食管测压、食管 pH 监测等。后者能提供昼夜酸反流的情况、严重程度、规律以及和胸痛是否同步出现。前者能显示食管动力是否正常。除此以外，胸痛的诱发试验，即采用模拟的引起胸痛机制的方法，如灌酸诱发疼痛。对冠心病和胃食管反流病共存的病例，通过这些检查，能告知两者的因果，并指导进一步的治疗。对原因不明的胸痛患者进行以上检查，能帮助明确胸痛的病因和严重程度，以便提出更合理的治疗方案。

5. 食管源性胸痛的非药物和药物治疗

对那些按心绞痛治疗无效，临床上怀疑是胃食管反流病者，可以试用抗反流治疗。首先采用非药物或加上药物治疗。前者主要包括改变生活方式，以减少反流，即避免过多进食、避免睡前进食，少进刺激性食物，避免过多抽烟、饮酒以及减重等。药物治疗主要是促动力剂和抑酸剂。前者促使食管、胃十二指肠等的动力，减少和控制反流，后者降低反流物的酸度，减轻反流物的刺激性。对由于其他食管动力障碍疾病引起的胸痛，也应根据产生胸痛的病理机制给予相应的治疗。

（柯美云）

胸/腹痛、胸/腹肿块——原发性恶性纤维组织细胞瘤

例 1　患者男性，39 岁。因胸闷、胸痛 1 年于 1996 年 12 月 20 日入院。

因受凉于1995年12月开始胸闷，胸痛，发热，经抗感染治疗症状缓解，不久胸痛又加重。1996年4月胸片显示右侧胸膜粘连，抗结核治疗2个月，症状无缓解。1996年9月咳血痰两口，再摄胸片显示右肺门阴影，多次痰查瘤细胞，抗酸杆菌均阴性，纤维支气管镜检查未见异常。根据胸片、胸部CT特点考虑肺癌、肺门、纵隔淋巴结转移，行病灶及纵隔放疗后，复查胸片病灶无变化，于1996年11月26日转入我院。

入院体检：一般情况尚可，右肺呼吸音低，余无异常。

辅助检查：纤维支气管镜见双侧支气管粘膜充血，有散在小粟粒样结节，右上叶支气管尖段轻度狭窄，为外压性改变。活检组织病理诊断为慢性炎症。1996年11月29日行^{99m}Tc－MIBI SPECT检查，显示右肺血流灌注明显减低，与右肺动脉受压有关，右肺门及纵隔放射性低，右肺门周围放射性偏高，随着时间延长可以洗脱，考虑炎性病变可能性大。

鉴于本病例纤支镜、痰细胞学、^{99m}Tc－MIBI等检查未能确定诊断，放射治疗无效，故无法确定为支气管肺癌，结节病尚待除外，于1996年12月25日全麻下行开胸术，术中见右上叶支气管根部肿物，约2cm×2.5cm，质中等，与纵隔粘连，肺实质内及胸膜均有多个散在粟粒样结节，右肺中下叶可及小肿块，隆突下有多枚肿大淋巴结，已不能切除肿瘤，仅做活检及隆突下淋巴结切除。病理诊断为恶性纤维组织细胞瘤。免疫组化：肌动蛋白（muscle specific actin）（++）、结蛋白（desmin）（－）、神经纤维丝蛋白（NF）（－）、癌胚抗原（CEA）（－），细胞角蛋白34（CK_{34}）（－）、CD_{68}（+）。

例2　患者女性，37岁。因肝大3年、上腹胀痛2年，于1991年12月4日入院。

患者于1988年体检发现右肝大，未进一步检查。1989年初出现上腹部胀痛，为局限性，不放射，不伴发热、反酸、恶心及呕吐等症状，且逐渐加重，晚饭后尤为明显。于1991年11月常规体检时发现右上腹部肿块，经B超、CT等检查，当地医院诊为肝脏巨大占位性病变，肝癌可能性大，为进一步诊治转入我院。发病以来患者食欲尚可，无呕血、黑便、腹泻等，体重下降约3kg。

入院体检：一般情况好，营养中等，皮肤未见蜘蛛痣，上腹部膨隆，无腹壁静脉曲张，腹软，右上腹部可触及巨大肿块，约20cm×15cm，下界达脐下4cm，边界圆钝，表面光滑，质软、轻压痛，余未见异常。

辅助检查：肝CT示肝脏体积明显增大，左叶内可见19.6cm×10cm低密度影，边界清楚，密度均匀，CT值33.6Hu，肝门结构显示紊乱不清，增强扫描示左肝叶内异常密度影呈轻度不规则强化，其余肝叶未见异常强化影，诊断为左肝内肿瘤，肝癌可能。肝同位素扫描：①肝左叶内巨大占位，结合血池显像考虑恶性病变；②脾大；③肝功受损。肝脏彩超：左肝全部被肿物所占，内有大小不等回声不均结节融合而成，左肝内侧有丰富的新生血管供血，肿瘤压迫邻近脏器。AFP（－）。

入院诊断为肝脏巨大占位性病变待查，肝脏腺瘤？肝脏纤维瘤？

1992年1月20日在全麻下行肝左叶切除术，术中见右上腹巨大肿物约20cm×18cm，表面光滑，有完整包膜，与周围组织无粘连，近肝门处有两支新生血管进入肿瘤，无腹腔积液。术后病理为肝恶性纤维组织细胞瘤。术后恢复良好，2周后出院。

例3　患者男性，52岁。因右季肋部隐痛2年于1992年2月17日入院。

1990年出现右季肋部隐痛，呈持续性，在当地医院诊为右肋软骨炎，入院前20日行B超检查发现右肾上腺肿物，转入我院。

入院体检：BP 120/80mmHg，一般情况好，腹软，左侧卧位时右腹中部下缘处可触及约7cm×8cm肿块，质中等，触痛，按压后血压无增高，余未见异常。

辅助检查：双肾B超示右肾上极内侧可见约9.9cm×7.7cm实性包块。肾脏CT示右肾上极肾上腺区可见多发混杂类圆形肿块，约10.8cm×6.4cm，CT值-3~65Hu，增强后肿块约13.4cm×7.6cm，与肾脏分界清楚。静脉肾盂造影检查示右肾盂受压变形，轻度扩张，右肾脏向下移位。肾血流图检查示双肾血流灌注及排泄功能大致正常，右肾下移变形。

入院检查：右肾上腺占位待查

1992年3月6日在全麻下行右肾上腺肿物全切术，肿物15cm×13cm×12cm，质硬，多结节，中心有坏死组织，侵犯下腔静脉，与周围组织粘连。术后病理诊断为右肾上腺恶性纤维组织细胞瘤。

综上所述，恶性纤维组织细胞瘤又称纤维组织细胞肉瘤、恶性纤维黄色瘤，是软组织肉瘤中较少见的一种恶性肿瘤。1964年O'Brien首先报告本病，以后病例报道愈来愈多，国内也有多篇文献报告。本肿瘤可发生于身体各个部位，但以四肢多见。我院自1983年来诊断恶性纤维组织细胞瘤36例，其中四肢皮下组织16例，腹膜后4例，胸壁3例，肺脏、纵隔及肝脏各2例，鼻腔、上颌窦、食管、腹膜、胰腺、腹股沟、盆腔各1例。发病年龄6~94岁，多数发生于40岁以上的成年男性。临床上缺乏特征性表现。肺原发性恶性纤维组织细胞瘤以咳嗽、胸痛、血痰、发热等表现为主；肾上腺的病变以局部胀痛为主，无内分泌失常表现；肝脏的恶性纤维组织细胞瘤以腹痛、腹胀为主。影像学检查可提供某些形态学特点：表现为肿块较大（直径常>6.0cm），边缘较清楚，密度较均匀，局部淋巴结转移少见，但是，胸部CT可显示肿块中央密度低，边缘呈环状高密度阴影的特征。

诊断主要靠病理学检查，大体肿瘤标本肿块常有假包膜，切面多呈灰白色，中央有坏死。组织学特征为纤维细胞和胶原细胞呈囊状或车辐状排列；电子显微镜检查可见组织细胞样、成纤维细胞样、中间型和未分化的肿瘤细胞，其中以成纤维细胞样细胞和组织细胞样细胞为特征，是组织学诊断及鉴别诊断的依据。据文献报告免疫组织化学检查几乎所有的成纤维细胞、组织样细胞和多核巨细胞对微支肽、α－1－胰蛋白酶抑制素、α－1－胰凝乳蛋白酶等免疫酶染色阳性，而对细胞角质、上皮膜抗原、S－100蛋白、支架蛋白、肌红蛋白或溶菌酶染色阴性。

治疗上早期首选根治性切除术。放疗、化疗对本病不敏感，但有淋巴结转移者应给予化疗、放疗。放疗效果优于化疗。化疗药物可选用顺铂、环磷酰胺及阿霉素联合方案。预后与下列因素有关：原发瘤的侵犯深度，肿瘤大小，组织学类型，手术是否彻底，有无转移等。该肿瘤很少发生局部淋巴结转移，但可经血运转移到远处。远处转移者预后不良。平均生存期24个月，5年生存率28.6%。

由于该肿瘤少见，缺乏特征性表现，临床上容易误诊。我院的病例中除少数浅表部位的肿瘤术前明确诊断外，大部分术前未明确诊断。下列几点可提示本病可能：①影像学的表现：在常规X线或CT的检查中表现为巨大肿块（直径>6.0cm），边缘比较清楚，密度较均匀；但胸部CT常显示肿瘤中央密度低，边缘呈环状高密度阴影。②胸部恶性纤维组织细胞瘤一般无支气管阻塞的表现，纤支镜检查不能发现肿瘤。③本文例1 ^{99m}Tc－MIBI SPECT检查阴性。^{99m}Tc－MIBI是一种亲脂性并腈类阳离子络合物，有较高的亲瘤性，可能与肿瘤细胞膜电势有关，可清楚显示原发性肺癌及纵隔、肺门转移灶，敏感性和特异性分别为83%和80%。当胸片高度可疑肺癌而^{99m}Tc－MIBI阴性时能否作为提示本病的线索之一，值得进一步探讨。

（李龙芸　毛琦善）

中年高血压，频发早搏及心前区痛——急性心肌梗死

患者53岁，男性。有高血压史10余年。通常波动于140~150/90~100mmHg之间。服复方降压灵。某日突觉心前区闷痛，不重。自行缓解。次日觉心悸，不缓解，伴胸闷。遂来急诊。查体：血压132/90mmHg。有频发早搏，呈二联律。心率102次/分。心脏不大，无器质性杂音。右下肺可闻湿啰音。心电图示完全性右束支传导阻滞和多发室性早搏，形成二联律。无病理性Q波。心前区痛时发时好，故继续留观，以除外急性心肌梗死，并对心律失常和心前区闷痛给予处理。

本例为患有高血压的中年人，故需考虑：

1. 阵发性心前区闷痛，发生在一例有高血压病的中年人，应考虑心绞痛。临床诊断不易确定。这类病人一般无心脏方面的体征。心电图也往往无心肌缺血的表现。完全性右束支传导阻滞可以是以往发生留下来的，亦可能是新发生的。要观察心电图的动态变化，特别是ST－T段的变化。右束支传导阻滞本身如是继发于某种急性病，原发病痊愈后可以恢复正常，但也可遗留成永久性。

2. 室性早搏是临床上最常见的心律失常，可形成二联、三联，可发生于心脏正常的病人。本例病人中年，有约10年的高血压史，血压控制较满意，但有时发生心绞痛。心电图示完全性右束支传导阻滞，又有多发室性早搏，就不能等闲视之。某

些心电图变化可掩盖急性心肌梗死的典型图形，如左束支传导阻滞，比右束支传导阻滞更能混淆临床诊断。仔细观察病人心电图 ST－T 段的动态变化是惟一的判断方法。

3．在留观期间，由于怀疑有急性心肌梗死的可能，检查了心肌酶谱。结果是：SGOT 46U/L，CPK 415U/L，LDH 193U/L，α－HBDH 359U/L。CPK 同工酶：MB 3.5%，MM 96.5%。从酶谱看，SGOT、CPK、LDH 和 α－HBDH 都超过正常，虽然 CPK－MB 尚在正常范围，然心肌酶谱检查总的是支持急性心肌梗死的诊断。

4．急性心肌梗死病人有典型心肌梗死心电图像者，约占 80%。一部分急性心肌梗死病人在发病早期并无典型的急性心肌梗死心电图像，有少数病人甚至始终缺乏心肌梗死心电图像。此时就必须凭借心肌酶谱和临床表现来确诊。有的专家称之谓“不典型心肌梗死”。据北京协和医院急诊科的统计，这类病人约占到急诊室就诊的冠心病心绞痛病人年平均数的 11.7%。

5．该病人在急诊观察室留住时间较长，约 4 周。在这段时间内心电图有动态变化，主要是出现病理性 Q 波和 ST－T 段的变化。符合急性前壁心肌梗死。

6．根据美国“多中心限制梗死面积研究组〔Multicenter Investigation of the Limitation of Infardt Sizr（MILIS）〕”在 3697 例临床怀疑急性心肌梗死的病人中的调查，具有诊断价值的心电图者仅占 81%，其中有特异性的为 69%。故根据心电图变化，确有不典型的急性心肌梗死。

通过本例诊治我们体会：

1．这是一例虽不常见，但不容忽视的“不典型心肌梗死”病例。有不重的临床症状，无典型的急性心肌梗死心电图。若不认识到这一点，对这些病人常常只在急诊室给予对症药物，然后嘱其回家休息，病人回家后不久，可能再次被送回急诊室，甚至到急诊室后突发心脏骤停，也是不少见的。所以对一例怀疑隐伏严重心脏病的病人，不应轻易放走，这一原则在急诊室工作多年的医师都会同意的。

2. 心电图很有诊断价值，但它的效能有局限性。心电图正常并不能说没有心脏病。必须全面考虑，包括追随观察。

3. 这例病人是1982年2月3日发病，次日到急诊室诊治的。当时较先进的检查冠状动脉血流情况的设备，如Doppler和二维超声、核素心肌显像、磁共振、冠状动脉造影等尚未问世。但这些先进的检查器械至今也并不可能普遍使用。因此还是应重视临床观察和检查。

（邵孝鉷）

老年妇女频发心绞痛，心电图无典型心肌梗死图像——急性心肌梗死

患者女性，62岁。高血压、冠心病史4年，接受治疗中。某日突发胸骨后疼痛，向后背、双肩和上肢放射。当日到急诊室就诊。一般情况好，血压140/110mmHg。无明显阳性心脏体征。心电图示心肌缺血。含硝酸甘油片0.6mg，效果不明显。8小时和15小时后各复查一次心电图，示心肌缺血表现有好转。因心绞痛频发，留急诊室观察。

本例临床上已确诊为冠心病和高血压病。高血压是引起冠心病的危险因素之一，本例在急诊室测得血压为140/110mmHg，舒张压较高。心电图也显示有心肌缺血表现。故冠心病的诊断可以肯定。

初到急诊室心电图主要的变化为：Ⅱ、Ⅲ、aVF、$V_{4\sim6}$等导联 ST 段下移，T 波低平。以后复查，心电图好转，除上述导联 T 波仍低平，ST 段已回到等电位线。曾考虑为变异型心绞痛，此型心绞痛持续时间较长，且心电图可出现改善的情况，但这类心绞痛有可能并发急性心肌梗死，梗死部位常是心电图有变化时所显示的缺血部位。如本例可能就是在膈面。

为此，检查了心肌酶谱。结果：SGOT 42U/L，CPK 126U/L，LDH 209U/L，α－HBDH 556U/L。均高于正常高限。从她的临床表现、结合心肌酶谱异常，要考虑急性心肌梗死。

再次复查心电图，V_1 和 V_3 呈 OS 型，ST 段均抬高。确诊为前间壁急性心肌梗死。自此按急性心肌梗死处理，恢复良好。

值得注意是：虽然本例开始心电图并无急性心肌梗死的图像，由于她的症状持续，因此完全有必要留在急诊观察。但从病程演变看，颇似变异型心绞痛，可能是对的。以后发展为急性心肌梗死，但不是膈面，而是前间壁，因其早期心电图 $V_{4\sim6}$ 导联也有 ST 段下移和 T 波低平。

（邵孝鉷）

心悸、心房纤颤——注意识别甲亢

病人主诉心悸往往首诊于心血管病专科门诊，对劳力性心悸、气短、有器质性心脏病患者不难作出心功能不全的诊断。心电图或 24 小时动态心电图发现各种快速性或缓慢性心律失常，心悸的诊断也可明确。不少甲状腺功能亢进患者表现为窦性心动过速或心房纤颤，易漏诊或延误诊断。

我院曾有一例32岁女性患者因心悸就诊，心电图表现为窦性心动过速及ST－T改变而诊断为“心肌炎”住院，经详细询问病史，患者有体重下降，甲状腺轻度肿大，查血清T_3、T_4后确诊为甲状腺功能亢进。

以房颤就诊的甲亢更易漏诊，曾有一例66岁女性患者，因头晕、心悸6个月，伴恶心、呕吐、憋气1周入院。入院前5月在外院检查发现血压190～210/90～100mmHg，心电图及Holter示阵发性房颤，服地高辛和硝苯吡啶治疗20天，仍有心悸、头晕、恶心及憋气而来我院门诊，心电图为房颤，超声心动图未见异常，左室EF 68%，诊断高血压病、冠心病，予地高辛、利尿剂及戊单硝缓释片（德脉宁）治疗后，憋气缓解但呕吐加重，不能进食，因呕吐不止而收入院。发病以来患者精神不振，食欲锐减，体重减轻，睡眠不佳。入院体检：BP 140/80mmHg，消瘦，营养差，衰竭状态，平卧位，皮肤弹性极差，眼眶凹陷，无颈静脉怒张，甲状腺无肿大，无杂音，双肺无啰音，心界无扩大，心率78次/分，心律不齐，心尖部Ⅱ级收缩期杂音，舟状腹，Murphy征（－），肝肋下1cm，脾未及，双下肢轻度可凹性水肿。心电图示房颤。入院诊断：①冠心病，心功能Ⅲ级，心房颤动。②高血压病。入院后发现严重低钠、低钾血症，经补液、补钾、补钠治疗后，脱水及电解质紊乱纠正，BP 140～170/90～100mmHg，继续阿替洛尔、利尿剂及戊单硝治疗，心率及血压控制满意，恶心、呕吐及头晕减轻，但时有反复，进一步查血脂、肝功能、胸像及核素心肌显像均正常，胃镜检查诊断浅表性胃炎。再追问病史，患者近两年来活动后心悸，怕热，多汗，体重减少25kg，但无腹泻，查血清T_3 334ng/dl，T_4 21.2μg/dl，TSH 3.1μU/ml，甲状腺^{131}I吸收率高，曲线上升快，甲状腺B超发现甲状腺丰满，回声不均，血流丰富。甲状腺功能亢进诊断无疑，经口服^{131}I治疗，症状缓解，体重增加出院，更正诊断为甲状腺功能亢进，甲亢性心脏病，心房颤动。

老年甲亢患者常常缺乏典型代谢亢进症状，当以房颤、心脏扩大或心衰就诊，首诊时不易想到甲亢。甲亢性心脏病诊断标准为，甲状腺功能亢进伴以下之一：①心力衰竭；②心律失常；③心脏扩大，并可除外其他器质性心脏病者。

我们分析了120例甲亢性心脏病，发现甲亢性心脏病中老年者为多，女性为多（男女之比为1∶4.2）。以食欲亢进、体重下降及腹泻等三项代谢亢进症状为典型甲亢症状，25.8%患者的甲亢症状不典型（即以上三项症状中只具有一项），42.4%表现为食欲减退，35.8%甲状腺无杂音，但多数（97.5%）有体重下降。23例（19%）误诊或漏诊，分别误诊为冠心病、高血压性心脏病、先心病房缺、心肌炎、扩张型心肌病、肺源性心脏病及自主神经功能紊乱等。甲亢性心脏病表现为心力衰竭69例（57.5%），其中全心衰竭38例，左心衰竭10例，右心衰竭21例。甲亢治疗后82.6%（57例）心衰症状控制，17.4%（12例）心衰未控制，其中7例（10.4%）死于心衰或合并甲亢危象。94例有心律失常，其中81例（86%）为房颤。阵发性36例，持续性45例，甲亢治疗后，除7例仍为持续性房颤外，其他病人均复律，阵发性房颤发作终止。

为了提高甲亢性心脏病的确诊率，及时治疗，不至于造成病情迁延，导致心血管病变不可逆损害，甚至死亡。我们提出对于不明原因的房颤病人不要轻易诊断冠心病，有高血压或慢性气管炎史者不要轻易用高血压性心脏病或肺心病来解释房颤病因，全心扩大而找不到原因者不要轻易诊断扩张型心肌病，对窦性心动过速伴心电图非特异性ST－T改变者不要轻易诊断心肌炎。必须仔细询问代谢亢进症状，特别是体重变化，对食欲不振伴体重下降者，不要轻易满足于进食少致体重下降的解释，应仔细检查甲状腺，注意皮肤多汗等体征，并常规检查血

清 T_3、T_4，以免遗漏甲亢的诊断。

甲亢性心脏病的治疗着重于病因治疗，在抗甲状腺药物起效前对快速房颤者可予地高辛治疗，目的为减慢心室率，当心室率减慢不满意时，可加服β受体阻滞剂，应避免β受体阻滞剂和钙拮抗剂维拉帕米合用，此两药合用常出现心动过缓，本院有一例甲亢伴阵发性房颤患者同时服二位医师分别给予的心得安和维拉帕米而发生交界区心律，险些安装永久起搏器，经仔细询问病史发现患者心动过缓是由于同时服用此两药引起，停药后心率逐渐恢复正常。通常，甲亢合并房颤者经抗甲状腺药物治疗后房颤可转复，阵发性房颤发作可终止。但甲亢性心脏病病程长，甲亢控制不满意，治疗不规则反复发作致心脏扩大，病变不可逆者，房颤可持续或合并慢性心衰，虽甲亢已控制但房颤和心衰长期存在，治疗需长期服用强心利尿剂、血管扩张剂及血管紧张素转换酶抑制剂。

（朱文玲）

左下胸痛、心电图异常、血清酶谱增高——急性胰腺炎

患者女性，74岁。左下胸与心窝部剧痛4小时，以冠心病、心绞痛、不除外急性心肌梗死转来，检查血压、脉搏、心肺无明显异常，左中上腹有压痛，肝脾未及，肠鸣音正常。查ECG示ST－T改变，提示心肌供血不足，血SGOT（谷草转氨酶）84U/L，SGPT（谷丙转氨酶）70U/L，CPK（肌酸磷酸激酶）1016U/L，LDH（乳酸脱氢酶）1472U/L，Amy（淀粉酶）2350U/L，胸像（－），B超提示胆囊炎、胆结石、胰腺肿大。

经禁食、抗炎、抑酸、改善冠状动脉供血等综合治疗后第三天 SGPT、SGOT、CPK、LDH 降至正常，2 周后 Amy 恢复正常，监测 ECG 无动态变化，诊断：急性胰腺炎、胆囊炎、胆石症、冠心病。

1. 本例高龄女性，有冠心病、心绞痛病史，左下胸痛伴血清酶增高，ECG 异常，首先警惕急性心肌梗死是必要的，但需监测 ECG 与血清酶的动态变化，发现该例治疗中 ECG 与既往 ECG 无明显变化，血清酶仅短暂升高，3 天即恢复正常，故尚不足以诊断为心肌梗死，仍考虑为冠状动脉供血不足。

2. 病人左胸痛也需排除左肺炎症、胸膜炎。本例无发热、咳嗽、咳痰症状，无胸部异常体征，胸像正常，故可排除肺与胸膜病变。

3. 该例左下胸及中上腹痛，左中上腹有压痛，血淀粉酶明显升高，B 超示胰腺肿大，故急性胰腺炎的诊断可确立。

通过本例应考虑：

1. 部分中、重度急性胰腺炎者不仅血清淀粉酶升高，也可伴有 SGOT、SGPT、CPK、LDH 等异常升高。北京协和医院急诊科观察 52 例急性胰腺炎，有 67.3% 病例伴血清酶学异常，其可能的原因如下：

（1）胰腺细胞坏死、损伤，细胞内的酶释放入血流，且组织酶活力远高于血清酶活力。

（2）LDH_1　除心肌外，胰腺、肾脏损伤时活性亦可升高。

（3）出血坏死型胰腺炎并发休克，或并发多器官功能衰竭时可致心血管系统损伤，引起血清酶升高，LDH_1、CPK_2 则多在心肌损伤时才升高。

2. 急性胰腺炎与急性心肌梗死血清酶谱演变规律不同，急性胰腺炎的血清肌酶增高是短暂的，治疗 3 ~ 5 日多能恢复正常，而血清淀粉酶则需 1 ~ 2 周逐渐降至正常。急性心肌梗死的血清肌酶的恢复需数周，但不伴血清淀粉酶升高。

3. 急性胰腺炎只有少数伴有 ECG 异常，以 T、ST 改变为主，较少有类似心梗的图形，待病情好转时可恢复。而急性心肌梗死者多有典型的 ECG 演变过程。

4. 急性胰腺炎除酶学异常外，多有 B 超与 CT 显示胰腺肿大或坏死的改变，而急性心肌梗死则无上述改变。

5. 对中、重度急性胰腺炎，尤其是老年病例在综合治疗过程中注意监测和保护心脏是非常必要的，少数病例可伴发急性心肌梗死。

（周玉淑）

心电图宽 QRS 波心动过速的识别

宽 QRS 波心动过速系指心动过速伴 QRS 波群宽度大于或等于 0.12s。其产生原因有室性心动过速，室上性心动过速合并室内差异性传导或经旁路正向传导。在有心脏器质性病变的情况下，室速患者的预后明显差于室上速患者，而且，两者在治疗选择上也有差别。因此，临床实际工作中，对宽 QRS 波心动过速患者做出正确诊断具有重要意义。现将本人所见 4 例描述如下：

例 1　73 岁，男性，既往有陈旧性下壁心肌梗死，因突发心悸、出冷汗、恶心来急诊，血压 90/50mmHg，心率 175 次/分，ECG 示宽 QRS 波心动过速，QRS 波群宽 0.16s，较规则整齐，V_1 ~ V_6 呈 QS 波形，静脉注射利多卡因 50mg 后心动过速终止，后服用胺碘酮未再发作。

例 2　47 岁，女性。既往 ECG 正常，有一过性心悸史 10

年，未明确诊断，此次因跑步时突然心悸1小时来诊，血压90/65mmHg，心率210次/分，ECG示QRS波宽0.14s，规则匀齐，V_1呈rsR′，R/S>1，V_6为R波，食管电极记录显示P波与QRS波呈1∶1关系，静注异搏定5mg发作终止，经心内电生理确诊为隐性旁路，射频消融后治愈。

例3　23岁，男性。首次发作心动过速，血压120/60mmHg，心率183次/分，ECG示QRS波宽0.12s，匀齐，V_1为rS型，V_4～V_6为R型，静注异搏定5mg 3分钟后，QRS波增宽至0.14s，并且R－R间距绝对不齐，患者出现阿－斯发作，经电复律后恢复窦性心律，ECG示A型预激综合征，经心电生理确诊为旁路前向传导性心动过速，射频消融后治愈。

例4　19岁，男性。阵发心悸2年，发作时血压120/80mmHg，心率157次/分，ECG示QRS波宽0.14s，匀齐，呈右束支阻滞图形，可见房室脱离，超声心动图正常，经心内电生理检查证实为左室特发性室速，射频消融后治愈。

以上4例在鉴别诊断过程中，首先要了解既往有无器质性心脏病。通常室速患者的年龄相对偏大，70%以上发生于冠心病患者，尤其常见于心肌梗死或不稳定性心绞痛。其次为扩张性心肌病或肥厚性心肌病。近年发现部分没有明确器质性心脏病患者可以发生室速，称特发性室速，而室上速多见于非器质性心脏病患者。然而，血压在心动过速时有一定鉴别意义。室速患者血流动力学较不稳定，常有血压下降、末梢循环差等表现。

详细分析12导联心电图和长的单导联记录非常重要，尤其要比较窦性激动与心动过速时的心电图，室速QRS波宽常大于0.14s，胸前多个导联以负向波为主，V_6的R/S<1，以及任一胸前导联的RS间期大于0.1s，如果能够发现房室分离现象，对室速的确诊更有重要意义。室上速QRS波宽多小于0.14s，V_6导联R/S大于1无房室脱节。

当上述分析仍难以确诊时，对药物的反应也有一定鉴别意义，室速通常对利多卡因反应较好。室上速则对异搏定、ATP、腺苷敏感，但对于预激综合征患者发生的宽QRS波心动过速，则尽可能不用异搏定和β受体阻滞剂，以免阻断了房室结，激动完全由旁路下传，反使心律失常恶化，加重病情。如例3在病情许可而又有条件的单位，放置食管电极记录P波与QRS波的关系，对鉴别有很大帮助，并且可通过调搏终止心动过速。

在有心内电生理基础的单位，进行心电生理检查一方面可以明确诊断，同时结合射频消融术治疗，可以对绝大多数室上速及部分室速患者达到治愈的效果。

（焦　镇）

晕厥——注意识别心、肺疾病

患者以晕厥主诉就诊时，首先应详细询问病史，包括晕厥发作的情况，意识丧失持续时间，发作前的预兆症状，发作诱因，发作时的体位、脉搏和血压情况，是否伴抽搐和尿失禁，排尿时是否发生晕厥等。在体格检查时应仔细听诊各瓣膜区心脏杂音。

1. 如发现胸骨右缘第二肋间粗糙而响亮的喷射性收缩期杂音，向颈部传导，伴A_2减低，主动脉瓣狭窄的诊断成立，超声心动图和多普勒超声可证实临床诊断并明确主动脉瓣狭窄的病因及其严重程度。晕厥为重度主动脉瓣狭窄的常见症状，约20%病人发生晕厥。

2. 若患者否认高血压史，心电图却表现为左室肥厚或肢体导联或胸前导联病理Q波或倒置深的T波时，应注意心脏杂音，如在胸骨左缘第4肋间或心前区闻及Ⅲ级收缩期杂音，结合晕厥症状应想到梗阻型肥厚型心肌病的可能，进一步检查超声心动图将对肥厚型心肌病的诊断起决定作用，表现为室间隔非对称性肥厚，梗阻型者二尖瓣前叶有收缩期前向运动，多普勒超声示左室流出道血流速度增快及压力阶差增加。当遇到一位老年肥厚型心肌病患者以晕厥为主诉，有心前区收缩期杂音及心电图病理Q波或倒置深的T波时，首先可能想到冠心病，心脏杂音判断为乳头肌功能不全，晕厥可能推测为脑动脉供血不足而给予扩血管药，症状反而加重。我院曾收治一例梗阻型肥厚型心肌病患者，在外院长期诊断为冠心病、心内膜下心肌梗死，予强心、利尿和扩血管治疗，症状愈治愈重，入我院后经超声心动图确诊梗阻型肥厚型心肌病，改用维拉帕米治疗后症状显著改善，曾做左室造影和左心导管检查，符合典型梗阻型肥厚型心肌病诊断。

3. 如果心尖部闻及舒张期杂音，随体位变化，应想到左房粘液瘤，由于粘液瘤起源于房间隔卵圆窝并有蒂与其相连，使瘤体随心动周期摆动，在舒张期肿瘤嵌入二尖瓣口导致晕厥，超声心动图检查是确诊的关键。

4. 如果体检未发现心脏杂音，晕厥应考虑快速或缓慢性心律失常的可能，引起晕厥的快速心律失常有室性心动过速或室上性心动过速；缓慢性心律失常为严重窦缓、窦停、窦房阻滞和房室传导阻滞等，由于心率过快或过缓引起血流动力学改变导致晕厥。若在晕厥发生时记录心电图即可明确，然往往难以执行，可行24小时动态心电图（Holter）检查。我院一例长期晕厥发作原因不明的患者，经Holter检查发现晕厥时的心电图为Ⅲ度房室传导阻滞，安装永久起搏器后晕厥未再发生。有一些窦房结功能不全者平时心动过缓不明显，Holter记录到窦性停搏3s以上并伴晕厥发作，此类窦停搏的发现比窦性心动过缓的意义更大，更有安装永久起搏器的指征。室性心动过速反复发作，药物控制不满意，甚至有室颤发生者，应植入除颤起搏器，一旦药物控制不住时，自动除颤，避免猝死。

5. 晕厥还见于肺栓塞患者　有一例女性62岁病人，反复晕厥多年，原因不明，因气短行超声心动图检查，发现右室增大，肺动脉高压，临床诊断肺源性心脏病，但患者否认慢性气管炎史。数月后因呼吸困难、咯血住他院，在一次如厕时又发生晕厥，血压下降，终因休克抢救无效死亡，经我院尸检发现主肺动脉栓塞。回顾本例病史符合肺栓塞表现，由于反复肺栓塞，反射性肺动脉痉挛，导致心输出量急剧下降，发生晕厥，由于多次肺栓塞，导致肺动脉高压，右室增大。本例无慢性气管炎史，不符合阻塞性肺病所致肺源性心脏病，应尽早做核素V/Q显像，了解肺血流和通气情况，并做下肢深静脉血管造影及经食管超声心动图检查以了解下肢深静脉或右房、右室血栓，明确肺栓塞来源，以尽早抗凝治疗。

6. 当除外器质性心源性晕厥后，要考虑心血管神经源性晕厥的可能，包括血管迷走性晕厥、颈动脉窦晕厥、咳嗽性晕厥及胃肠或泌尿道源性晕厥（如排尿晕厥）。其机制为机械性、疼痛、温度或情绪等触发因素通过神经反射弧传入支达延髓血管运动中枢，经传出支达靶器官，使交感、副交感神经张力失衡，导致心脏抑制或/和血管减压，当脑供血中断达8s即可发生晕厥。检测方法除测量立、卧位血压了解体位性低血压，Valsalva试验以诱发晕厥及颈动脉窦按摩试验外，常用直立斜位试验，方法为平卧15分钟，记录12导联心电图，测量血压心率，然后使床倾斜至60°~80°，观察25分钟，连续心电图、血压及心率监护，若出现心率减慢，低血压为阳性反应，可诊断心脏血管神经源性晕厥，阳性反应主要表现为血管减压型。直立斜位试验的原理为正常人突然改变体位时，静脉回流减少，心脏前负荷减低，心输出量减少，使压力感受器张力降低，迷走神经传入张力消失，交感神经传出信号增加，导致心率增快，外周血管收缩，心输出量增加，故直立位正常生理反应是心率增快，收缩压略降低，舒张压增加，平均压不变。而血管神经源性晕厥患者，体位直立时心输出量减少，刺激左室下后壁的机械感受器C纤维，使迷走神经传入信号增加，导致心率减慢，外周血管扩张，发生低血压。心血管神经源性晕厥的治疗用β受体阻滞剂72%有效，因为β阻滞剂使心肌收缩力减低，从而减少左室下后壁C纤维的迷走刺激。

（朱文玲）

偏瘫/长期发热——左房粘液瘤

例1　患者16岁，女性。1985年右侧偏瘫，4～5小时右侧肢体活动恢复正常，1986年又发生左侧偏瘫、失语住本院神经科。经头颅CT检查诊断多发性脑梗死，血沉120mm/第一小时末，抗链“O”1∶800，蛋白电泳γ球蛋白23.7%，IgA 493U/ml，IgM 400U/ml，IgG 175U/ml。心电图正常。未能明确脑梗死的病因。后为了解是否有感染性心内膜炎引起的脑栓塞，申请超声心动图检查，发现左房粘液瘤而明确病因诊断。手术切除左房粘液瘤后血沉、γ球蛋白及免疫球蛋白均恢复正常。术后数月偏瘫失语完全恢复。目前当脑栓塞的病因不明时，申请超声心动图检查已成为我院的常规。

例2　36岁女性患者因发热4个月入院，伴乏力，食欲不振，体重下降。入院后检查发现轻度贫血（Hb 86～104g/L），肝脾轻度肿大，血沉增快（60～103mm/第一小时末），γ球蛋白及IgG增高（分别为24.4%和21.7g/L）。曾怀疑慢性活动性肝炎，但肝功能正常，不支持慢活肝诊断；因怀疑结核，经试验性抗结核治疗无效；还曾怀疑肿瘤，经胃镜、腹部CT、骨髓穿刺等检查未发现肿瘤证据。入院1个月发热原因仍不能明确。后一位住院医师闻及心尖部第三心音而申请超声心动图检查确诊左房粘液瘤，手术切除粘液瘤后体温即降至正常，血沉也恢复正常。

心脏粘液瘤是最常见的原发性心脏肿瘤，占心脏肿瘤的30%～50%。其75%起源于左心房，女性多见，占70%，确诊年龄以30～60岁为多。左房粘液瘤的第一组症状为肿瘤阻塞二尖瓣血流，发生晕厥或二尖瓣狭窄的症状和体征；第二组症状为栓塞；第三组症状为自身免疫性血管炎症状，表现为发热、血沉快、皮疹、关节痛、雷诺现象、免疫球蛋白增多；第四组症状为乏力、食欲不振、体重下降等非特异性症状。发热约占50%，栓塞37%，晕厥13%。由于肿瘤特异性抗原－抗体复合物激活补体，复合物对全身的反应可引起发热、血沉快、免疫球蛋白增高、贫血等自身免疫现象；粘液瘤易碎裂，碎片脱落可导致体循环栓塞。怀疑左房粘液瘤的病人应仔细做心脏听诊，第二例患者心尖部的第三心音符合肿瘤扑落音；有些病人变动体位心尖部可闻及舒张期杂音，有附加心音或心脏杂音，特别是心尖部舒张期杂音时做超声心动图检查，左房粘液瘤不难发现。心脏二维超声检查是诊断心脏粘液瘤最简便、安全的无创检查方法，也是目前粘液瘤术前惟一可提供手术依据的检查手段。但对于不明原因的栓塞或发热的病人，由于无心脏杂音常不申请心脏超声检查，就像以上两例病人，在确诊粘液瘤前均经过了一番波折。今后临床遇原因不明的动脉系统或肺栓塞者，或不明原因的发热者均应常规申请超声心动图检查，以免遗漏心脏粘液瘤的诊断。

（朱文玲）

一过性下肢截瘫/急性胸痛/急性上腹痛——主动脉夹层

血液进入主动脉中层，并将其分开形成夹层血肿，称主动脉夹层。主动脉内膜撕裂是形成主动脉夹层的重要原因。主动脉夹层是少见而严重的心血管疾病，但常被忽视，有些病人因急性期未得到确诊而突然死亡，经尸检才明确主动脉夹层诊断，更多的主动脉夹层病人在急性期未能得到诊断。存活数月，在慢性期无意中常规 CT 或超声检查发现主动脉夹层，回顾病史有典型的主动脉夹层表现。现将我院诊断过程曲折的数例主动脉夹层病例简述如下：

例 1　84 岁老年男性患者。突然一过性双下肢无力，不能活动，神经科检查为一过性下肢瘫痪，高度怀疑脊柱肿瘤。入院检查集中在 X 线、骨 γ 照像等与脊柱肿瘤有关的影像学诊断。患者于入院第三天猝死，尸检发现升主动脉夹层破入心包引起急性心包填塞导致死亡。该例由于主动脉夹层向胸主动脉、腹主动脉扩展，累及脊髓前动脉，剥离的动脉内膜可能一过性堵塞脊髓前动脉，故造成短暂脊髓前动脉缺血，发生一过性下肢瘫痪成为该例主动脉夹层的首发症状，由于未想到主动脉夹层的诊断导致误诊和死亡。回顾死亡前患者主诉胸骨后一直有哽噎疼痛感，由于疼痛不剧烈而未得到重视。此外，患者已有高血压病多年，如果对胸骨后不适的症状引起注意，及时申请超声心动图检查，则升主动脉夹层不难确诊。

例 2　42 岁女性患者。因剧烈胸痛，ECG 有 ST－T 改变而怀疑急性心肌梗死住我院 CCU 病房，按急性心肌梗死常规治疗，胸痛未能缓解，次日查房发现左上肢无脉，并闻及主动脉瓣区舒张期杂音，经超声心动图检查发现升主动脉瘤，符合马方综合征，主动脉根部夹层。由于主动脉根部内膜撕裂，使主动脉瓣移位、变形，导致主动脉瓣关闭不全，由于主动脉夹层累及主动脉弓，夹层动脉血肿压迫、牵拉、堵塞左锁骨下动脉或左锁骨下动脉夹层均可造成左上肢无脉。本例的心电图为非特异性改变，而并非典型的急性心肌梗死的心电图改变，急诊室医师忽视了左上肢无脉和主动脉关闭不全的体征，而在超声心动图检查之前病房医师因无脉怀疑“多发性大动脉炎”。本例确诊为 DeBakey Ⅱ型主动脉夹层后，病人要求转外院手术治疗，手术所见同术前诊断，但由于手术难度大患者在术中死亡。

例3　72 岁男性患者。1 个月前在骑车时感到上腹痛，来本院消化内科检查上腹痛原因，患者有高血压 20 多年，糖尿病 5 年：经胃肠造影、胃镜及腹部 B 超检查均未见异常，历时 1 个多月未能明确诊断。后行腹部 CT 检查，确诊腹主动脉夹层。经食管超声心动图检查发现胸部降主动脉夹层（DeBakey Ⅲ型），假腔内充满血栓及缓慢血流烟雾状回声，说明夹层中血液渐趋凝固机化，病人选择药物保守治疗，经钙拮抗剂降压及 β 受体阻滞剂治疗，已随诊 2 年，病情稳定，自我感觉良好，多次复查经食管超声心动图，胸主动脉夹层假腔内仍有血栓回声，血液已基本凝固机化。

例4　47 岁男性患者，6 个月前突然胸痛，当地检查未明原因，2 个月来气短，严重时不能平卧，因原因不明转京诊治，体检发现左上肢脉搏减弱，左颈部血管杂音，主动脉瓣区双期杂音，双足背动脉搏动正常。超声心动图示主动脉根部夹层，重度主动脉瓣关闭不全，左室增大，收缩功能重度减低，经食管超声心动图检查发现主动脉根部、主动脉弓及降主动脉均有夹层，假腔大，假腔内充满血栓回声。胸腹部 CT 诊断降主动脉及腹主动脉夹层。本例在夹层动脉急性期未能得到诊断，至慢性期出现并发症时才明确诊断，由于长期左室压力和容量负荷增加，导致左室重度增大，收缩功能严重受损，出现心衰症状，保守治疗预后不佳，遂决定行升主动脉人工血管、人工主动脉瓣置换术和冠状动脉移植术，但术后死于心功能衰竭。

主动脉夹层由于累及的部位和范围不同，症状和体征表现多样，如对局部体征及症状不加以深究，往往会忽视主动脉夹层的诊断。主动脉夹层时，内膜破口 2/3 发生在主动脉根部主动脉瓣上 2cm 以内，1/3 发生在胸主动脉近端，即左锁骨下动脉开口的远端。主动脉夹层可向下延伸至髂动脉。自上至下累及头臂动脉、冠状动脉、脊髓前动脉、肠系膜动脉、肾动脉及髂动脉等，由于夹层动脉瘤压迫这些分支或内膜剥离累及主动脉分支，导致分支血管受压、阻塞，影响供血甚至中断供血，引起相应器官的缺血症状及体征。如短暂性脑缺血发作（TIA）、缺血性脑卒中、截瘫、急性心肌梗死，肢体缺血、无脉，腹痛，小肠缺血性坏死，胰腺坏死，肾血管性高血压，肾缺血性损害及急性肾功能衰竭等。主动脉夹层常导致主动脉关闭不全，左室增大，左心衰竭；主动脉根部外膜破裂引起急性心包填塞及出血性休克是常见的死亡原因。对于突然剧烈胸痛发作、性质撕裂样、怀疑主动脉夹层时，最简便的方法是经食管超声心动图（TEE）检查，与血管造影比较，TEE 对主动脉夹层的检出率与前者相同均达 100%，对破口和假腔内血栓的检出优于前者。

由于 70% ~90% 的主动脉夹层患者有高血压，药物治疗首先应降压，使血压控制在正常水平；为减少心肌过度激动，可用 β 受体阻滞剂。凡升主动脉夹层有继发性主动脉瓣关闭不全者（即 DeBakey Ⅰ型及Ⅱ型）应紧急手术治疗，病程 >6 个月的慢性主动脉夹层，只有严重进行性加重的主动脉关闭不全或夹层仍在进展者方考虑手术；降主动脉夹层（Ⅲ型）可择期手术。

慢性主动脉夹层病情稳定、无主动脉关闭不全或大分支累及或尚未引起脏器功能障碍危及生命者可保守治疗，应长期服用钙拮抗剂和β受体阻滞剂。

（朱文玲）

第六章　面对疑似消化系统的疾病

老年初次发作右上腹痛，伴腹膜刺激征及X线“肺大疱”征——十二指肠溃疡穿孔

患者60岁，男性。右上腹剧烈持续痛4小时，阵发加重。以往无类似发作。无呕吐、发热、黄疸。查体：右上腹压痛，腹肌紧张，未扪到肿块。听不到肠鸣音。生命征正常。血压：170/110mmHg，在检查和观察过程未降低。无黄疸、发热或肿块。多次检查血清淀粉酶，均正常。心电图：左心室肥厚。无病理性Q波和ST－T抬高等急性心肌梗死特征。腹平片显示左膈区有胀气大泡，初疑“肺大疱”，复查发现疱壁不薄，不像肺泡，较似膈肌。因此疑为膈下胀气大疱。未发现膈下游离气体。胸片右下肺有可疑炎变表现。

对本例诊断的思考：

1. 持续右上腹痛，阵发加重，急性发作于一位老年人，从该部位内大体解剖来考虑，肝、胆、胃和十二指肠的问题应列首位。固然有因肝急剧肿大引起右上腹痛，而误认为“急性肝炎”。实为急性右心衰竭引起的急性肝脏肿大。不过这例病人没有类似问题。遂应考虑胆或胃、十二指肠病。

2. 急性胆囊炎不常见于老年人，而更使人认为不可能的是病人无发热或黄疸，亦未扪到肿大的胆囊；痛的性质也不是胆

囊炎所常伴有的绞痛。

3. 溃疡病急性发作，有可能　约10%的溃疡病可无慢性胃痛，首次症状就是右上腹急腹痛。本例有腹膜刺激征，就要进一步明确是否有穿孔。于是摄了X线腹平片。结果：无膈下游离气体，并在左侧膈部有充气大泡，考虑“肺大疱”，另右下肺有可疑炎变表现。据北京协和医院急诊室统计20世纪70年代1027急腹痛病例，其中溃疡病穿孔者55例，膈下未见游离气体的占38.2%。溃疡穿孔部位如在后壁，就可能见不到游离气体。因此膈下无游离气体，不能除外溃疡病穿孔。但终属少见，对本例而言，临床上尚难确诊。

4. 根据X线腹平片的发现　右下肺有可疑炎变表现。有无可能是腹腔外病变引起的急腹痛？大叶肺炎引起急腹痛的病例在文献中屡有报道。我们也亲自见过，甚至有因高度怀疑腹腔内病变而剖腹探查者。但本例病人腹部体征的发展越来越像腹膜炎：全腹痛、腹肌紧张、有反跳痛、压痛，同时肠鸣音消失，病人中毒症状渐明显。因此从整个病情发展看，虽胸片显示右肺有可疑炎变；不似因大叶肺炎引起的“急腹痛”。

5. X线片中发现　“左侧膈部有积气大泡，疑肺大疱”。病人无哮喘或其他慢性肺部疾病史，没有形成“肺大疱”的基础。再次细致复查腹部平片，发现所谓肺大疱的壁层较厚，不可能是肺泡壁。于是考虑“大疱顶部是横膈”，因此这胀气大疱很可能是结肠。同时联系到病人腹痛已发展为全腹痛和压痛、肠鸣音消失等现象，考虑为“麻痹性肠梗阻”。如何发生？是一个必须明确的问题。首先要考虑到腹膜炎的可能。

至此，已经可以得到一个比较完整的病案实例。经过近4～5小时的检查和观察，可认为这是一例有腹膜炎合并麻痹性肠梗阻的病人。但病因尚未明确。再次复查，发现有少量腹腔积液。腹腔穿刺得少量脓液。遂进行剖腹探查。探查发现腹腔内有大量绿色脓液。乙状结肠极度扩张，并扭转。所谓“积气大泡”实为极度扩张、升高并抬起横膈的充气结肠。小肠表面多处附着脓苔。在十二指肠球前壁发现直径约 0.3cm 的溃疡穿孔，不断流出十二指肠液和胆汁，引发了严重的腹膜炎。

本例是较常见的急腹痛，但又具较特殊的难点，最后证明是平时无症状的溃疡病突然发生穿孔引发的腹膜炎、麻痹性肠梗阻，首发症状却是穿孔引起的剧烈右上腹痛。由于穿孔的位置，未能在 X 线平片上见到膈下游离气体，说明少数溃疡病可不出现通常溃疡病的反酸、胃灼热、饥饿时胃痛等症状；膈下无游离气体并不能排除溃疡穿孔。左膈区见到极度充气扩张的结肠，结果逐渐发展成全腹痛和压痛、肠鸣音消失等腹膜炎的表现，考虑到麻痹性肠梗阻。所以，膈区有大量积气腔，必须要分辨积气是在膈上还是膈下。多次血清淀粉酶均正常。临床上无休克趋势的现象。这些阴性要点可以排除急性出血坏死型胰腺炎。

从整个病情发展看，可以排除腹腔外病变引起的急腹痛，如大叶肺炎和急性心肌梗死。但上腹部的疼痛，特别是没有腹肌紧张者，确实应考虑膈上病变的可能。

本例病人的体检不完整。一例急腹痛病人查体未做肛门指检是不应该的。如果当时怀疑有消化道穿孔，应让病人采取特殊的下蹲式体位做肛检，可以在盆腔部位触到腹膜腔内集聚的、由溃疡穿孔处漏出的十二指肠液（内有食物残渣）、胆汁等，且有触痛，使诊断能提前数小时作出。本例由于临床表现特殊，难以确诊，一直等到从腹腔穿刺抽出脓液才决定剖腹探查。最后虽然诊断明确，但由于延误诊断 4～5 小时，失去了宝贵的抢救时间，手术后病人不久即死亡，这是个沉痛的教训。

对一个原因不明的急腹痛病人必须细致地、频繁地反复进行体检和其他必要检查。常常不是一二小时或几小时复查一次，而是更紧密地检查，随时结合新发现，或是反复斟酌自己的诊断或思考方向。本例短时间内从右上腹痛发展到全腹痛，腹膜刺激征愈来愈明显，就是腹膜炎的重要诊断线索。

总之，给腹痛病人做腹部检查，应特别注意肠鸣音，要反复听，每次听的时间要够长，不能轻视。本例病人始终无肠鸣音，提示可能肠麻痹，也是腹膜炎的佐证。

（邵孝鉷）

突发脐周剧烈腹痛36小时后，下腹出现肿块——肠息肉、肠套叠

患者42岁，男性。急剧脐周腹痛1个多小时，痛的部位在脐周。发病前无任何不适。腹部无明显阳性体征。生命体征正常。血压110/80mmHg。白细胞10.3 × 10^9/L。心电图正常。血清淀粉酶44.4U/dl。X线腹像示结肠内少量积气，未见小肠积气。发病36小时后发现下腹正中有一肿块。质软，边界清楚，有轻压痛。初疑为胀大的膀胱。导尿后肿块依然存在。穿刺肿块，得30ml血性液体。肿块可移动。肠鸣音活跃但不高亢。

对本例诊断的思考：

1. 突发脐周痛，初无明显腹部体征　这类病人应留在急诊室观察。重点观察腹痛部位是否转移、是否出现新的临床表现等。

2. 发病36小时后，也就是在急诊室35小时后，病人下腹正中出现一质软、边界清楚、可移动、无明显压痛的肿块。虽然临床上考虑到肠梗阻，但病人一直无呕吐，肠鸣仅活跃而不

高亢，缺乏肠梗阻的正面证据。然而根据北京协和医院 20 世纪 70 年代 1027 例急腹痛病例分析，肠梗阻占 15.8%，其中腹腔内出现肿块的占 49.4%，约半数。肠鸣音高亢的略多于半数，占 53.7%。所以无高亢肠鸣音，并不能完全排除肠梗阻。

3. 极大多数肠梗阻的病人都有呕吐　无呕吐是否可除外肠梗阻？不一定。在上述 1027 例急腹痛病例资料中，18.5% 的肠梗阻病人并无呕吐现象。因此不呕吐亦不能完全排除肠梗阻。

4. 引起小肠梗阻最常见的原因是手术后引起的粘连，据文献报道，可占小肠梗阻病例的 60% ~70%。肠结核、肿瘤、Crohn 病、肠息肉等也都有可能引起肠梗阻。

5. 肠梗阻常有四个主要临床表现　腹绞痛、呕吐、不排便或（气）和腹胀。而本例仅有腹绞痛，但仍需考虑有肠梗阻的线索就是突发腹痛和以后出现的腹腔内肿块。遗憾的是对此肿块的性质无法确定。病人既往无任何不适，确实很难从肠结核、Crohn 病、肠道恶性肿瘤等来解释。当时曾考虑过肠套叠。肠套叠在成人罕见，而且也需有原因才会发生，所以未再多考虑。最后只能剖腹探查。

6. 术中发现肠袢胀气　左上腹可见暗紫色肠袢，该肠袢系膜扭转 360°~540°。恢复扭转，发现为肠套叠。套入段较长，肠系膜也套入。试行复位，未成功。遂行切除，对端吻合。术后恢复良好。病理报告：“肠出血性坏死，符合肠套叠。套入段首端肠腔内有一大息肉，直径约 1.0cm”。

本例急腹痛病人，发病初体征很少。正如在 Schwartz SI 主编的《外科学纲要》（Principles of Surgery, 6th ed, 1994, McGraw－Hill, Inc. New York）关于肠梗阻一章中所述：“早期体征可以令人惊奇地正常”。本例早期腹部确无明显体征，这种情况在由血运障碍引起的肠梗阻更为多见。因此：

1. 遇到急腹痛的病人，必须密切观察病情发展，切不可在诊断尚不清楚前使用强力镇痛剂，否则可使病人腹痛减轻，甚至能安睡，但病变却在继续演进。等到病情严重恶化时再做处理，往往延误时机，这是非常危险的。

2. 发病36小时后，腹腔内出现可移动、无压痛、周界清楚的软肿块。确实难以判断其性质。患者为中年男性，既往无肠道手术史，亦无各类慢性肠道病。肿块的来源一时不易辨别。虽然考虑过肠套叠，但由于在成年人少见，而未抓紧做相应检查，如采用水气灌肠做B超或X线钡灌肠检查，有可能发现套叠的肠袢。

3. 这是一例由于肠息肉引起的成人肠套叠，不常见；肠梗阻的四个主要临床表现也不典型，诊断有一定难度，留在急诊室观察是对的，但未抓紧检查以明确诊断，特别是对肠梗阻只按常见的典型表现考虑，没有想到特殊情况下会如何，因而轻易忽略。急诊临床上即使是需要进行紧急手术探查的病例，也应在术前尽可能明确诊断。

（邵孝鉷）

持续上腹痛，4小时后出现右下腹痛，伴腹膜刺激征——原发性网膜扭转

患者35岁，女性。上腹痛4小时，持续性，初起隐痛，渐加剧，无呕吐，不发热。急诊查体：病人呈痛苦貌，无黄疸。上腹有明显压痛和肌紧张，以右上腹为主，并有反跳痛。腹部不膨隆。左侧腹部软。全腹未扪到肿块。肠鸣音存在，不亢进。外周血白细胞 $7.35\times10^9/L$。在急诊室观察4小时后，腹痛转至

右下腹，伴反跳痛。但右上腹痛仍存在。

以往从无类似腹痛发作。目前病人正因患肺结核，行抗结核治疗。

本例发病时间短，除腹部压痛和腹膜刺激征外，无其他阳性发现。临床上应做的就是密切观察病情的发展。

对本例诊断的思考：

1．女性病人应考虑有无妇科问题，曾请妇科会诊，但检查未见异常。

2．在观察期间，病人腹痛转移到右下腹。很自然会考虑急性阑尾炎的可能。本例病人就被怀疑是阑尾炎。有的外科医师考虑为“梗阻性阑尾炎”。

3．手术按剖腹探查进行，但首先考虑到急性阑尾炎，故取脐右侧约 8cm 处切口。分层切开，打开腹腔探查。发现剑突右下有一处核桃大小大网膜根部呈带蒂状扭转，约 720°。大网膜已呈紫黑色。腹腔内有少量血性渗出液。阑尾局部有粘连，呈慢性阑尾炎表现。切除绞窄的大网膜和阑尾。术后，病人恢复良好。

网膜扭转一般分为原发和继发两种类型，后者多由于网膜的游离边缘与囊肿、肿瘤、腹腔内炎性病灶或手术瘢痕、或疝粘连，作为扭转的轴。本例没有这些可致继发扭转的因素，根据手术时所见，为原发性网膜扭转。

网膜扭转是极少见的急腹痛，原发性网膜扭转更为罕见。根据症状和体征临床上是难以作出正确诊断的。内科医师能做到的是密切观察病情发展，及早做出必须进行手术的决断。

讨论本例的目的决非为了猎奇，而是因为本例在临床上酷似急性阑尾炎。作为一位临床医师，任何时候都应留有余地，不能满足自以为已无问题的决定。

（邵孝鉷）

老年女性腹胀、发热、消瘦——卵巢癌

患者老年，女性。腹胀、消瘦、发热4个月，查体有腹腔积液。腹腔积液检查为渗出液，WBC 510/mm^3，单核94%，黎氏反应（+），生化蛋白5.2g/dl，PCR检测TB四次均（-），找瘤细胞三次（-）。抗生素、抗结核治疗各1个月无效。

结核性腹膜炎常见于中青年，女性较多，许多继发于其他部位结核病，可由播散性肺结核血行感染，也可由肠或肠系膜淋巴结结核，盆腔结核蔓延感染至腹膜。腹腔积液形成主要原因是腹膜结核灶炎症性渗出，也可由于结核结节或肿块压迫局部血管和淋巴管使液体渗入腹腔。一般起病缓慢，有乏力、腹胀、低热。也可有腹痛，腹腔积液检查大多数为渗出液，偶尔可见有血性或乳糜腹腔积液，腹腔积液细胞常以淋巴细胞为主。当与肿瘤性腹腔积液鉴别困难时，可做腹膜穿刺活检或腹腔镜检查取活检做病理组织学诊断。

许多原发性或转移性恶性肿瘤都可有腹腔积液，有的消化道肿瘤及妇科肿瘤常以腹腔积液为首发症状。据北京协和医院对近10年内科住院病人腹腔积液病人统计，男性肿瘤性腹腔积液中肝癌占首位，而女性以卵巢癌占首位。其他引起腹腔积液的常见肿瘤有腹膜间皮瘤、胃癌、大肠癌、胰腺癌、子宫癌、恶性淋巴瘤等。

恶性肿瘤腹腔积液产生原因常是多方面的。主要是由于恶性肿瘤转移种植于腹膜或腹腔，渗出液增多；癌组织浸润引起的糜烂出血；癌肿组织压迫门静脉或下腔静脉引起腹腔积液。

恶性肿瘤腹腔积液检查表现不一，常见为血性腹腔积液或渗出液，也可表现为漏出液或乳糜性腹腔积液，腹腔积液中找瘤细胞是确诊的重要手段。若阴性时应进一步做 B 超、CT 或腹腔镜检查。

此外尚应考虑腹膜间皮瘤，因大量间皮细胞增生渗出形成腹腔积液。腹膜间皮瘤有良性和恶性，主要依靠病理诊断。临床特点是反复顽固的腹腔积液，可伴腹胀、消瘦、发热。腹腔积液为渗出液或血性。临床上很易误诊。

进一步检查的结果及分析：

1. 老年、女性、腹胀、食欲欠佳、发热、消瘦 4 个月，用抗生素、抗结核治疗各 1 个月无效，腹腔积液呈渗出性，腹腔积液细胞以淋巴细胞为主，最常见两个病因，一是结核性腹膜炎，二是恶性肿瘤。

2. 若为结核性腹膜炎，虽老年人少见，但也必须除外，因此需寻找原发部位来帮助明确诊断。结核最常见原发部位为肺及胃肠道。需做胸像及胃肠钡餐造影。

3. 胸像显示右侧胸腔大量积液，两肺未见异常。胃肠钡餐造影未见异常。

4. 由于老年女性应考虑妇科肿瘤所致腹腔积液，其性质也可能为渗出性。本例 B 超显示大量腹腔积液，右侧胸腔大量积液，左下腹可见肠管呈团块状分布于腹腔积液中，未探及肿物。盆腔 B 超示子宫附件未见异常。

5. 钡灌肠显示乙状结肠和降结肠狭窄，但粘膜光滑呈局限性，粘膜无破坏。结肠镜显示乙状结肠肠腔狭窄，但粘膜光滑，镜子难以通过狭窄段，考虑外压性病变所致。

6. 胸腔积液检查仍为渗出液　胸、腹腔积液两次找瘤细胞阴性，PCR 检测结核杆菌四次均为阴性，但在第三、四次腹腔积液检查找到可疑瘤细胞。

7. 妇科检查右侧附件增厚，仍不能排除结核，在这种情况下做腹腔镜检查发现子宫表面白色种植结节数个，卵巢 4cm × 1.5cm，表面满布白色小结节，子宫直肠窝种植结节，盆腹腔腹膜散在结节，故进行局部活检。病理报告：右盆腔纤维平滑肌组织中有散在中分化腺癌组织浸润，右卵巢中分化腺癌。

通过本例体会：①中、老年女性腹腔积液患者应警惕盆腔肿瘤；②传统认为肿瘤性腹腔积液多为血性，而北京协和医院统计 68.9% 为渗出液、22.2% 为漏出液，4.4% 为乳糜腹腔积液，血性腹腔积液仅占 4.4%。所以根据腹腔积液性质考虑原因时既要了解一般规律，却又不能绝对化；③腹腔积液应多次检查找瘤细胞。由于找到瘤细胞阳性率不是太高（北京协和医院统计为 28.9%），所以阴性时并不排除恶性肿瘤；④结核与肿瘤性腹腔积液鉴别困难时可做腹腔镜检查取活检，以便获得病理组织学诊断。

（陆星华）

腹泻、大便量多恶臭，恶病质——吸收不良综合征

患者中年男性。腹泻、腹胀 4 个月，明显消瘦，卧床不起 40 天住院。体检极度消瘦呈恶病质，全身肌肉萎缩，心、肺、腹部未见异常。大便日 5 ~6 次、量较多、恶臭，粪便镜检无红、白细胞，潜血（ - ），未找到寄生虫。

对腹泻的识别：

1. 腹泻的定义　每日大便次数超过 3 次，每日粪便量大于 200g，且粪中液体成分增加，即为腹泻。

按病程，腹泻有急性和慢性之分。病程短于3周为急性腹泻；病程超过4周为慢性腹泻。本例属于慢性腹泻。

2. 腹泻从发病机制上可分为四类：

（1）渗出性腹泻（炎症性腹泻） 是因为肠粘膜的完整性因炎症、糜烂、溃疡等病变而受到破坏，造成大量渗出所引起的腹泻。特点是脓血便，常可伴有腹部和周身炎症或感染症状。其原因有以下两类：

1）感染性渗出性腹泻：常见的病因有细菌、病毒、寄生虫、真菌等。

2）非感染性渗出性腹泻：常见的病因有炎性肠病（溃疡性结肠炎、Crohn病）、肠道良性或恶性肿瘤、嗜酸性肠炎、放射性肠炎等。

本例大便性状、周身及腹部表现显然不符合渗出性腹泻。

（2）分泌性腹泻 是由于促分泌物质增加，使肠道水与电解质分泌过多或吸收减少所引起的腹泻。正常人肠道水和电解质的分泌发生于肠粘膜上皮隐窝细胞，吸收发生于肠绒毛细胞。分泌性腹泻的特点是每日大便量超过1L（最多可达10L以上），大便呈水样无脓血，禁食48小时后仍持续存在。促胃肠道分泌物质有以下三类：

1）细菌性肠毒素：体外产生而摄入的（食物中毒）有金黄色葡萄球菌、蜡状芽胞杆菌等，体内产生的有霍乱弧菌、产肠毒素大肠杆菌、难辨梭状芽胞杆菌等。

2）内源性促分泌物：血管活性肠肽、胃泌素、5-羟色胺等。

3）导泻剂：内源性如胆酸、脂肪酸（羟基脂肪酸、短链脂肪酸）。外源性为多种泻药。

本例腹泻情况及大便性状也显然不符合分泌性腹泻。

（3）渗透性腹泻 是因为肠道消化吸收不良或摄入不能吸

收的溶质，使肠腔内渗透压升高，大量液体从肠壁被动进入肠腔而引起的腹泻。特点是大便量一般每日低于1L，大便稀水样无脓血，糖类吸收不良时呈酸臭味，脂肪、蛋白质吸收不良时带油脂状及恶臭味，禁食48小时后腹泻显著减轻或停止。发生的原因有以下三类：

1）吸收不良综合征：主要是由于消化不良（各种胰腺疾病所致胰腺外分泌功能不全）、吸收不良（小肠粘膜疾病如成人乳糜泻、嗜酸性肠炎、大段肠切除或胃肠道短路等）或淋巴回流受阻（小肠淋巴管扩张、淋巴瘤等）。多种因素可引起食物中脂肪、蛋白质、糖类不能充分消化吸收而形成肠腔内高渗状态，导致腹泻，其中也有合并分泌增多的因素。

2）糖类吸收不良：①双糖酶缺乏：乳糖酶缺乏、蔗糖酶缺乏，可为原发性或继发于小肠粘膜疾病。②单糖吸收不良：葡萄糖、半乳糖或果糖转运机制缺陷。

3）高渗性导泻剂：①盐类：硫酸镁、硫酸钠、磷酸钠等。②糖类：甘露醇、山梨醇、乳果糖等。

本例慢性腹泻、明显消瘦及大便性状，应高度怀疑存在吸收不良综合征。

（4）肠道运动失调性腹泻　想要确定腹泻是否由于肠道运动失调所致，还需首先排除渗出性、渗透性、分泌性腹泻等因素。肠道运动失调所致腹泻有以下三种情况：

1）小肠运动过速：甲状腺功能亢进、倾倒综合征、恶性类癌综合征等。

2）结肠排空提前：结肠激惹综合征、结肠炎、胆盐刺激等。

3）肠道运动减弱或停滞：糖尿病性神经病、硬皮病、假性肠梗阻。肠道运动减弱或停滞导致小肠细菌过度孳生，引起腹泻和脂肪、维生素B_{12}吸收不良的表现。

上述疾病中，有的也合并有吸收不良或分泌增强的因素，本例不考虑肠道运动失调性腹泻。

综上所述，对本病诊断应做以下的检查：

1. 吸收不良综合征是指各种疾病所致营养物质（包括脂肪、糖、蛋白质、维生素、矿物质）不能被小肠充分消化吸收而引起的临床症候群，其中以脂肪吸收不良最为突出，出现脂肪泻和营养不良的表现。典型临床表现为腹泻，较大容量、油脂状、恶臭的稀便，伴有腹胀、体重减轻、乏力、贫血、水肿和各种维生素与矿物质缺乏的表现。本例不同程度存在上述表现，高度怀疑为吸收不良综合征。

2. 为了明确吸收不良综合征的诊断，应进行一系列实验室检查和小肠吸收功能测定。

（1）血液检查　血红蛋白、血清蛋白、电解质、钙、磷、凝血酶原时间及活动度，有条件时测定血清维生素 B_{12}、叶酸、25－羟维生素 D。本例血红蛋白 89g/L，血清总蛋白 53g/L、白蛋白 35g/L，血清钾 1.4mmol/L、钠 139mmol/L、氯 110mmol/L、钙 2.3mmol/L、磷 0.6mmol/L、VitB_{12} 1.9pg/ml（正常 50～300pg/ml）、25（OH）D＜2mg/ml（正常 8.0～30.5mg/ml），故存在贫血及多项血液生化异常。

（2）粪检查　常规正常，潜血、寄生虫（包括蓝氏贾第鞭毛虫包囊、钩虫卵、姜片虫卵等）及细菌培养均为阴性，说明不存在感染性腹泻。

（3）胃肠影像学检查　全消化道造影可见到吸收不良的小肠改变，包括小肠分节、雪片样改变、粘膜变粗、部分肠腔扩张与钡影稀释。如能进一步进行小肠气钡造影、十二指肠低张造影、气钡双对比灌肠造影，则可了解胃肠道是否有器质性病变。纤维胃镜、纤维结肠镜、腹部 B 超或 CT 以及 ERCP 可分别除外胃、结肠及胰腺病变。本例全消化道造影示小肠分节、雪片样改变及粘膜增粗，符合吸收不良综合征的改变，未见胃肠道器质性病变。腹部B超肝、胆、胰、脾未见异常，无肝胰等病变的证据。

（4）胰腺功能检查　目前国内可测定的胰腺外分泌功能试验有：①直接试验，如促胰液素试验；②间接试验，如Lundh试验，尿及血BT－PABA（胰功定）试验，对慢性胰腺炎或较广泛的胰腺癌有诊断意义。本例做了尿BT－PABA试验，BT－PABA试验的全称为苯甲酰－酪氨酰－对氨苯甲酸试验。口服一定量的BT－PABA后，在小肠被胰腺分泌的糜蛋白酶特异裂解为苯甲酰酪氨酸（BT）和对氨苯甲酸（PABA），PABA经小肠吸收入血，由肾排泄，经尿排出。正常人口服500mg BT－PABA，6小时尿内排出PABA在60%以上，50%～60%为可疑异常，50%以下为异常。本例住院初期尿PABA为24.4%，经治疗后达69.8%，考虑初期由于小肠吸收障碍而致血中吸收及尿中排泄减少，并非由于胰腺外分泌功能损害。

（5）小肠吸收功能检查

1）粪脂肪吸收试验：①粪脂肪定性试验：粪涂片用苏丹Ⅲ染色，显微镜下见到橘红色小圆球即为阳性，说明粪便中有脂肪颗粒，这是对脂肪吸收不良的一种初筛试验。本例住院初期粪苏丹Ⅲ染色为阴性，考虑当时进食少，不吃带脂肪食物之故。治疗后食欲好转，粪苏丹Ⅲ染色转为阳性。②粪脂肪定量试验：即脂肪平衡试验。方法是进食标准试餐（每日膳食中含脂肪80～100g）后，测定24小时粪中脂肪量，若大于6g或吸收率小于90%，提示存在脂肪吸收不良。本例住院初期24小时粪脂肪定量为2.5g，是由于未能吃完所给试餐。食欲好转后为8.1g，出院前为2.7g。此方法仍被公认为测定脂肪吸收不良的“金标准”。③^{14}C－甘油三油酸酯呼气试验：脂肪吸收不良者口服^{14}C标记的甘油三油酸酯（长链甘油三酯）的6小时内呼出$^{14}CO_2$量低于正常。如再相继用^{14}C－软脂酸（长链脂肪酸）和^{14}C－辛酸（中链脂肪酸）做呼气试验，可以进一步鉴别是胰源性、胆源性抑或肠源性脂肪泻。用^{13}C标记无放射性，更为安全。但还是和以上两种粪脂肪试验一样，不能提示病因诊断。本例测定^{14}C－甘油三油酸酯和^{14}C－辛酸均低于正常，说明长链中性脂肪与中链脂肪酸都吸收差，提示属于肠源性脂肪吸收不良。

2）糖类吸收试验：①右旋木糖（D－木糖）试验：正常人口服5g D－木糖后，测定5小时内尿中排出的量应大于1.2g，小于1.2g时即示糖类吸收不良。此法广泛用来估计小肠粘膜表面吸收功能的完整性。本例D－木糖试验住院初为0.4g，说明小肠存在比较广泛的吸收功能障碍。②氢呼气试验：用于测定小肠粘膜刷状缘的双糖酶缺乏。用双糖作为底物，口服一定量后在3～6小时内用气相色谱仪测定呼气中氢气浓度，若升高$\geq 20 \times 10^{-6}$（ppm），就说明存在该双糖酶缺乏。乳糖是奶类特有的双糖，特别常用于国人较广泛存在的原发性乳糖酶缺乏（或减少）的检测。其他小肠粘膜病变也可引起继发性双糖酶缺乏。

综合本例以上症状、体征、实验室检查和小肠吸收功能试验，说明患者存在吸收不良综合征，病变位于小肠粘膜。

对小肠粘膜病变的病因学诊断，小肠粘膜活检进行组织学检查是一种很重要的手段。小肠粘膜病变可呈弥漫性或斑片状分布。组织学诊断可呈特异性或非特异性改变。活检具有诊断价值的疾病有成人乳糜泻、Whipple病、无β脂蛋白血症、无γ球蛋白血症。活检可能有诊断价值的疾病（斑片状病变）有小肠淋巴瘤、小肠淋巴管扩张、嗜酸性小肠炎、淀粉样变、Crohn病、系统性肥大细胞增多症、蓝氏贾第鞭毛虫感染。活检有异常，但无特异性诊断的疾病有热带口炎性腹泻、“胶原性”斯泼卢、叶酸缺乏症、维生素B_{12}缺乏症、系统性硬化症、小肠细菌过度孳生。小肠粘膜活检多采用小肠活检器，经口置于空肠段采集粘膜，制成组织切片在显微镜下观察。成人乳糜泻小肠活检的显微镜下典型表现为小肠粘膜变薄，绒毛变短粗、有的融合或消失，隐窝增大，有慢性炎性细胞浸润。本例小肠粘膜活检符合此病理改变，未找到其他肠道良恶性病变。考虑本例为成人乳糜泻（麦胶敏感性肠病）的可能性大。

用无麦胶饮食试验治疗，同时加强营养并补充电解质与维生素不足。治疗后腹泻逐渐好转，各项异常指标逐渐恢复正常。16 周后体重增加 20kg。随访 2 年，已完全恢复正常生活与工作，可吃少量面食。

（贝　濂）

食欲不振、乏力、面色苍白——慢性肾功能不全

根据上述临床表现在中青年患者往往首先想到消化道疾患——消化道出血的可能，在中老年患者则要考虑消化道肿瘤的可能。常常经检查发现有中度贫血、大便潜血试验弱阳性、纤维胃镜检查见胃粘膜有点片状糜烂出血病灶。骨髓检查无特殊，仍无结论。最后想到检查肾功能，发现尿素氮、肌酐增高，才诊断为慢性肾功能衰竭尿毒症期。一旦诊断明确觉得并不难，但在未想到肾脏病时，往往从消化道疾病及血液疾病来考虑，有的经过 2 ~ 3 周甚至更长的时间才确诊。这种情况在门诊不少见。

怎样防止尿毒症的误诊漏诊？首先要了解尿毒症。尿毒症是严重危害人体健康的一种常见综合征，根据我国流行病学调

查统计，尿毒症的发病率为（30~50）/10万，慢性肾功能衰竭发展到最后阶段——尿毒症，当血肌酐 > 8mg/dl 时，临床出现一系列代谢紊乱和多系统症状和体征，成为一组综合病症。

我国尿毒症的常见病因有：①慢性肾小球肾炎；②慢性感染性间质性肾炎；③高血压性肾小动脉硬化；④糖尿病肾病；⑤各种免疫性疾病引起继发性肾小球疾病；⑥其他：镇痛剂肾病、肾小管酸中毒、慢性梗阻性肾病、多囊肾、肾淀粉样变、多发性骨髓瘤肾病等。

尿毒症患者体液中蛋白质代谢产物大量蓄积，其中某些物质已明确具有毒素作用，被称为尿毒症毒素，这些毒素可引起体内各种代谢紊乱和许多组织及器官的损害，因而可引起各种各样的临床表现。除肾脏疾病本身的一些表现外，消化系统、心血管系统、神经系统、血液系统受累的症状体征亦较明显，如出现畏食、恶心、呕吐等症状时，易被误诊为消化道疾病，以贫血为主要表现时，宜从血液病角度进行有关的检查而误诊。

尿毒症误诊的几种常见原因：

1. 对尿毒症的临床表现不够熟悉　尿毒症晚期虽常有全身多系统功能受损，但临床表现多以某一系统症状为主，易误诊为该系统的疾病。有肾脏病史患者较易考虑到慢性肾功能衰竭，但无明显肾脏病史患者极易忽略。一定要熟记尿毒症常见的症状往往是慢性消化道的非特异性症状——食欲不振、恶心、腹泻及口腔异味等，而检查中最突出的发现常是贫血体征，肾脏病本身没有特殊表现可以提示。

2. 某些病人临床表现不典型　有的尿毒症患者尿常规不一定都有镜检血尿和明显蛋白尿，但病人夜尿多、尿比重低则提示有肾功能损害。

3. 询问病史及体格检查欠详细　忽略患者肾脏病史，或对患者呼吸有氨味未加注意，而积极检查消化道或贫血原因，未能及时做肾功能检查。

4. 对肾性贫血警惕性不高，这可能是最主要的原因。总之，贫血很常见，可见于临床各科，其病因及发病机制多种多样，急慢性失血、慢性感染、寄生虫病、营养不良、恶性肿瘤等均可发生程度不同的贫血，而慢性肾脏疾病如慢性肾炎、慢性肾盂肾炎、肾小动脉硬化等引起的贫血不易引起病人的注意，临床医师有时有忽略，尤其是肾性贫血的病人常以胃肠道症状为主诉而就医。为此做了许多消化道的辅助检查多无异常所见，或针对贫血做了全面血液学化验，甚至盲目给药治疗，因而常贻误诊断。

掌握肾性贫血的血液学特点与发生机制有助于认识本症。此类贫血一般为正细胞性、正色素性，偶尔亦可为低色素性，可见红细胞异形和大小不均现象，网织红细胞计数一般不超过1%，骨髓在尿素氮大于100mg/dl 时红细胞增生可能减低。

肾性贫血的发生机制虽为综合因素，但主要原因是肾脏红细胞生成素随肾组织损害而产生减少，使红细胞的产生、成熟和释放受到抑制。当然骨髓受某些毒性产物的抑制也会影响红细胞的生成，然而从尿中丢失蛋白或由于网状内皮系统功能降低，使体内铁的再利用发生障碍也可能是影响红细胞生成的因素之一。

临床实践中遇到以下情况应警惕慢性肾功能不全的存在：①不明原因的贫血；②食欲不振、恶心或腹泻等胃肠道症状，上消化道出血原因不明；③病因未明及不易控制的高血压。寻找贫血原因时不能忘记肾性贫血。

（沈亚瑾）

大量腹腔积液和/或呼吸困难——注意缩窄性心包炎的识别

不少确诊为缩窄性心包炎行心包剥离手术的病人，多曾经历过一段曲折的诊断过程，临床应注意下列鉴别：

1. 大量腹腔积液者与布－加综合征（Budd－Chiari syndrome，闭塞性肝静脉内膜炎）或其他原因的门静脉梗阻鉴别。一例腹腔积液患者腹部 B 超见下腔静脉入口处狭窄，但经下腔静脉造影证实下腔静脉通畅无狭窄，否定了布－加综合征的诊断，后经超声心动图检查，结合体征颈静脉怒张、奇脉、心电图 QRS 波低电压、T 波平坦或倒置、肘静脉压显著升高等特点确诊为缩窄性心包炎。

2. 大量腹腔积液与肝硬化鉴别　我院一例 7 岁女童腹部进行性膨隆，发现腹腔积液 3 年，在当地检查治疗花费数万元，诊断为肝硬化，因治疗无效转我院儿科住院诊治。患儿呈慢性病容，消瘦，腹部高度膨隆，大量腹腔积液，血常规、肝功能、蛋白电泳检查正常，乙肝病毒血清学免疫标记阴性，不符合肝硬化诊断。而后科间会诊发现患儿颈静脉怒张，奇脉阳性，建议测肘静脉压。肘静脉压高达 32cmH_2O。超声心动图示左右心房增大，心包增厚，下腔静脉增宽，符合缩窄性心包炎诊断。手术证实术前诊断，术后腹腔积液完全消退，恢复正常出院。

缩窄性心包炎和布－加综合征或肝硬化的鉴别诊断还是比较容易，误诊往往由于忽视了颈静脉的检查，未注意到颈静脉充盈或怒张的体征，80% 缩窄性心包炎病人有 Kussmaul 征（深吸气时颈静脉怒张），20%病人有奇脉（深吸气时脉微弱或消失）。如果这些体征肯定，可测肘静脉压加以证实，缩窄性心包炎患者的肘静脉压常在 20cmH_2O 以上，大多高达 30cmH_2O 左右。结合心电图低电压伴 T 波倒置，超声心动图心包增厚、钙化，胸部 CT 或 MRI 心包增厚钙化，缩窄性心包炎不难诊断。

3．呼吸困难伴腹腔积液者与限制性心肌病或充血性心力衰竭鉴别。缩窄性心包炎患者心包增厚、纤维化，甚至钙化，形成一个大小固定的心脏外壳，影响心脏扩张，由于心室舒张期容量固定，致心搏量降低而固定，心率代偿性增加，活动时心排血量不能相应增加，早期出现劳力性呼吸困难，后期呼吸困难进行性加重，并出现心脏受压、腔静脉回流受阻体征，如颈静脉怒张、肝大、腹腔积液及下肢水肿等。此外，也可出现心律失常，多见为过早搏动、心房颤动和心房扑动等。故缩窄性心包炎不易与充血性心力衰竭、心肌病，特别是限制性心肌病鉴别。

缩窄性心包炎和充血性心力衰竭的鉴别可从以下几点着手：①病史：有一例 72 岁，女性患者。因胸腔积液住本院呼吸内科病房，经胸腔积液常规检查为漏出液，以后发现颈静脉充盈，肝大，下肢水肿，肘静脉压明显升高，询问病史患者无任何心脏病史，否认高血压、糖尿病、甲状腺功能亢进及慢性支气管炎等可引起心力衰竭、尤其是右心衰竭的病史，心脏大小正常，后经心电图、超声心动图、胸部 CT 及 MRI 检查符合缩窄性心包炎，行心包剥离术，手术证实缩窄性心包炎的诊断，心包高度增厚钙化。另一例 42 岁，男性患者，因呼吸困难，端坐，颈静脉充盈，肝大，腹腔积液长期诊断心力衰竭，右心衰竭为主。外院超声心动图示左右心房大而诊断扩张型心肌病。询问病史，患者 15 年前有心包积液，按结核性心包炎治疗一段时间心包积液吸收。7 年前出现气短，逐渐下肢水肿，近 2 年来腹胀，出现腹腔积液，腹腔积液进行性增多，阴囊高度水肿。由于患者既往有心包炎、心包积液史，以后逐渐出现心脏受压症状和体征，首先应考虑缩窄性心包炎，超声心动图及胸部 CT 支持此诊断；②体征：缩窄性心包炎心界不大或轻度增大，可闻及心包叩击音（由于心室充盈受阻，舒张早期血液流入心室突然受到限制而冲击心室壁引起振动，产生的舒张早期额外音），可有奇脉。而心肌病心界扩大明显，常闻及心尖部收缩期杂音，无心包叩击音或奇脉；③超声心动图是诊断缩窄性心包炎的最简便、经济的无创性检查，并便于重复核查，但目前缩窄性心包炎尚无公认的超声心动图诊断标准，由于超声识别心包增厚容易有主观偏见的成分，可造成错误的判断，因为心包厚度的测量误差很大，除非心包明显增厚，厚度测量 >3mm 伴显著钙化，并且心包腔内有很少量心包积液，此时诊断缩窄性心包炎把握较大。

超声心动图诊断缩窄性心包炎应密切结合临床，举例如下：①如超声心动图示各房室内径、左室收缩功能及 EF 均正常，但下腔静脉明显增宽，说明右心回流受阻，可是右心不大，多普勒定量检查无肺动脉高压迹象，故超声未发现引起右心功能不全的基础病变，因此结合临床应考虑缩窄性心包炎。我们诊断一例 72 岁女性患者缩窄性心包炎就根据此超声线索，该例且有心包明显增厚和钙化，尽管胸部 MRI 考虑限制性心肌病，我们仍坚持缩窄性心包炎的诊断，经心内、心外及放射科联合查房，认为胸部 CT 和 MRI 显示心包明显钙化，一致同意缩窄性心包炎诊断行心包剥离术，术中证实心包增厚及钙化，术后病情显著改善。②缩窄性心包炎时超声心动图常见左房或左右心房明显增大，而左右心室内径正常，这是由于房室沟处心包缩窄所致。但超声所见左右心房增大，下腔静脉增宽时却应与限制性心肌病鉴别，限制性心肌病的超声特征有心肌及心内膜增厚、右心尖闭锁等。当与心肌病鉴别有困难时，根据脉冲式多普勒二尖瓣血流频谱吸气时左室舒张早期充盈速度降低25%以上即可支持缩窄性心包炎的诊断，正常人或心肌病时此值降低不超过15%。

现将缩窄性心包炎与限制性心肌病的鉴别列表如下：

	缩窄性心包炎	限制性心肌病
物理检查	心包叩击音，无杂音 Kussmaul 征（80%），奇脉（20%）	心尖部收缩期杂音
ECG	低电压	心室肥厚，ST－T 改变
X 线	心影正常，心包钙化，肺血分布正常	心影轻度增大，肺血分布异常
超声心动图	心包增厚，少量心包积液，心腔内径正常	室壁增厚
心导管	肺动脉收缩压 > RVEDP 30%～50% 或以下	肺动脉收缩压 > RVEDP 2～3 倍，LVEDP > RVEDP 5mmHg 或以上

注：RVEDP 右室舒张末期压；LVEDP 左室舒张末期压

（朱文玲）

难治性腹腔积液的识别

患者为青年女性。大量腹腔积液，腹腔积液性质偏向漏出液，经用利尿剂、静脉输注白蛋白以及反复放腹腔积液治疗3个月无效。

正常人的腹腔内可有少量液体，一般不超过200ml，如果腹腔内的液体过多积聚，就形成腹腔积液。腹腔积液是由多种疾病引起的一种临床表现，有时其病因诊断十分困难。当腹腔积液的病因不明确，治疗往往就不得法，治标不治本，很难收到满意效果。

如果经内科常用的治疗方法腹腔积液仍顽固存在、或经短期消减后又迅速增长，3 个月以上不见消退可称为难治性腹腔积液。这种病例当中有不少是病因未肯定，或诊断错误，因此应推敲一下该病例的诊断是否正确。为了缩小对原发病的考虑范围，首先要了解腹腔积液的性质。根据腹腔积液的外观及比重、细胞计数和白细胞分类、蛋白定性和定量，一般分为漏出液、渗出液；血性及乳糜性腹腔积液。大多数腹腔积液属漏出性和渗出性。漏出液呈淡黄色、透明，一般不凝固，比重常低于 1.018，细胞数常少于 $0.1\times10^9/L$，多为间皮细胞和淋巴细胞，Rivalta 试验反应阴性，蛋白定量在 25g/L 以下；而渗出液呈淡黄或草黄色，常混浊，容易凝固，比重一般高于 1.018，细胞数多在 $0.5\times10^9/L$ 或以上，Rivalta 试验反应阳性，蛋白定量 25 ~ 30g/L 以上。但这些分界不能绝对化，可能有几项结果符合漏出性，而其余几项又似为渗出性，即介于漏出液与渗出液之间。因此要得出正确的判断，不仅依据腹腔积液化验结果，还必须结合全面的临床资料进行细致深入的分析。若腹腔积液的性质偏向为漏出液，临床仅有腹腔积液而无全身水肿，或腹腔积液出现于下肢水肿之前，有低蛋白血症，最常见的病因为肝硬化。典型病例有黄疸、肝掌、蜘蛛痣、脾大、肝功能不正常等诊断就容易确定，问题是有些病例缺乏特异体征，肝功能检查除了低蛋白血症外其他表现不突出，B 超声及 CT 检查也许可提供有价值资料，但有时亦会误导，上消化道钡餐造影可能对食管静脉曲张漏诊，如果病人情况容许的话，最有帮助的检查是做胃镜，有无食管静脉曲张则一目了然，该阳性发现即可肯定有门脉高压存在，而门脉高压最常见为肝硬化引起。

肝硬化所致腹腔积液，经用利尿剂、静脉输注白蛋白，并放腹腔积液，一般应该见效。如果经上述处理腹腔积液仍顽固存在，甚至日渐增长，尽管临床肯定有肝硬化，但这种腹腔积液能否单纯用肝硬化来解释应提出疑问。例如一例大量腹腔积液的患者，腹腔积液性质既像漏出液又像渗出液，B超检查提示“肝大、门脉增宽、大量腹腔积液符合肝硬化”，查甲胎蛋白（AFP）阴性，转肽酶（GGT）及碱性磷酸酶（ALP）轻度升高，腹腔积液找瘤细胞10次阴性，胃肠道及妇科经各种检查未发现异常。患者病情日渐恶化，经一个半月治疗无效死亡，尸检病理诊断为“肝炎后肝硬化，弥漫性肝癌，门静脉癌栓及血栓形成”。这是一例十分罕见的特殊类型肝癌，极难诊断，甚至大体标本亦不易辨别有肝癌存在。不过回顾本例有肝硬化、GGT及ALP增高，尽管AFP及B超均未提供肝癌证据，由于出现腹腔积液大量增长，应考虑合并肝癌。

据北京协和医院资料，肿瘤性腹腔积液大多为渗出液（68.9%），其次为漏出液（22.3%）、乳糜腹腔积液（4.4%）及血性腹腔积液（4.4%）。当肿瘤性腹腔积液表现为渗出液时，最容易与结核性腹膜炎混淆，尤其是腹膜间皮瘤往往被临床所忽略。当肿瘤性腹腔积液表现为漏出液时，常误诊为肝硬化或原因不明腹腔积液。肝脏或胰腺等实质性脏器肿瘤一般通过B超及CT检查得以明确，而胃肠道或女性盆腔肿瘤可能被遗漏，不少患者常转诊多个医院，耗费甚巨而得不到正确诊断。其实许多患者在门诊通过肛门指检发现直肠窝有肿瘤转移的淋巴结或结节就可使腹腔积液的诊断明朗化。放腹腔积液后做妇科检查，亦可使盆腔原发或继发肿瘤灶得以暴露。

肝硬化腹腔积液合并结核性腹膜炎者，腹腔积液常规可以接近漏出液，如果常用的治疗方法腹腔积液不消退，临床又有腹痛、发热、盗汗等症状，应警惕该病。由于结核性腹膜炎多继发于其他器官的结核，在肺、肠道或泌尿生殖系找到腹膜外的结核灶，对诊断有利。近年开展较多的聚合酶链反应(PCR)，是一种体外核酸扩增技术，可以检出腹腔积液极微量的结核杆菌核酸，结核杆菌检出阳性率高于培养法，但该技术可因操作过程的污染而产生假阳性结果。对一些诊断十分困难的病例，腹腔镜检查是确诊的一种可靠手段，可发现腹膜有散在的黄白色粟粒状结核结节，活检阳性率很高。

大量腹腔积液、低蛋白血症在排除肝硬化后应考虑有无肾病综合征。肾病综合征的患者最早出现的是下肢水肿，而并非腹腔积液。尿常规出现较多蛋白，尿蛋白定量大于3.5g/24h，常伴有高脂蛋白血症，一般不难诊断。给予皮质激素治疗，腹腔积液常迅速消退。

蛋白丢失性胃肠病所致的腹腔积液，其病因易被忽略。这一组疾病造成血浆蛋白由胃肠道大量丢失，导致低蛋白血症和周围水肿，可同时有脂肪和糖吸收不良，表现为腹泻，大便量多而酸臭，甚至漂浮一层油脂以及脂溶性维生素（VitA、VitD、VitK 等）及水溶性维生素缺乏症状。蛋白丢失性胃肠病较重要的有巨大肥厚性胃病、肠淋巴管扩张症、肠系膜淋巴结结核和 Crohn 病引起的肠系膜和肠淋巴管广泛阻塞、过敏性胃肠炎等。要确定有否蛋白质自胃肠道丢失，最常用的方法是用核素标记白蛋白后再注入患者体内，收集4天无尿的粪便，测定其排泄率或清除率。正常排泄率为注射量的0.1%～0.7%，若大于1%或清除率大于74ml/24h则可诊断为蛋白丢失性胃肠病。胃肠道X线检查及胃镜检查是确定原发病的重要手段，如果发现胃粘膜皱襞巨大肥厚、呈脑回状，无胃酸又能排除胃淋巴瘤，则可以确定为巨大肥厚性胃病；小肠有多发狭窄为肠结核或 Crohn 病表现；空肠粘膜活检及淋巴管造影对肠淋巴管扩张症的诊断有决定性意义。

由心瓣膜病引起的慢性充血性右心衰竭，严重者可发生大量腹腔积液，为漏出液。临床可有心脏杂音及其他右心衰竭体征，诊断并不难。慢性缩窄性心包炎常有肝肿大及大量腹腔积液，易与肝硬化混淆。如果细致查体，可以发现病人有颈静脉怒张，在吸气时扩张更明显，一般无心脏杂音，可有心音遥远或第三心音，脉压缩小，少数患者有奇脉（吸停脉）。最简便的方法是测定静脉压，如果静脉压超过 120mmH_2O，结合临床表现，诊断大致确立，然后给予 X 线检查心影常呈三角形，部分病例心包有钙化影。心电图 QRS 波呈普遍低电压，T 波低平或倒置，半数以上 P 波增宽或出现双峰。超声心动图及心导管检查对缩窄性心包炎的确诊有重要价值。

甲状腺功能低减也可出现大量腹腔积液，腹腔积液呈漏出液，但其蛋白含量高达 40～50g/L。若甲低患者以腹腔积液为主要临床表现，由于很少见，易延误诊断。我院一例病人腹腔积液原因不明历经 15 个月之久，以后发现病人表情淡漠、怕冷、毛发稀疏，结合腹腔积液细胞数正常而蛋白很高（45g/L），便疑为甲状腺功能低减，甲状腺功能检查（^{131}I 吸收试验）结果明显减低而确诊。

另一例青年女性，大量难以控制的腹腔积液 3 个月，腹腔积液为漏出液，经多次 B 超及两次 CT 检查均诊断为肝硬化腹腔积液，通过仔细查体发现脐上及脐下曲张静脉的血流方向均自下向上，与肝硬化不同（肝硬化时脐上的静脉血流向上走，脐下的静脉血流向下走）。血象检查白细胞及血小板正常，无脾功能亢进表现，肝功能试验无明显异常，故否定肝硬化而考虑为肝静脉阻塞综合征（Budd－Chiari 综合征），最后经下腔静脉造影发现为先天性下腔静脉隔膜，它属 Budd－Chiari 综合征，用介入性治疗，腹腔积液迅速消退。

（麦灿荣）

消化性溃疡、内外科久治不愈——胃泌素瘤

患者男性，40岁。2年前因“急腹症”行剖腹探查术，诊为“十二指肠溃疡穿孔”，行修补术。1年后，再次因“无痛性十二指肠球溃疡合并出血”行胃大部切除术。近3个月因黑便，胃镜提示“吻合口近端多发性溃疡”，予雷尼替丁150mg，2次/天治疗1个月后，胃镜复查溃疡基本依旧，未见活动性出血，改服用奥美拉唑20mg/d治疗，1个月后再次复查仍无明显改善。

消化性溃疡是一组与胃酸相关的疾病。自20世纪70年代H_2受体拮抗剂的问世，开创了溃疡病治疗的新时代。大多数消化性溃疡经H_2受体拮抗剂治疗后在8周（十二指肠溃疡）和12周（胃溃疡）可以愈合，如不能治愈者，常被定义为难治性溃疡。上述病例严格地讲，尚不能归属于难治性溃疡。但从广义上可划入难治性溃疡的范畴。

胃酸与溃疡愈合密切相关，但此病例已行胃大部切除及相继应用两种抑制酸分泌的药物［H_2受体阻滞剂（雷尼替丁）和质子泵抑制剂（奥美拉唑）］，溃疡未愈合，提示经上述处置（手术和药物）仍有大量胃酸存在，从而使溃疡不能愈合，其原因之一可能是对药物治疗敏感性差，故在考虑其他检查及有关的鉴别诊断时宜先将剂量加大，观察1个月，复查胃镜。

除考虑药物治疗量不足外，应想到与内分泌肿瘤相鉴别，其中最重要的是胃泌素瘤。

胃泌素瘤绝大多数是发生于胰腺的非β胰岛细胞瘤，以高

胃酸分泌、严重的消化性溃疡和腹泻为临床特征，由于胃泌素瘤在1955年由Zollinger和Ellison首先发现和报道，故最早称为卓－艾综合征（Zollinger－Ellison syndrome）。1960年因从肿瘤中成功地提取分离出胃泌素样物质，故命名为胃泌素瘤。胃泌素瘤的病人即使切除胃窦（胃大部切除术），也不能治愈。为此，该例应高度怀疑或首先需除外胃泌素瘤。

胃泌素瘤60%为恶性，但常又由于其肿瘤体积小而不易被发现，故诊断主要依据临床特点和胃泌素测定。诊断胃泌素瘤要注意以下几点：①是否合并其他临床表现，如腹泻是胃泌素瘤的第二常见症状，发生率约为1/3，其机制是大量胃酸进入肠腔，超过了吸收的能力，造成胃酸直接损伤肠粘膜，从而影响脂肪的再吸收，导致或加重腹泻。故抑酸药物可减轻或缓解腹泻，这种腹泻直接反映了高酸分泌的存在；②溃疡的特点可归为药物治疗反应差，胃大部切除术后常迅速复发；③胃镜下可见巨大胃粘膜皱襞，伴粘膜严重广泛的炎症和糜烂。

本例因术前胃镜检查结果已无法获得，虽无腹泻，但病情反复发作，特别是术后迅速复发以及治疗反应差，应慎重考虑卓－艾综合征的可能。因此，应多次检查血胃泌素水平，以避免肿瘤间断分泌造成的误导。再者要特别注意的是抑制胃酸药物可以造成血清胃泌素水平的增高，故最好停药3天以上再测血清胃泌素水平。正常人空腹血清胃泌素水平＜100ng/L，而2/3胃泌素瘤的病人空腹血清胃泌素水平在100～1000ng/L。

必须强调的是胃酸缺乏或低下等许多因素可使血清胃泌素升高，抑酸药即可造成血清胃泌素水平升高。此外，萎缩性胃炎、恶性贫血患者血清胃泌素可高达10000ng/L，故除测血清胃泌素水平以外，还要确定是否伴高酸，常行胃液分析检测，但胃大部切除手术者例外；未行手术者，如其基础胃酸分泌（BAO）＞15mmol/h或基础胃液pH＜3.0，则提示高酸分泌；如高胃泌素同时伴高酸分泌，则可确诊为胃泌素瘤。

本例经加大剂量奥美拉唑（20mg 2 次/日）1 个月后，复查胃镜，溃疡仍同前，其血清胃泌素水平为 280ng/L，胃酸分析 BAO 不高，反而偏低，故考虑做激发试验和肿瘤定位的相关检查。

激发试验目前常用的有三种，促胰液素激发试验、钙激发试验和标准餐试验。激发试验可鉴别高酸和高胃泌素的非胃泌素瘤性溃疡，如胃窦 G 细胞增生和十二指肠溃疡等疾病。胃泌素瘤的病人，注射（静脉）促胰激素（12cu/kg）后，其上升幅度较前升高≥200ng/L，其阳性率为 87%，最高可达 96% ~ 98%，假阳性反应基本不存在，认为是诊断胃泌素瘤的金标准。

在肿瘤定位中，由于胃泌素瘤通常较小或多发，胰腺外肿瘤发生率较高，诊断难度很大。常用方法有 B 超和 CT 检查，主要检出胰腺内的肿瘤，CT 的检出率较高（胰腺内占 77%，胰腺外肿瘤约占 33%），但如肿瘤直径 < 1cm，则多不能被 CT 检出。血管造影特异性高（97% ~ 100%），但属有创检查。

本例肿瘤 CT 和 B 超定位检查均无阳性发现，由于激发试验费用高，血管造影则有创伤性，故未能继续检查，因此难以进行手术探查，故只能加大抑酸剂的用量。国外报道奥美拉唑最大剂量可达 160mg/d，多数病人 60mg/d，可显效，其剂量可根据个体抑酸的效果进行调整，一般要求将胃酸控制在 10mmol/h 以下。目前质子泵抑制剂奥美拉唑是内科治疗胃泌素瘤的首选药物。

（钱家鸣）

腹胀3个月，腹腔积液，肛门指诊发现硬块——卵巢转移癌

患者女性，50岁。因腹胀3个月就诊。检查有腹腔积液，曾疑肝硬化，肛门指诊直肠前壁有4cm×6cm肿物，质较硬。考虑为转移癌引起的腹腔积液，腹腔积液多次查瘤细胞，发现有分化较好的印戒样细胞。胃肠造影见胃大弯有肿物，手术证实为胃癌，伴卵巢转移癌（Krukenberg癌），直肠前壁及腹膜转移，癌性腹腔积液。

肛门指检在本例的诊断过程起重要作用。实际上，仔细的体格检查本应包括肛门指诊，但由于种种原因常被忽略，尤其在门诊，但在下述情况下则是不可少的：①大便困难，常有里急后重或大便不尽感，特别是伴有脓血便者。②排尿不畅，或有泌尿道刺激症状。③不明原因的腹腔积液。④有其他胃肠道症状者等。通过肛诊可减少误诊的疾病有：

1. 直肠癌　根据北京协和医院资料20世纪70年代进行手术的791例大肠癌中，42.2%位于直肠末端7cm以内，这组病人误诊率达75%，平均误诊时间5个月之久，大多数是因为未及时做肛诊检查。在李恩生教授的门诊日志中，曾有一例“慢性痢疾”，伴脓血便和体重下降，首次门诊经肛诊即查到直肠前壁有菜花样肿物3cm×4cm，手术病理为“直肠腺癌”。门诊一次做出诊断，但在外院却较长期疑为慢性痢疾。就是因为忽略了肛门指诊这样一个简便的检查方法。

鉴于大肠癌有随年龄增长而增加的趋势，故对年龄>40岁者，有慢性脓血便、肛门下坠和体重下降者尤应警惕。另外对

有大肠癌家族史或非特异性炎性肠病病史10年以上者都应做肛门指诊。

2. 直肠息肉　对于有鲜血便的患者也应做肛门指检。在肛诊中，息肉病变多较癌性病变为软，而且活动性好，若对肛诊不熟练，也会遗漏。结肠息肉与结肠癌关系密切。大于1cm的息肉以及绒毛状腺瘤的癌变率均较高。因此，如高度怀疑直肠息肉，而肛指检查阴性时，应做纤维结肠镜检查。

3. 直肠外病变

(1) 妇科疾病　对于有尿失禁和阴道分泌物多的女性，切莫忘记做肛门指诊。正常情况下，在直肠前壁可及一2cm大小的、无压痛、质稍韧的实物，为子宫颈，但当触诊到直肠前壁有质硬肿物，而直肠粘膜尚光滑时，应考虑宫颈癌。肛诊直肠前壁饱满、压痛，应考虑有无卵巢、输卵管肿物（如脓肿）的可能。门诊曾有一例因小腹痛就诊，肛诊前壁饱满，无明确肿物，但有压痛，最后经妇科会诊和手术证实为卵巢输卵管脓肿。

(2) 前列腺癌　有一中老年男性，因尿频、尿急就诊，但不伴有明显的排尿困难，经肛诊发现前列腺巨大，质硬；经手术证实为前列腺癌。

(3) 转移癌　胃癌可转移到直肠附近，肛诊可以触及。本文所引即其一例。因此，对于有肿瘤病史，或高度疑有肿瘤转移或有原因不明的腹腔积液的患者，也应做肛门指诊。但应指出手指也有感觉产生错误的，故有怀疑时应再请别外的医生再查，或做纤维结肠镜或钡灌肠进一步证实，并明确病变部位(肠内或肠外)，病变累及肠道的范围和病理。

指诊时注意以下部位：

1. 肛门口　有无肉赘、皮瓣、红肿、皮肤瘘孔、肛门裂。

2. 肛门管部　①括约肌紧张度；②压痛和触痛；③周围硬结：以手指旋转触诊。

3．壶腹部　正常者，左右径宽，前后径短，如腔变小则为异常，其中粪块可用手指压之变形，并与肠壁无关。①前壁：另可及前列腺：正常为一稍隆起之平台，中间有一凹沟，双侧对称；如有增大、不对称、不光滑、有结节、质硬，则应疑癌肿。女性可及子宫颈：距肛门6～8cm处隆起，一般大小约2cm的块状物，应与粘膜下肿物相鉴别；②后壁：为直肠镜和乙状镜之盲区，指诊时应特别注意；③直肠窝：在前方深处。

4．指诊后，注意指套上的粪便性状有无血迹等，必要时涂片检查。只有认真注意以上各项，才能充分发挥肛检的作用。

（钱家鸣）

肝实性占位性病变——各种影像学检查的选择

近年来，随着B型超声波检查技术在我国的普及及其在健康体格检查中的常规应用，肝占位性病变的发现率越来越高。其中囊性占位性病变多为肝囊肿，在声像学上表现为典型的低回声病变，B超能对其作出准确判断，多不需要进一步检查。在实性肝占位性病变中，根据病变声像学特点，结合病人临床表现以及肝功能和血AFP结果，必要时行CT扫描或/和肝核素显像，多数病人病变的性质能得到确定，仅少数病人需行选择性血管造影或/和B超/CT引导下病灶穿刺活检病理学检查。临床上也能碰到极少数病人，经上述诸多检查后，肝占位性病变性质仍不明了；在这种情况下，正确分析、评价已获得的临床资料（检查结果）对选择进一步的检查措施、明确诊断显得尤为重要。

由于不少良性肝占位性病变的病人也可同时存在慢性肝病、早期肝癌而又往往无明显症状、肝占位性病变的症状又多缺乏特异性，虽然详细询问病史、全面体格检查可为肝占位性病变的鉴别诊断正确选择辅助检查提供第一手材料，但症状和体征本身在确诊中的鉴别诊断意义往往有限。因此，在临床上不能轻易根据病人临床症状的轻重而排除或肯定肝癌的诊断。我们发现，不少肝占位性病变病人的肝区不适及腹部症状是在检出肝占位性病变后出现的，这在很大程度上是由于病人对病变的过度关注、对疾病的不理解甚至恐惧心理所造成的，这类病人在明确排除肝癌等恶性肿瘤的诊断后症状多可减轻或消失。

1. 肝功能检查　肝功能检查可全面了解肝占位性病变病人的肝功能情况，其中有些指标如γ-GT、ALP等对肝占位性病变的鉴别诊断有一定帮助意义，特别值得注意的是对血AFP结果的评估。肝细胞肝癌的病人血AFP阳性率具有一定的地域性，在肝癌高发区，其血AFP阳性率高（80%）；在北京地区，肝癌血AFP阳性率为60%左右。AFP阳性在肝细胞肝癌病人可表现为持续增高（>500μg/L，>4周）、持续低浓度后（100μg/L）逐渐升高，甚至呈“马鞍形”波动。我们曾对1例经普查发现AFP轻度增高的慢性肝病病人进行随诊，其血AFP在100～150μg/L间波动2年后渐升至1500μg/L，影像学检查证实最初拟诊为肝硬化再生结节的病灶实际上为肝癌病变。因此，对肝占位性病变怀疑肝癌诊断的病人，一次甚至多次血AFP阴性或低水平增高时，不要轻意排除肝癌的诊断，仍应行进一步检查或/和密切随诊血AFP及肝内占位性病变的变化。由于慢性活动性肝病时也可有血AFP增高，这类病人常先有或同时出现ALT增高，随着保肝治疗后ALT的恢复，血AFP也应随之下降，对存在于这类病人的肝占位性病变，应结合肝占位性病变的各种影像学检查结果、动态监测肝功能和血AFP的变化，审慎对肝占位性病变作出诊断。

2. B型超声　临床大多数肝占位性病变是经B型超声首次检出的。有一定经验的B超检查者，如仔细观察、详细描述肝占位性病变以及肝脏、肝脏周围的情况（门脉、腹腔淋巴结、腹腔积液及腹部包块等），应能对肝占位性病变作出初步诊断，对其中一部分典型病例，B超检查已能达到确诊；对大多数实性肝占位性病变的病例，临床医生要根据肝占位的大小、声像学特征以及病人的具体情况选择进一步检查以确诊。彩色多普勒超声能清楚地显示病变和肝脏血管情况，并能测量血流速度，在肝占位性病变的鉴别诊断上能提供更为准确的资料。

B超检出的肝占位性病变直径多在1.0cm以上，对于更小的病变、位于肝左叶或尾叶及肝门部的病变、发生在慢性肝病（肝硬化）基础上的肝占位性病变以及局灶性脂肪肝等，B超不易检出。我们曾在1例经CT增强扫描检出有多发肝内占位性病变（直径在1.0～1.4cm）的肝硬化病人，对照CT扫描片重复超声检查，发现CT片所示占位性病变在声像图上表现为不均匀回声，局部血管分布与血流速度和周围肝组织无差异，在声像图上不形成占位效应。长期随诊未发现该病例有肝癌的证据，说明上述所见实际上系肝硬化再生结节。

各种用于肝占位性病变进一步鉴别诊断的影像学检查原理及优势各异，充分参考B超检查结果，选择恰当的检查手段不仅可以争取早日确诊，还可尽量减少病人因检查带来的痛苦和危险性，也能节省医疗开支。对B超检出的直径在1.0～2.0cm的实性病变，不论回声强弱，宜先选CT扫描，必要时加行增强扫描；对直径在2cm以上高度怀疑血管瘤的病例，宜首选肝核素显像（血流血池显像），对非疑似血管瘤的病例则应先行CT扫描。

3. CT扫描　CT扫描检查在我国大中型医院已较普遍，成为肝占位性病变鉴别诊断的常用手段，包括平扫、增强扫描以及门静脉造影 CT 扫描。高分辨率 CT 可检出直径 0.5cm 占位性病变，CT 扫描对肝占位性病变的确诊率也明显高于 B 超。临床上常有一些 CT 片不能令人满意，其所发现的肝占位性病变与其他检查存在一定的差异，有时甚至未能发现肝占位性病变。这一方面与所用仪器性能较差（分辨率低、伪影）有关，临床医生未能给 CT 检查者提供充分的临床参考资料、明确的检查目的与要求、检查者及阅片者技术水平有限、CT 检查片面强调经济效益等也直接影响到检查质量，这种 CT 扫描多不做平面片、扫描层距大、口服/静脉注射造影剂剂量及时机把握不恰当致使未能形成真正的对比效果。有极少数肝癌在 CT 平扫上呈等密度病变，因此对于经其他检查检出的肝占位性病变疑为肝癌、CT 平扫未发现病变时，应行增强扫描。各种常见的肝实性占位性病变在 CT 扫描的特征性表现参见潘国宗、曹世植主编的《现代胃肠病学》（北京：科学出版社，1994）一书中的有关章节。在诊断肝占位性病变时，不能忽视肝脏及肝脏之外的情况。事实上，与肝占位性病变同时存在的一些情况如肝硬化、门静脉内癌栓形成、腹腔淋巴结肿大、腹腔内软组织影等对肝占位性病变的鉴别诊断具有重要的辅助意义。

4. 肝核素显像　肝核素显像技术在我国的应用不如 CT 扫描普及，肝核素显像对肝占位性病变的检出率也不及 B 超和 CT 扫描。一般来说，它只能检出直径 2.0cm 以上的肝占位性病变，应用单光子计算机断层扫描（SPECT）可以发现直径 1.0cm 的病变，但临床上多不以肝核素显像作为检出肝占位性病变的手段。肝核素显像常用于：①肝占位性病变经 B 超或/和 CT 扫描疑为血管瘤、但不能确诊者；②怀疑为肝癌的病例。前者选用肝血流血池显像，在血流血池像上肝血管瘤具有平衡后血池期放射性过度填充这一特征性表现，因此，此项检查对肝占位性病变可以明确作出是或不是肝血管瘤的诊断；对非血管瘤病变，其虽可提供病变的血供情况，但不能进一步区别病变的性质。对怀疑肝癌的病例，可选用肝癌阳性显像、肝癌放射性免疫显像等检查以期确诊，这些技术尚未得到广泛应用。由于肝核素显像对肝占位性病变的检出率较低，因此对肝核素显像尤其是平面显像未能发现占位性病变的病人，特别是对直径在3.0cm以下的病变，不要轻易放弃对肝占位性病变的进一步检查。

5. 磁共振成像（MRI） 现阶段MRI在我国尚不普及，且价格昂贵，其对肝占位性病变的鉴别诊断多限于病变在CT扫描或/和肝核素显像仍未能确诊时，尤适用于肝左叶病变、较小的血管瘤难以确诊时。

6. 选择性血管造影 血管造影具有一定的创伤性和危险性，尽管在诸多影像学检查中它仍为最敏感、最可靠的方法，但临床上也不能将其作为肝占位性病变鉴别诊断的常规手段，仅限于经上述检查仍未能确诊、而且病变高度怀疑为恶性肿瘤或/和拟行导管治疗时。选择性肝动脉造影可检出直径0.5~1.0cm的肝占位性病变，其对典型的多血管型肿瘤（如肝细胞型肝癌）、血管瘤能作出明确诊断，而对少血管型肿瘤（如胆管细胞型肝癌、部分转移性肝癌）和其他一些血运不丰富的肝占位的诊断也存在一定困难，所以，对血管造影“阴性”的肝占位病变，仍不能肯定排除恶性肿瘤的诊断。

如果以上有关的辅助检查选择恰当、对所得到的检查结果能进行正确分析和评价，绝大部分肝占位性病变能得到确诊。对肝癌的诊断应尽量取得病理学证据；对少数临床未能确诊的肝占位性病变，也应争取肝活检病理诊断。肝活检的方法包括腹腔镜下直视活检、盲目肝穿刺或B超/CT引导下穿刺活检等。腹腔镜下对位于肝脏内部、后部及膈面的病变不能窥见、难以取材。B超/CT引导下的穿刺多采用细针，取得的是少量碎组织和组织抽吸液，据此作出的诊断是组织细胞学的。由于B超/CT的定位也存在一定的局限性、肝癌等多种占位性病变可以发生液化坏死及纤维化、肝癌组织细胞的分化程度有异、穿刺抽吸至病理检查过程中许多人为因素可造成细胞变形和变性，因此对高度怀疑肝癌等恶性肿瘤的病例，一次病理学检查阴性不能否定肝癌的诊断。我们曾对1例病灶直径为5.0cm×6.0cm、临床诊为原发性肝癌的病例2次进行B超引导下细针穿刺，病理学检查均未发现肝癌组织细胞，第二次从肝占位性病变边缘取材，发现了高度分化的肝癌细胞。

临床上仅有极个别病人经上述全面检查仍不能确诊、病变又不能排除恶性肿瘤、且无手术禁忌证者方考虑剖腹探查，同时争取手术治疗。直至术中探查肝占位性病变仍酷似肝癌，而冰冻病理证实为肝结核等良性病变者文献也有报道，说明肝占位性病变的鉴别确属临床诊断的一个难点。

（方秀才）

中年女性，腹胀、腹腔积液2月余——卵巢癌

患者女性，42岁。因渐进性腹胀伴少尿3个月来诊。查体：前胸可见蜘蛛痣，明显“腹腔积液征”，肝脾触诊不满意，双下肢无水肿，血转氨酶略高，白蛋白略低。B超报告：腹腔积液、肝硬化。初诊为肝硬化合并结核性腹膜炎。正规三联抗结核治疗（雷米封0.3g/d，链霉素0.75g/d，利福平0.45g/d）治疗2个月后，腹腔积液反而增多。再行腹腔积液检查，外观由淡黄转为红色。既往有肝炎史，长期HBsAg阳性。在内科门诊检查3

周，最后经妇科检查确诊为卵巢癌。

从外院及本院的初步检查结果判断有慢性肝病。但腹腔积液的原因是否也是由于肝硬化？从肝功能看似乎肝病还不属晚期，腹腔积液难以用肝硬化解释之。肝硬化腹腔积液合并腹腔积液感染是腹腔积液速增的常见原因。其中可有细菌性和结核性。外院已经过一般抗生素和抗结核治疗无效，故基本上可以除外。但要明确上述治疗是否充分用药是否合理外，要想到是否合并肿瘤造成腹腔积液。对于这种中年女性突发的进行性加重的腹腔积液，除需考虑常见的消化道肿瘤外，还要想到妇科肿瘤所致的腹腔积液。一定要嘱病人在完成内科相关检查的同时到妇科就诊，尽早除外妇科肿瘤。

多种原发于腹腔或腹膜转移的恶性肿瘤可有腹腔积液，有些消化道肿瘤和妇科肿瘤还可以腹腔积液为首发表现，据北京协和医院资料，肿瘤性腹腔积液中，男性以肝癌所致者占首位，女性则以卵巢癌占首位。其他如腹膜间皮瘤、淋巴瘤、子宫癌等均可产生腹腔积液。肿瘤性腹腔积液一般认为多为血性，实际上根据北京协和医院资料，2/3 为渗出液，1/5 为漏出液，只有少数纯属血性。当然，不同肿瘤腹腔积液产生的机制不同，则腹腔积液的性质也不同。腹腔积液中找瘤细胞有重要意义。B型超声检查对腹腔积液的诊断也很有帮助，腹腔内的液体超过300ml 即可查出，而且还可分辨腹腔中的液体呈游离状态还是包裹性或分隔在某一部位。在此，要特别提出巨大的卵巢囊肿也可状似腹腔积液，前者虽也使腹部膨隆，然而，不呈蛙形，浊音区不移动。关键在于能想到进行盆腔检查即可明确。

总之，从本例可见，对原因不很肯定的腹腔积液患者，应该不要忘记做妇科检查。

（钱家鸣）

腹胀、腹泻、多饮、多尿——胰腺混合神经内分泌肿瘤

患者男性，27岁。16个月前出现不明原因的腹胀，排便后缓解。2个月前出现腹泻，为水样便，每日5~6次，多时达10余次。半个月前出现口渴、多饮、多尿，尿量达10000ml/24h，体重减少10余斤。面部与前胸有阵发性潮红，每次持续数分钟。

入院查体：轻度消瘦，神清，血压、呼吸、脉搏正常。心肺正常。腹软，未及包块，肝肋下未及，剑下3cm，脾侧位未及，腹部移动性浊音（-），下肢无水肿。

实验室检查：

血常规：Hb 145g/L，RBC 4.14×10^{12}/L，WBC 10.7×10^{9}/L，Pit 139×10^{9}/L。

尿常规：比重1.005，糖、蛋白和镜检均未见异常。

便常规：潜血（-），镜检偶见白细胞，大便细菌培养（-），苏丹Ⅲ染色（-）。

血生化检查：K 2.2~2.8mmol/L，Na 140mmol/L，氯化物101mmol/L，CO_2CP 61Vol%，BUN 5.7mmol/L，Cr 35.4μmmol/L，空腹血糖5.1mmol/L，ALT 80U/L，TBil 正常，AKP 206U/L，ALB 34g/L，A/G 0.55，HBsAg（-），AFP（-）。

住院期间多次查大便常规、细菌培养、苏丹Ⅲ染色皆阴性，考虑“功能性腹泻”。因视野检查发现双颞侧视野不全缺损，临床表现多饮、多尿、低比重尿，考虑为尿崩症。

尿崩症按病因分三种类型：中枢性尿崩、肾性尿崩和精神性多饮。病人临床表现低钾血症，多次血钾在2.2~2.8mmol/L，

首先要除外低钾血症引起的肾性尿崩。低钾血症使肾小管对抗利尿激素的反应减低，临床表现肾性尿崩症，当纠正低钾血症后，肾小管对抗利尿激素反应恢复正常。患者有口渴、多饮、多尿，尿量达10000ml/24h，晨尿比重为1.005，经补钾后血钾恢复正常，多饮、多尿随之消失，尿量和尿浓缩功能恢复正常，每日尿量由10000ml减至2000ml，尿比重由1.005上升到1.015，符合低钾血症引起的肾性尿崩。病人虽然入院后第一次视野检查发现双颞侧不全缺损，但再次复查视野正常，头颅X线片和CT未见异常，可以除外垂体性尿崩和精神性多饮。

为了寻找低钾血症的原因，对病人进行钾平衡试验，病人禁食3天，每日静滴氯化钾3.0g（含钾40.3mmol），第三天复查血钾、尿钾和粪钾。结果如下：血K 3.2mmol/L，尿K 13.7mmol/24h，粪K 31mmol/24h。

正常人每天摄入钾50～100mmol［0.75～1.25 mmol/（kg·d）］，胃肠对钾的吸收是相当完全的。肾脏是调节体内钾平衡的主要器官，摄入钾的90%是从肾脏排出的；从粪便排出的钾不足摄入量的10%，5～10mmol/d，只有在肾功能不全时粪便排钾才会增多；每日从汗液排出的钾是微不足道的，不超过5mmol/d。

低钾血症的原因不外乎摄入不足、丢失过多和钾离子从细胞外向细胞内转移这三种原因。该例无呕吐病史，每天的饮食基本正常，不支持因摄入不足而导致的低钾血症。影响细胞内外钾平衡的主要因素为：①酸碱平衡；②胰岛素；③血醛固酮；④交感神经活性。碱中毒时氢离子向细胞外转移，引起细胞内外电位差，钾离子被动向细胞内转移导致低钾血症，甲亢合并周期性麻痹和嗜铬细胞瘤发作也可引起钾离子从细胞外向细胞内转移。细胞内外转移导致的低钾血症临床表现常为发作性的，能自然缓解，碱中毒纠正后低钾血症也随之纠正。该例为慢性低钾血症，静脉常规补钾不能纠正低钾血症临床上无呼吸性或/

和代谢性碱中毒，甲状腺功能正常，无嗜铬细胞瘤的临床表现，可以除外因细胞内外钾转移而导致的低钾血症。

体内钾丢失过多是低钾血症的主要原因，其中最常见的原因为肾脏丢钾。当血钾 < 3.5mmol/L 时，尿钾排泌为 15 ~ 25mmol/24h。如果血钾 < 3.5mmol/L 时，尿钾排出 > 30mmol/24h，表明机体有不恰当的尿钾排出过多，尿钾排出过多是引起其低钾血症的原因之一。如果在低钾血症时，尿钾排出 < 15mmol/24h，则低钾血症不太可能是尿钾排泌过多引起。本例无服用利尿剂或其他药物史，当表现低钾血症时，尿钾排出 13.7mmol/24h，提示其低钾血症可能不是尿钾排除过多造成的。粪钾的正常值为 5 ~ 10mmol/24h，而该例的粪钾达 31mmol/24h，充分提示粪钾丢失过多可能是该例低钾血症的主要原因。

为进一步了解粪钾丢失过多及腹泻的关系，我们收集患者 24 小时粪便，静置分层进行分析。粪便性状呈茶色水样便，便量 1.2 ~ 2.4L/24h。禁食 72 小时，粪便量为 600ml/24h，pH 8.2 ~ 8.7，渗透压 255 ~ 290mmol/（kg · H_2O），粪 K 22.8 ~ 90.4mmol/24h（正常值 < 8mmol/24h），粪 Na 150 ~ 236mmol/24h（正常值 < 3mmol/24h），粪氯化物 48 ~ 72mmol/24h（正常值 < 2mmol/24h），粪 HCO_3^- 55.2 ~ 76.8mmol/24h（正常值 < 4mmol/24h）。血浆渗透压 297mmol/（kg · H_2O）。小肠灌注试验：

	患者小肠分泌	正常人（7 名）小肠分泌
K(mmol/h/30cm)	0.3	−0.5
Na(mmol/h/30cm)	13.4	−7.1
Cl(mmol/h/30cm)	11.2	−6.1
HCO_3^- (ml/h/30cm)	2.2	−0.9
H_2O(mmol/h/30cm)	93.2	−22.2

注：负值（ − ）表示吸收

小肠灌注试验证明该例肠道有水、电解质的大量分泌，属分泌性腹泻，是造成其低钾血症的原因。多次大便常规检查和细菌培养结果阴性，可以排除慢性肠道细菌性和特异性炎症，病史也否认滥用泻药史。肝脏B超发现肝脏多发性占位病变。

腹泻分为：①渗透性腹泻；②分泌性腹泻；③渗出性腹泻（即炎性腹泻）；④胃肠功能紊乱异常性腹泻。

渗透性腹泻的特点为：①大便量 $<1L/d$；②禁食48小时后腹泻停止或大便量 $<500ml/d$；③血浆－粪便溶质差往往 $>100mmol$；④大便 pH <5（正常为7），该例不符合渗透性腹泻的特点。

分泌性腹泻的特征为：①大便量 $>1L/24h$；②粪便为水样便；③禁食48小时后，大便量仍 $>500ml/24h$；④粪便渗透压接近血浆渗透压；⑤粪便pH常接近中性。病人的腹泻符合分泌性腹泻的全部特征，此外其粪钾、钠、氯、与碳酸氢盐排量超过正常值的3～20倍，小肠灌注试验表明肠道有大量水和电解质分泌，上述结果可以肯定本例为分泌性腹泻。

引起分泌性腹泻的疾病有：①霍乱；②胰腺内分泌肿瘤，包括VIP（血管活性肠肽）、胃泌素、胰高糖素、降钙素等肿瘤；③类癌综合征；④甲状腺髓样癌；⑤其他，如结肠绒毛腺瘤及胆酸引起的腹泻。由于患者B超发现肝脏多发占位性病变，高度提示存在胰腺内分泌肿瘤，故行血浆激素水平测定，结果如下：

		病人值	正常高值
血浆	血管活性肠肽（VIP）ng/L	232～874（↑）	60
	生长抑素（SST）ng/L	588～2338（↑）	25
	5－羟色胺（5－HT）μg/L	198～341	120
	胰岛素（1ns）mU/L	6～14	0.7
	胃泌素（Gas）ng/L	77～100	151
	胰多肽（PP）ng/L	20～74	100
	前列腺素E（PGE）μg/L	2.9	20
	人绒毛膜促性腺激素（HCG）U/L	22	25

多次测定血浆VIP和SST显著升高，提示病人体内存在一个分泌VIP和SST的混合瘤。VIP广泛存在消化道系统的神经组织和胰腺的内分泌细胞中，它的生理效应是多方面的，包括对平滑肌的松弛作用、刺激胆汁排泌及刺激肠道对水、电解质的排泌，显然VIP升高是患者分泌性腹泻的主要原因。SST主要分布在下丘脑、胰腺D细胞和小肠，对肠道主要是抑制消化系统分泌的作用，虽然SST瘤也有腹泻，但多为脂肪泻，本例SST分泌过多对分泌性腹泻有部分抵消作用。VIP瘤多发生在胰腺的非β细胞，SST瘤多发生在胰腺，所以患者很可能存在一个胰腺分泌VIP和SST的混合瘤。

进一步行影像学定位检查。全消化道钡餐造影未见异常，CT和B超发现胰腺体部占位性病变，肝脏转移性病变。ERCP示主胰管中段完全性梗阻。锁骨上淋巴结活检病理为转移性神经内分泌肿瘤。

手术探查发现胰腺体颈部明显增大，约6cm×5cm×4cm，肿瘤侵犯周围组织转移肝脏，已无法手术。术后3个月，病人情况恶化，术后4个月因呼吸、循环及全身衰竭死亡。尸检病理诊断：胰体部胰岛细胞瘤（恶性生长抑素瘤伴多种激素分泌），广泛转移。

此例为一例胰腺分泌神经内分泌激素的肿瘤，肿瘤分泌多种胃肠激素，主要分泌 SST 和 VIP，VIP 升高是其分泌性腹泻的主要原因。病人临床表现多饮多尿，实验室检查发现低钾血症，当纠正低钾血症后尿崩症随之消失，这样我们就不会在尿崩症上多花时间，而将重点放在寻找低钾血症的原因。通过血钾、尿钾和粪钾的测定，发现该患者的低钾血症不是摄入钾不足，也不是尿钾排出过多，而是粪钾丢失过多，然后转而对腹泻与低钾血症的关系进行分析。根据病人腹泻的特点以及对粪便量、形状、渗透压、pH 测定和小肠灌注试验，结果符合分泌性腹泻。又根据胃肠激素的生理特性，就不难想到可能是胃肠道激素分泌过多所致。血浆激素测定可以肯定病人存在胃肠激素分泌瘤，VIP 的升高足以说明分泌性腹泻的原因，而胰腺是胃肠神经内分泌肿瘤常见的部位，影像学检查可以帮助我们发现肿瘤的部位。由于一般病人诊断都比较晚，难以治疗成功。

胰腺神经内分泌肿瘤虽然发生率很低，但常常会引起临床上一些特异的症状和体征，认识胃肠激素的生理功能，可以使我们从病人表现出一些蛛丝马迹中拨到线索，一步步顺藤摸瓜，最后可以发现一些少见的分泌神经内分泌素的肿瘤。

（戴为信）

口腔溃疡、下肢难治性皮疹、消瘦——胰高糖素瘤

患者 64 岁，男性。因下肢反复皮疹 3 年，消瘦 1 年，明显乏力 2 周，于 1993 年 6 月 16 日入院。患者 3 年前下肢反复出现

皮疹，被诊为“湿疹”，多方治疗效果不佳，近1年体重下降13kg，近2周乏力明显，自己不能单独行走。饮食基本正常，无多饮多尿症状。3年前体检时B超诊断“肝良性血管瘤”，以后每年B超复查略有发展。反复口腔溃疡、舌痛3年，口含克霉唑可缓解舌痛。1年前诊断有“贫血”。

查体：身高172cm，体重50kg，明显消瘦。心肺正常，腹软，肝右肋缘下3cm，光滑质中，有轻压痛，脾侧位未及，腹部无移动性浊音。双胫前散在暗红斑，右胫前红斑上有一直径0.8cm松弛性大疱，另见散在大疱破溃为浅糜烂面或结痂，部分皮损呈明显苔藓化改变。口腔科会诊考虑“萎缩性舌炎及口角炎”。

实验室检查：尿液常规正常。大便常规正常，苏丹Ⅲ染色（-）。血常规：Hb 92g/L，RBC 3.12×10^{12}/L，WBC 4.2×10^{9}/L，中性66%，淋巴33%，嗜酸1%，Plt 510×10^{9}/L。血清生化：K 3.8mmol/L，Na 137mmol/L，Cl 110mmol/L，Cr 61.9μmol/L，BUN 5.3mmol/L，CO_2CP 45 Vol%，阴离子间隙10.1mmol/L，Ca 2.7mmol/L，P 0.8mmol/L，AKP 53U/L，Chol 3.8mmol/L，Trig 0.96mmol/L，HBsAg（-），ALT正常，TBil < 10 mg/L，血沉50mm/第一小时末，Alb 35g/L，TP 58g/L，A/G 1.5，空腹血糖两次分别为4.8、5.8mmol/L，餐后2小时血糖8.2mmol/L，口服葡萄糖耐量试验（OGTT）0、30、60、120和180分钟时血糖分别为5.1、12.6、18.0、15.4和8.0mmol/L。

患者为老年男性，消瘦1年，体重下降10多公斤，乏力非常明显，自己不能单独行走。血、尿、便三大常规基本正常。患者糖耐量符合糖尿病曲线，但空腹血糖基本正常，从未发生过酮症或/和酸中毒，显然这样轻症的糖尿病难以解释病人消瘦、乏力的原因。病人过去无肝炎史，虽然有肝血管瘤病史，但肝功、肾功检查基本正常，体温正常，进食没有明显减少，心肺检查无阳性发现，综合上述临床表现，不能发现病人消瘦、乏力的原因。为除外甲亢和皮质醇低减导致的体重下降，我们测定了甲状腺激素和皮质激素及胰岛素水平。

血清甲状腺激素：TT_4 14.5μg/dl（正常值 5.6～12.6μg/dl），TT_3 162mg/dl（90～220），FT_4 14.2 pmol/L（9.1～25.2），$FT_3$3.1pmol/L（3.2～9.2），TSH 4.5mU/L（3～10）。24 小时尿游离皮质醇 23.2mg/24h（20～100），胰岛素 0.8μU/ml。

上述检查结果都在正常范围，仍不能说明病人消瘦的原因，为此对其“肝良性血管瘤”做进一步检查。

肝脏核素显像动脉期相当于原放射性缺损区的部位有异常放射性填充。平衡后血池期肝内放射性分布不均匀，可见多个放射性缺损区，其部位与静态显像相符，提示肝内为多发血运丰富的占位实性病变。

胃镜检查符合“浅表胃炎”，活检病理为“慢性炎症”。

对肝脏血管瘤的诊断，超声波可以发现最小直径为 1cm 的占位病变，可以分辨病变是实性还是囊性，但不能区分是肝血管瘤还是肝实性占位病变。肝核素显像对肝血管瘤有特异的诊断价值，由于肝血管瘤的血运十分丰富，在延迟相时肝血管瘤显示越来越浓，而肝肿瘤显示越来越淡，这样可以清楚地区别肝血管瘤和肝脏占位病变。该例核素显像结果表明肝脏有多发占位病变，结合病人消瘦、有“湿疹”样皮疹及糖尿病，高度提示胰高糖素瘤存在的可能性。虽然病人的皮疹并不典型，没有坏死性移行性红斑表现，而表现为“湿疹”样皮疹，故进一步对胰腺的神经内分泌激素和肿瘤标记进行测定，结果如下：

αFG（－），癌胚抗原 5μg/L，胃泌素 30pg/ml，五次血清降钙素为 16.5→101.0ng/L（正常值 <50ng/L），七次空腹血胰高糖素为 1173→4202ng/L（正常值 49～114ng/L），此外血氨基酸谱显示多种氨基酸明显低于正常值，血氨基酸总量为正常值

的 47%。

患者血清胰高糖素水平明显升高，高度支持胰高糖素瘤的诊断。胰高糖素瘤位于胰腺和肠道，多数位于胰腺，故进行胰腺影像学检查。第一次 B 超显示胆囊 11.4cm×4.1cm×3.0cm，壁厚 0.3cm，囊内未见结石，胆管 0.7cm。胰头 1.7cm，体 0.7cm，尾 1.0cm，回声均，胰管不扩张。胰体尾部前方见一 2.5cm×2.2cm 低回声，边界清。印象：①胆囊增大；②胰体尾前方低回声考虑腹腔肿大淋巴结。第二次 B 超显示胰腺大小形态同前，胰体前方见 2.2cm×2.1cm 低回声，考虑为腹腔肿大淋巴结。腹部 CT 显示肝右、左及尾叶有多发大小不等密度不均的低密度灶，胰体尾饱满，增强后局部密度略高，并见钙化，建议行血管造影。腹主动脉胰腺 CT 增强扫描显示胰腺外形不规则，胰体前方可见一不规则空密度强化团，边缘清楚，密度不均，胰头部可见一椭圆形软组织影，周边环形强化，中心强化不明显。印象：胰腺外形不整，其内多发实性占位，请结合临床考虑。

病人两次腹部 B 超均未见胰腺异常。CT 和腹主动脉胰腺增强扫描仅显示肝右、左及尾叶有多发大小不等密度不均的低密度灶，仍未能发现胰腺占位病变。为此又进行选择性血管造影。

经皮股动脉选择性血管造影显示肝内多发占位病变，明显增强，胰腺体尾部肿块，中间有钙化。印象：胰体尾占位病变，肝内多发占位病变。骨扫描显示骨多发转移。

临床诊断：胰体尾胰高糖素瘤，肝脏、骨多发转移，继发性糖尿病，低氨基酸血症，多发性红斑，萎缩性舌炎及口角炎，贫血，胃炎。

8 月 10 日转外科手术治疗，术中见胰腺体尾部 7cm×7cm×5cm 肿物，肝脏表面多个转移结节，最大为 5cm×5cm×4cm，将胰腺体尾部与脾一并切除，切除肝右叶表面一个 5cm×5cm×

4cm 的转移结节。病理报告：胰腺体尾部见 4.5cm × 4cm × 2cm 结节状肿物，显微镜下胰腺肿瘤及肝肿瘤形态完全一致，由成片的瘤细胞、少量间质及血窦组成。瘤细胞排列成片状或巢状。免疫组化显示神经元特异性烯醇化酶（NSE）（ - ），胰高糖素（ - ），胰岛素（ - ）。电镜下瘤细胞胞质内含有较多分泌颗粒。病理诊断：胰腺体尾部恶性胰高糖素瘤，转移至局部淋巴结及肝脏。术后皮疹明显好转，仅留色素沉着，血氨基酸谱与术前无变化，血胰高糖素仍为 4118ng/L。因病人全身情况差，术后未行肝动脉化疗灌注与栓塞治疗，病人于 9 月 23 日出院。1 年后随诊，一般情况差，皮疹仍未出现。继续追查术后 2 年死亡。

胰高糖素瘤是胰腺 α 细胞瘤，是一种十分少见的胰腺内分泌肿瘤，病人表现为特异的皮肤坏死性移行性红斑（necrolytic migratory erythema）、糖尿病、体重减轻与贫血。除了上述表现外，病人还可表现血栓栓塞性疾病、低蛋白血症、低氨基酸血症、舌炎、口角炎及锌不足等。

血胰高糖素水平对诊断胰高糖素瘤是十分重要的，一般认为当血清胰高糖素 > 1000ng/L 便可诊断。但血胰高糖素水平与病程或病情严重程度不完全相关，我院第一例胰高糖素瘤的血胰高糖素水平仅 435ng/L，所以对高度怀疑胰高糖素瘤的患者，即使血胰高糖素水平 < 1000ng/L，也不应放弃诊断。

虽然移行性坏死性红斑是胰高糖素瘤的特征表现，但并非诊断的必需条件，文献中也有无皮肤病变的胰高糖素瘤报道。本例的红斑表现很不典型，整个住院期间仔细观察只发现右胫前有一直径 0.8cm 松弛性大疱，病人 3 年来一直表现为“难治性湿疹”。临床上我们常常遇到一些糖尿病人同时合并存在湿疹，皮疹常常表现多样化，包括红斑、大疱、破溃、糜烂、结痂、色素沉着等，临床上难以与胰高糖素瘤鉴别，胰高糖素瘤的皮疹特征性表现为同时存在有红斑、大疱、破溃、糜烂、结痂、色素沉着及正常皮肤，这与糖尿病合并皮肤病变表现是不同的，后者的皮疹常常为红斑、大疱、破溃、糜烂、结痂、色素沉着的顺序成批出现。

此外，患者3年来一直被诊断为肝血管瘤，尽管3年中略有发展，并出现明显消瘦、乏力，但未引起临床医生的注意，而核素显像可以区别肝血管瘤和肝转移灶。提示对肝血管瘤的诊断应慎重，必要时应核素显像检查后才能诊断。

此例空腹血糖正常，糖耐量表明符合糖尿病诊断，属于继发性糖尿病，由于早期糖尿病时胰岛素仅轻度缺乏，基础状态胰岛素分泌能维持空腹血糖在正常范围，但进餐后胰岛素刺激值不足，因为促进糖原合成所需要的胰岛素量远远大于抑制糖原分解和糖原异生所需胰岛素的量，所以表现空腹血糖正常，而餐后血糖或糖耐量不正常。所以对临床怀疑糖尿病的病人，不能以测定空腹血糖来判断是否糖尿病，应该测餐后2小时血糖，必要时做糖耐量试验，以便及时早期诊断。

胰腺α细胞瘤为神经内分泌肿瘤，除分泌过量的胰高糖素外，还可异位分泌其他肽类激素，如胃泌素、降钙素、生长抑素与血清素等。本例血清甲状腺激素、胃泌素、促肾上腺皮质激素、甲状旁腺激素和降钙素都在正常范围。

胰高糖素瘤被诊断时已属晚期，发现时瘤体常较大，4～10cm，但由于胰腺内分泌肿瘤的密度与正常胰腺相差不大，使腹部CT与B超检查不够敏感，而内分泌肿瘤的多血运特性使选择性动脉造影的阳性率大大提高，本例临床已诊断胰高糖素瘤，但二次胰腺B超与二次CT都未能明确肿瘤定位，最后经选择性腹腔动脉插管造影才发现胰体尾部占位性病变，所以选择性动脉造影是胰高糖素瘤定位诊断的一种较好的影像学方法。

（戴为信）

第七章 面对疑似泌尿系统的疾病

多饮、多尿、烦渴、血糖正常——肾性糖尿

患者中年女性。烦渴、多饮、多尿 2 个月，尿糖阳性，血糖水平正常。

烦渴、多饮、多尿这组症状属于“尿崩症”的主要临床表现。多尿的原因相当复杂，但总的说来有水利尿和溶质性利尿两大类（表 1）。临床上一般将“多尿”大致上分为中枢性尿崩症、肾性尿崩症和溶质性利尿 3 类。实际上前两类都属于“水利尿”的范畴。①中枢性尿崩症：往往由于垂体、下丘脑疾患（肿瘤、增生、创伤、功能性障碍等）所引起，其基本因素与抗利尿激素（ADH）缺乏或分泌/释放障碍有关。ADH 的主要作用是增加远端肾小管－集合管的水通透性，增加水分的重吸收，使尿量保持稳定。如 ADH 缺乏，则远端肾小管－集合管水重吸收显著减少，而尿显著增加；当尿量 >2500ml/24h 时称为“多尿”，当尿量 >3500ml/24h 时，称为“尿崩”。无论是垂体、下丘脑实质性损害，还是药物、环境因素引起的 ADH 或血管加压素（AVP）分泌抑制，均可引起“中枢性尿崩症”的症状（表 2）；②肾性尿崩症：主要由于远端肾小管－集合管器质性或功能性损害，造成 ADH 受体或受体后障碍所致。此时，ADH 水平正常或增高，但远端肾小管－集合管上皮细胞则对 ADH 的作用

表现出“抵抗”或“不敏感”，因而造成水重吸减少，尿量过度增加。

表1　多饮、多尿的主要原因

溶质性利尿	水利尿
1. 葡萄糖	1. 中枢性尿崩症
糖尿病（伴有高血糖）	2. 功能性 ADH 分泌减少
葡萄糖摄入（静脉输入或口服）	摄入过多低渗液体
2. 甘露醇（或山梨醇）输入、甘油摄入	神经性多饮（烦渴）
3. 氨基酸输入	3. 口渴刺激
4. 尿素	低钾血症
急性肾衰多尿期	高钙血症
肾移植术后多尿期	高肾素血症
梗阻性无尿的恢复期	原发性烦渴
高分解状态	4. 肾性尿崩症（肾小管对 ADH 抵抗）
高蛋白饮食	慢性间质性肾炎
5. 电解质	低钾血症
盐水输入或高钠饮食	低钙血症
利尿剂	药物中毒（锂盐、两性霉素 B、MTX、去甲四环素等）
心房肽（ANP）分泌过多	遗传性
单纯性醛固酮缺乏症	5. 其他
6. 肾脏病（肾小管重吸收障碍）	冷利尿（cold diuresis）
失盐性肾炎	肾小管对 ADH 反应差
慢性间质性肾炎	ADH 分泌暂时性降低
急性肾小管坏死多尿期	

表2 尿崩症的主要原因

中枢性	肾性
CNS肿瘤（原发或转移性）	慢性小管－间质性疾病（免疫性、感染性、代谢性、药物中毒性）
颅内创伤	多囊肾或髓质囊性疾病
神经外科手术后	多发性骨髓瘤
颅内血管疾患	肾淀粉样变
颅内感染性疾患	镰形细胞性贫血
格林－巴利综合征	低钾血症
家族性中枢性尿崩症	高钙血症
特发性尿崩症	药物毒性（锂盐，两性霉素B，去甲四环素，氨甲蝶呤等）
X染色体基因缺陷（histocytosis X）（ADH或AVP的V_2受体缺陷）	家族性肾性尿崩症

根据以上情况，进行如下分析：

1．首先明确有无“渗透性利尿”存在。本例虽然有多尿症状，但无血糖水平增高，如其他溶质（如钠、尿素等）血浓度也无增高，则可排除溶质性利尿的可能，而系“水利尿”引起的多尿。如血尿素氮（BUN）水平升高，则需进一步检查有无肾功能不全存在。除根据病史及有关血生化值可初步了解多尿的原因外，可测定尿渗透压来进一步明确多尿的类型和原因。如尿渗透压<150mOsm/kg·H_2O，一般考虑为“水利尿”；如尿渗透压为150～250mOsm/kg·H_2O，则考虑有“溶质性利尿”存在。此外，还可计算2（UNa＋Uk）÷Uosm的结果，对渗透性利尿的原因作初步判断（见附图）。

2．本例虽然尿糖阳性但血糖正常，故不能诊断糖尿病，而可能为“肾性糖尿”。

3．如患者已排除溶质性利尿，则可诊为“尿崩症”，并需

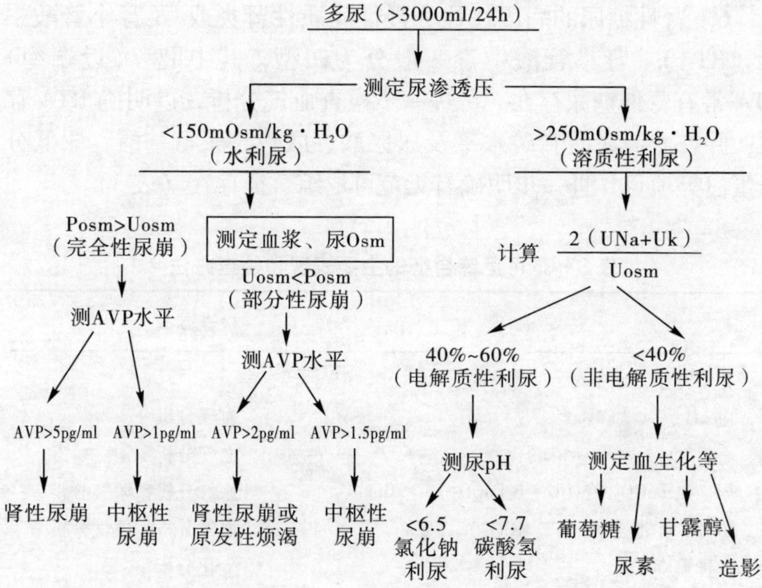

附图　多饮、多尿症状的诊断程序

进一步明确尿崩症的原因是中枢性还是肾性。如有条件，可测定血 AVP 水平，来鉴别尿崩的原因。如血清 AVP 浓度 > 2pg/ml，则考虑肾性尿崩症；如 AVP 为 1 ~ 2pg/ml，则诊断应为中枢性尿崩症。由于目前国内开展 AVP 测定的医院极少，故仍需选用其他方法鉴别。

4．如经影像学（X 线、CT、B 超等）发现颅内有涉及下丘脑 - 垂体的病变，则可初步确定有中枢性尿崩的可能，并测定血 ADH 或/和 AVP 浓度，进一步明确可能的原因。

5．如各种检查均未发现中枢性病变，则可初步考虑有肾性尿崩症之可能，并进行各种检查以明确患者有无慢性间质性肾炎、肾小管酸中毒、低钾性肾病等情况存在。感染、药物毒性、免疫性疾病等均可引起慢性间质性肾炎。

6. 肾性糖尿的病因往往为慢性间质性肾炎或/及肾小管酸中毒（RTA）。肾小管酸中毒一般分为四型，其中Ⅱ型（近端型）RTA 常有肾性糖尿存在。可进一步检查血气分析，以明确 RTA 存在；并查血清尿酸和磷水平及尿尿酸、尿磷、尿氨基酸、尿低分子蛋白等项目，进一步明确有无范可尼综合征存在（表3）。

表3 范可尼综合征的主要表现和检查方法

主要表现	检查方法
1. Ⅱ型肾小管酸中毒	
血 pH↓	血气分析
血 HCO_3^-↓	血气分析
尿、血 $PaCO_2$ 差（U－B $PaCO_2$）＞20mmHg	血气分析，尿气分析
HCO_3^- 排泄分数（FE HCO_3^-）＞8%	血气分析，尿气分析
2. 低钾血症	生化分析
血 K^+↓，尿 K^+↑	生化分析
3. 低磷血症，最大磷重吸收率（TRP）↓（＜85%）*	生化分析
4. 低尿酸血症，高尿酸尿症	生化分析
5. 氨基酸尿	层析或生化分析
6. 肾性糖尿	生化分析
7. 其他：低分子蛋白尿，低钙血症，肾化骨病，继发性甲旁亢等	生化分析

$$*\ TRP = 1 - FEp = 1 - \frac{Up \cdot Scr}{Sp \cdot Ucr} \qquad *\ FEHCO_3^- = \frac{UHCO_3^- \cdot Scr}{SHCO_3^- \cdot Ucr}$$

7. 可进一步检查血清钾、钠、氯钙水平，明确电解质代谢紊乱情况，如有长期（数周或数月）低钾血症，则可引起低钾性肾病，该病可引起多饮、多尿症状。低钾血症也可刺激口渴中枢，引起烦渴症状。有的病人也可伴有低钙血症、肾性骨病、肾结石、继发性甲旁亢等。

8. 烦渴症状的原因较多，降低钾血症外，还需除外高钙血症、“原发性烦渴”（口渴中枢损害）等原因。

9. 做多方面检查，明确有无高血压、肾功能不全、营养不良、贫血等。

10. 如有家族史，应仔细询问病史，明确有无遗传性或家族性慢性间质性肾炎，并绘出家系图。

治疗时应注意：

1. 针对病因　如溶质性利尿（高钠血症、氮质血症等）、中枢性尿崩症、慢性间质性肾炎等。去除病因是控制病情的基本措施。

2. 对症治疗　如对低钾血症、代谢性酸中毒、低钙血症、消化道症状（食欲不振、恶心、呕吐等）、高血压等进行对症治疗。

3. 如有颅内肿瘤、创伤等问题，应邀请神经科、内分泌科有关专科医生会诊，进一步诊治，包括手术治疗。

（郑法雷）

肉眼血尿、腰痛、尿路刺激征、尿无白细胞——IgA 肾病

患者青年男性。反复发作性肉眼血尿 1 个月，伴腰痛、尿频、尿急、尿痛。为全程血尿；有血块排出。尿常规蛋白 60mg/dl，红细胞 $2.5\times10^{6}/L$，白细胞未见。基层医院诊断为“急性肾盂肾炎”，曾先后给予氟哌酸、庆大霉素等抗菌药物治疗无效转入本院诊治。既往无肾脏病史。体格检查除血压 150/100mmHg

外，余无特殊。入院后复查尿蛋白60mg/dl，红细胞2×10^5/L，白细胞未见，中段尿细菌培养计数阴性。B型超声波检查：双肾、输尿管、膀胱未见异常。

本例患者青年男性发作性全程肉眼血尿、伴腰痛及尿路刺激征，但尿无白细胞，中段尿细菌培养阴性，抗菌素治疗无效，故可排除尿路感染，要考虑其他泌尿系统疾病。

面对一位肉眼血尿的病人，应该首先判断血尿的来源。

相差显微镜（即位相显微镜）是鉴别血尿来源的重要初筛方法，具有重要临床实用价值。即通过相差显微镜观察尿红细胞大小、形态、红细胞内血红蛋白含量及分布，然后将血尿分为：①多形型红细胞血尿（变形红细胞占80%以上）：即肾单位性血尿，常见于原发性和继发性肾小球肾炎及遗传性、先天性肾疾病，故又称内科性血尿。红细胞呈多型的原因是由于肾小球和肾小管双重作用的结果，即红细胞通过基底膜时受到挤压造成破损，并受到肾小管腔中尿液渗透压、pH和溶菌酶的影响；②非肾单位性血尿（变形红细胞占20%以下）：指病变部位在肾单位以下，包括肾脏、输尿管、膀胱的结石、结核及肿瘤，故又称外科性血尿，尿红细胞形态检查结果为均一型；③混合性血尿，即上述两种血尿的混合。

本例经相差显微镜检查发现大量多形型红细胞（畸形红细胞达100%），结合病人有蛋白尿及高血压，就进一步提示本例是肾小球疾病引起的血尿，初步排除了非肾单位来源的外科性血尿。

本例患者应继续做下述检查：①肾功能检查（血BUN、Cr、内生肌酐清除率）；②有关肾小球疾病的生化检查（尿蛋白盘状电泳，选择性蛋白尿测定，血、尿β_2-微球蛋白测定，血、尿免疫球蛋白测定）；③必要的血清学检查以排除继发性肾小球疾病（抗核抗体，抗DNA抗体、补体测定）。

本例肾功能检查正常，有关生化及血清学检查除血清 IgA 水平升高外，余无特殊，排除了继发性肾小球疾病，结合病人以血尿为其主要临床表现，血中 IgA 水平升高，临床上应高度怀疑 IgA 肾病，但仍需经肾活检才能明确诊断。

肾穿刺活检免疫荧光染色检查：肾小球系膜区可见显著的弥漫性 IgA 免疫荧光沉积，也有 IgG 及 C3 免疫荧光的沉积，但强度较弱。光镜检查：肾小球系膜区损害，可见肾小球系膜区增宽，系膜基质增多及系膜细胞增殖，毛细血管襻无明显损害。电镜检查：在肾小球系膜区及系膜旁区可见大块结节性电子密集物沉积，并可见系膜细胞增殖及系膜区增宽。根据以上典型的免疫荧光病理学表现，本例确诊为 IgA 肾病。

关于本例的诊治，笔者有如下体会：

1. 本例以肉眼血尿、腰痛为主要临床表现，由于肉眼血尿对膀胱的刺激，病人可以有尿频、尿急、尿痛等尿路刺激症状，故本例在外院曾误诊为急性肾盂肾炎。入院后经重复尿常规检查均未见白细胞，中段尿细菌培养阴性，排除了尿路感染的诊断，及时停用了对肾脏有毒性的庆大霉素。

2. 肉眼血尿伴腰痛的病人，临床工作者通常首先考虑外科性血尿（尿路结石、肿瘤、结核等）或尿路感染。本例运用位相差显微镜检查红细胞形态鉴别血尿的来源，发现大量多形型红细胞，结合病人有蛋白尿，考虑病人为肾小球疾病引起的血尿。从而，X 线腹部平片检查、静脉肾盂造影、CT 检查及膀胱镜等检查都有可能省去，可减轻病人负担。

3. IgA 肾病为一免疫病理学诊断名称，典型的免疫病理学表现是在肾小球系膜区以颗粒性 IgA 为主的免疫球蛋白沉积。本例通过肾活检，确诊为 IgA 肾病。现已公认，IgA 肾病是常见的肾小球疾病，其特征性的临床表现是感染后很快出现肉眼血尿，并呈反复发作倾向，但大量资料表明，IgA 肾病可呈多种多样的临床表现，包括无症状性血尿、蛋白尿、高血压、急性肾炎综合征、大量蛋白尿及肾病综合征等；从明确诊断时起每年有1%～2%的病人进入终末期肾功能衰竭。为此，早期识别临床特殊类型，明确诊断实为必要。IgA 肾病有一类病人表现为剧烈的腰和（或）腹部疼痛伴血尿。曾有报道一组 81 例 IgA 肾病中有 11 例（12.6%）表现为腰和（或）腹痛伴血尿，此组病人全部于首诊时误诊为肾结石、肾盂肾炎、胃肠炎等，后经发现尿中变形红细胞及肾穿刺免疫荧光病理检查确诊为本病。IgA 肾病是以肾脏受累为主的全身性小血管炎病变，腰、腹部疼痛发生机制与输尿管或胃肠粘膜下小动脉炎症性病变有关。腰部剧痛亦可能系小的血块在尿路发生暂时性梗阻引起。表现为发作性肉眼血尿的少数 IgA 肾病患者可有急性少尿性肾功能衰竭，但常为可逆性。故对于剧烈腰和（或）腹痛者，临床如无紫癜、系统性红斑狼疮表现及泌尿系结石的证据，应想到原发性 IgA 肾病的可能性，应及时做肾穿刺检查，以明确诊断。

4. 总之，不明原因的血尿中不少是由于肾小球疾病，有时可以血尿为主要表现，尿中红细胞形态检查有较大参考价值。

（黄庆元）

老年水肿、蛋白尿、肾功能正常，大便潜血强阳性——肿瘤相关性肾病综合征

患者男性，66 岁。因面部及下肢水肿 1 个月入院。入院前 1 个月无诱因出现面部及下肢水肿，伴乏力，无发热、骨痛、关节痛。尿常规：蛋白 300mg/dl，红细胞 5×10^5/L，24 小时尿蛋

白定量5.6g。血清白蛋白16g/L，球蛋白28g/L，血红蛋白90g/L，血 Cr 88.4μmmol/L（1mg/dl），BUN 3.58mmol/L（10mg/dl），内生肌酐清除率86ml/min。肾脏B超检查：双肾体积略增大，以“慢性肾炎、肾病综合征”收入病房。既往无肾脏病史。

本例老年患者，原无肾脏病史，不明原因地出现水肿、蛋白尿伴贫血，以肾病综合征为主要临床表现，首先要考虑继发性肾小球疾患，只有排除了继发性因素，才能诊断为原发性肾小球疾患。由于原发性和继发性肾小球疾患在治疗上有很大差别，预后也各不相同，因此，一定要积极找原发病。继发性肾小球疾患的常见的病因有：

1. 多发性骨髓瘤　表现为骨髓受累：出现数量不等的骨髓瘤细胞，造血功能抑制，血清单株球蛋白增高及骨质破坏等。本病早期可表现为蛋白尿及肾小管功能受损，也有一些病例在晚期仍无骨痛等而以肾病为突出表现而误诊为慢性肾炎。本例虽没有骨痛、骨折等表现，但一位老年患者肾损害伴贫血，多发性骨髓瘤仍不能除外，应做进一步检查。

2. 淀粉样肾病　可有蛋白尿、肾病综合征的表现以及心脏肥大、心律失常、肝脾肿大、巨舌等肾外表现。肾脏损害可发生在其他脏器之前，一旦出现肾病综合征则提示肾脏病变较重，预后差，但本例缺乏肾外淀粉样变的证据，且病史短，不伴有慢性炎症性或化脓性病灶，如慢性骨髓炎、肺结核、肺脓肿、支气管扩张等，故不支持该病诊断。

3. 狼疮性肾炎　本病多见于青年女性，以多系统受累伴血清中存在特异性自身抗体为特点，70%以上有肾脏病表现，另有少数患者在早期无多系统损害，甚至血清学检查也不支持系统性红斑狼疮诊断，仅表现为尿或肾功能异常，极易与原发性肾小球疾病混淆。本例表现为肾病综合征，并有贫血，虽为一老年男性，相对少见，仍应注意排除之。

4. 恶性实体瘤　即肿瘤相关性肾小球肾炎，除基础肿瘤表现外，肾脏损害的主要表现为蛋白尿，从少量蛋白尿到肾病综合征，甚至肉眼血尿。本病大多数病例的肾脏表现可与基础肿瘤同时出现或在基础肿瘤诊断之前。

本例要积极找原发病，尽快做骨髓穿刺找骨髓瘤细胞，血清蛋白电泳、免疫球蛋白定量及补体、尿本－周蛋白测定，抗核抗体检查以及恶性实体瘤的有关检查，动员其做肾穿刺病理检查，便于确诊。

经检查结果如下：尿本－周蛋白阴性，骨髓象未见骨髓瘤细胞，抗核抗体检查阴性，血清蛋白电泳及补体检查正常，多次大便潜血强阳性。

根据患者肾病综合征伴贫血，大便潜血强阳性，虽无明显的消化道症状，仍需高度怀疑消化道肿瘤并发肿瘤相关性肾小球肾炎。

进一步检查全消化道造影阴性，胃镜检查发现胃窦部有直径1.5cm不规则隆起，表面糜烂和污秽渗出物覆盖，易出血，经胃镜活检，病理诊断为胃腺癌。

肾活检免疫荧光检查：IgG、C3沿肾小球毛细血管壁呈弥漫性细颗粒沉积；光镜检查：肾小球基底膜呈弥漫性、均匀、一致性增厚，可见基底膜上皮侧钉突样改变，不伴细胞增生；电镜检查：肾小球毛细血管基底膜上皮下不均匀的电子致密物沉积，并形成钉突样结构。病理诊断：膜性肾病Ⅱ期。

肾活检后行胃癌根治术，术后病理报告：胃腺癌，肿瘤浸至粘膜下达肌层，未见局部淋巴结转移。

本例入院后针对肾病综合征给予利尿剂及静脉输注蛋白制剂，未使用皮质激素或免疫抑制剂，肾病综合征未改善，但于手术后半个月出现利尿消肿，1个月后尿蛋白阴转，血清蛋白恢复正常。据此，本例肿瘤相关性肾小球肾炎诊断可以成立。

恶性肿瘤与肾病综合征的关系最早由 Lee 等于 1966 年提出，发现 101 例肾病综合征中有 11 例存在恶性肿瘤，占 10.7%，这组病例中所有恶性肿瘤均为癌。最常见的肾脏损害为膜性肾病。1989 年 Keurl 等做了肾小球疾病与恶性肿瘤关系的文献复习，发现在肾小球疾病患者中，实体瘤发生率平均 7%，而大于 60 岁的膜性肾病中有 22% 存在恶性肿瘤。常见引起肾小球损害的癌症有肺、胃、结肠、肾、乳腺、卵巢等癌，血液系统肿瘤则以霍奇金病最常见。

肿瘤相关性肾小球肾炎的发病机制普遍认为是免疫复合物性肾炎，其免疫病理学特征类似于实验性免疫复合物性肾炎。肿瘤提取物和肾小球洗脱液的免疫扩散电泳研究显示相同的特性。有效地治疗恶性肿瘤大多能使并发的肾脏损害得到缓解，证实了两者之间存在的病因联系。多数肿瘤相关性肾小球肾炎的肾脏表现可在基础肿瘤诊断之前或与肿瘤同时出现，而且这种表现可以是蛋白尿、血尿，也可见肾功能衰竭，但大多数以大量蛋白尿或肾病综合征为主要临床表现。

确诊肿瘤相关性肾小球肾炎首先要明确肿瘤的存在，而后能同时在血液及肾小球检出同一种肿瘤相关性抗原。但这些检测比较困难。因此，只要同时存在肿瘤与肾小球损害的依据，并且能排除其他原因的肾小球疾病即应考虑本病。其后可根据肿瘤治疗成功随之肾脏损害得到缓解而进一步证实。有学者指出，并非所有肿瘤患者出现肾脏损害表现时都要接受肾活检，只在成功治疗肿瘤不能使肾病改善时才考虑肾穿刺活检。

通过以上的分析我们体会到：

对成年尤其是老年肾病综合征者都要注意有无潜在肿瘤，并进行必要的筛选检查，尤其是在老人膜性肾病时。暂时未发现肿瘤的，也应在肾病综合征诊断后 1 年内密切监测是否有恶性肿瘤存在。

（黄庆元）

肾功能不全、贫血、重组人红细胞生成素治疗无好转

患者中年男性。乏力、食欲减退6个月，首次就诊时查血清肌酐4.5mg/dl，血红蛋白5.8g/dl；应用重组人红细胞生成素（rHuEPO）皮下注射6周贫血无好转。

本例有明显肾功能不全和贫血，且呈慢性病程，故本例慢性肾衰伴肾性贫血的诊断基本成立。肾性贫血的基本原因主要与体内红细胞生成素（EPO）相对或绝对不足有关，也可能与体内某些尿毒症毒素、某些细胞因子增多、红细胞寿命缩短等因素有关（表1）。慢性肾衰患者的贫血一般主要由肾性因素所引起，但有时也可能伴有缺铁、营养不良、出血、感染、铝中毒等其他因素存在，需通过了解病史及做各种检测加以了解。

表1 慢性肾衰患者贫血的主要原因

一、体内红细胞生成素生成不足
二、拮抗红细胞生成素的物质增多
某些尿毒症毒素（PTH?）
某些细胞因子（TNFα，IL-1等）
三、红细胞寿命缩短（尿毒症毒素、酸中毒的作用）
四、其他因素
毛细血管内溶血
营养因素
缺铁
蛋白缺乏
出血（皮肤、粘膜、内脏等部位）

长期以来，肾性贫血的治疗一直比较棘手，多种药物疗效均不甚满意。自从重组人红细胞生成素（rHuEPO）应用于临床以来，肾性贫血的治疗已出现了突破性的进展。合理应用 rHuEPO 治疗的患者，其中大部分贫血可显著得到纠正，身体状况和生活质量也明显改善。然而，也有部分患者应用 rHuEPO 治疗后疗效尚不满意，其原因可能是多方面的（表2），需仔细加以分析，并根据患者的实际情况及时加以解决。

表2 肾性贫血患者 rHuEPO 疗效欠佳的主要原因

一、rHuEPO 剂量不足或疗程尚短
二、缺铁
三、营养不良
四、EPO 拮抗物（PTH，细胞因子）的作用：可能与透析不充分、炎症等因素有关
五、骨髓造血抑制物（PTH？铝？）
六、其他因素
出血或溶血
慢性炎症（包括免疫性疾病和非免疫性疾病）
感染

1. 肾性贫血是慢性肾衰的主要并发症之一　本例患者有乏力、食欲欠佳等症状已达半年之久，血肌酐明显升高，贫血较严重，故首先应考虑肾性贫血之可能，并检查肾 B 超、肾图等项目，复查血肌酐、肌酐清除率等，进一步明确、证实慢性肾衰的存在。当然，非肾性原因所致贫血（如出血、溶血、炎症等），也可能在近期内伴发肾功不全，但一般多为急性肾功不全，很少出现慢性肾功不全；由于就诊时血肌酐水平为 4.5mg/dl，故此种急性肾功不全多为可逆性，并可在较短时间内恢复。本例患者病程已达半年之久，故急性肾衰之可能相对较小。如

治疗6周后肾功能仍无好转，甚至肾功能进一步恶化，则一般应考虑有慢性肾功不全存在。

2．按肾性贫血治疗，并给予rHuEPO注射6周后，贫血仍无好转，其原因也可能是多方面的（表2）。如患者贫血主要是由非肾性的因素所引起，则按常规方案给予rHuEPO治疗后一般难以奏效。如患者肾性贫血诊断成立（因患者有明显肾功不全），而应用rHuEPO疗效欠佳，则可能与该药剂量不足或疗程尚短有关，也可能与体内缺铁或存在着EPO拮抗物质有关，还可能与患者存在潜在出血、溶血、感染等因素有关，需一一加以分析和明确，并做相应检查与处理。为明确是否缺铁，应及时测定血清铁及铁蛋白水平、转铁蛋白水平、铁饱和度，并定期复查（一般每月一次）。即使首诊时缺铁不明显，但rHuEPO治疗一段时间后，由于铁需要量增加，仍可发生血清铁水平降低，提示需进行补铁治疗。补铁方法一般需口服铁剂，如硫酸亚铁缓释剂、富马酸亚铁等，必要时也可肌注右旋糖酐铁。近年也发现部分慢性肾衰患者口服铁剂疗效欠佳，而静脉内补铁后可使缺铁较快得到纠正，故静脉用铁制剂正在研制之中。为了解有无铝中毒或严重继发性甲旁亢，应设法测定血清铝水平及血清iPTH水平。另外，在治疗过程中最好同时监测叶酸水平。

3．rHuEPO应用中的若干问题　①对透析前病人、血液透析患者、腹膜透析患者来说，rHuEPO的剂量应有所不同；透析前患者一般剂量低于透析患者。本例为透析前患者，rHuEPO剂量一般应为50～100U/（kg·wk）［平均100U/（kg·wk）左右］，但不同患者之间仍有个体差异，应根据观察结果来调整rHuEPO剂量。如治疗6～8周后疗效欠佳，则应考虑将rHuEPO的剂量增加25%～33%，如原剂量为100U/（kg·wk），则应增加到125～133U/（kg·wk）。反之，如Hb升高较快（6 周内升高幅度≥25g/L），则应考虑将 rHuEPO 剂量减少 25%～33%。②rHuEPO 给药途径：一般以皮下给药较好。有人认为，皮下给药可节省用药 20% 左右。给药间隔时间以每周给药 2～3 次为宜。也有人认为每周给药一次的疗效也与每周给药 2～3 次相似，但临床观察尚少。如 rHuEPO 制剂本身进行改进后半衰期明显延长，则每周注射一次可获得较好疗效。③rHuEPO 治疗中发生缺铁者相当常见，故除定期检查铁水平等指标外，常需补充铁剂（如前所述）。④rHuEPO 治疗期间，应尽量减少或避免拮抗 EPO 的物质（如尿毒症毒素、某些药物等），应注意及时纠正酸中毒，对透析病人应尽量做到充分透析；应及时控制感染；出血倾向者应及时对症治疗，等等。⑤rHuEPO 治疗奏效、贫血基本得到纠正后，应注意观察其可能出现的某些副作用，如血压升高、血粘度增高、头痛等，及时采取预防措施，或发生后及时发现、及时处理，防止给患者带来不必要的不适或痛苦。⑥rHuEPO 价格较高，临床医师用药前应取得患者的同意与配合。

（郑法雷）

老年肾功能不全，蛋白尿、高血压控制不满意——

老年肾功能减退临床很常见，首先应了解：

1. 病人肾功能减退的病程如何？由于正常人 40 岁以后的肾小球滤过率每年减少 0.8～1.0ml/min，假定 20 岁时肾小球滤过率是 120ml/min，90 岁时则为 50ml/min。因此，当轻度肾功能减退，而且与老龄相当，则可考虑为生理性减退。如果肾功能减退明显，与年龄不相当，或近期急剧恶化，则需考虑为病理性，应探讨其致病原因。

2. 老年生理性肾功能减退，临床上往往是肾小管的功能减退在前，特点是进入老年后夜尿频，同时夜尿量也增多，反映了肾小管浓缩功能减退比较明显。这点和慢性肾小球肾炎不同，后者常以水肿、尿少为主。

3. 其次应该观察尿常规，尿沉渣镜检。如果无红细胞、无管型等，即使有少量蛋白尿，也不能诊断为肾炎。

4. 高血压的病程如何？因为老年人高血压常见，如果有高血压，则应了解病程、高血压程度以及过去用药控制血压的效果如何，用药规律否？血压控制水平满意或不满意？眼底有无变化等。

若已知老年病人高血压控制不满意，同时尿沉渣检查正常，则需考虑肾小动脉硬化。此时应进一步了解病人有无其他脏器或部位动脉硬化证据，如冠状动脉硬化心脏病以及有无眼底血管改变？一般眼底的血管动脉硬化情况基本与肾小动脉硬化相关，是一个窗口。如果眼底血管有动脉硬化改变，则增加了肾小动脉硬化诊断的依据。然后应进一步了解诊断高血压肾小动脉硬化的条件：

（1）长期原发性高血压，舒张压≥95mmHg。

（2）伴有高血压眼底病变。

（3）高血压出现在蛋白尿之前。

（4）尿沉渣阴性。

（5）除个别例外，一般24小时的尿蛋白≤2.0g，无其他肾脏病证据。

（6）肾脏轻中度的两侧对称性缩小，肾盂肾盏正常。以此可与反流肾、慢性中毒性肾病鉴别。

有时临床很难鉴别慢性肾小球肾炎引起高血压或高血压引

起的肾硬化，如属早期，必要时应进行肾脏活检区分。

肾功能不全、蛋白尿、高血压三者都需要治疗，但三者在病理生理方面有内在的联系和动态关系。当前病人的主要问题是什么？这些需结合病情进行具体的分析：

1. 高血压与肾功能减退　高血压在何种情况下引起肾功能损害？原发性高血压，中、成年患者很少引起肾功能衰竭。但老年病人如血压控制不满意，持续5年后，常出现不同程度的肾硬化。因此，肾小动脉硬化引起的慢性肾功能衰竭在老年人常见，占老年慢性肾功能衰竭的40%左右，但其中包括部分并无高血压史者。据近年来美国临床研究报告，肾功能不正常者高血压水平与肾小球滤过率（GFR）水平呈负相关，控制肾脏病人的高血压能延缓肾功能的恶化。

2. 高血压与蛋白尿　高血压引起蛋白尿的机制为：①由于系统高血压的压力传入肾小球，使球内毛细血管的压力升高，引起肾小球高滤过，致使正常的肾小球基底膜屏障作用受损，产生蛋白尿。如高血压及时得到控制，蛋白尿可减少或消失。②持久高血压引起肾小球基底膜、系膜等实质性损害产生蛋白尿，此时用降压药难以使其消失。因此，对于尿蛋白的程度需做动态观察，对治疗和预后的判断都重要。

3. 蛋白尿与肾功能　高血压引起的蛋白尿，如不能及时得到控制，特别是蛋白尿较多时，蛋白尿本身就是一种加重肾脏受损的因素。大量蛋白尿致小管间质损害，当尿蛋白进入肾小管，近端肾小管回吸收超负荷，小管细胞溶酶体活性增高，氨生成增加。后者在进行性小管间质性损害中有重要作用。因氨能激活C3引起间质炎性反应，同时氨也是细胞增殖刺激因子。近来认为凡是可以使尿蛋白量降低和使氨产生减少的措施，都能改善病人的预后，延缓慢性肾功能进行性恶化。

因此，在慢性肾功能衰竭、非终末期肾的老年病人，在上述几个环节中，高血压的控制是首先要考虑的主要矛盾，应予以解决。

如何考虑降血压？应根据高血压持续已久，还是新近血压明显升高，采取不同的对策。高血压持续高水平，而且不规则治疗已经很久，则降血压不能太快、太猛，否则，肾脏血流灌注会突然因之下降，肾功能急剧减退，结果血压降低虽很满意，而肾功能衰竭明显恶化。反之，老年肾功能原来处在一种生理减退情况下，只是由于血压近期的突然升高才致肾功能急剧减退，则应使用强有力的降压措施，使血压短期内恢复至正常水平，则肾脏不至于严重受损，且肾功能常可部分好转。

目前，认为慢性肾功能衰竭早期，舒张压 >85mmHg 时，或糖尿病肾病病人舒张压高于原有水平 10mmHg 左右时，应进行治疗，首先应予低盐饮食，如果血压控制不满意，则应开始用利尿剂。

降压药目前很多，首先要明确有些降压药在降压的同时能减少肾血流的灌注，则不用。为了有效的达到降压，首选应以钙离子通道阻滞剂为主，其副作用小，药量可以根据血压水平予以调整，该类药物在降低血压后，可同时使尿蛋白减少。另一类可考虑选用的是血管紧张素转换酶抑制剂（ACEI），其特点为：①降血压；②降低肾小球的出球动脉的阻力，因而可以降低肾小球毛细血管内的压力，能减缓肾小球的硬化，从而延缓慢性肾功能衰竭的恶化；③即使无高血压，小量 ACEI 单独的应用也能减轻蛋白尿。老年慢性肾功能衰竭早、中期的病人应该从小剂量开始，但小剂量降压作用则较弱。因此，严重高血压者，则需与钙离子通道阻滞剂合用。

（毕增祺）

老年血肌酐升高，低蛋白饮食后，血尿素氮下降，体重减轻——何时血液透析？

老年慢性肾功能衰竭是临床常见病症。其主要病因是肾小动脉硬化，其次是2型糖尿病肾病。

1. 如何衡量老年人的肾功能

（1）老年人随着年龄的增长，其肾功能有生理性减退，同时，还与心脏功能有联系，老年心功能减退，肾脏灌注减少，肾脏血流量也相应减低，肾小球滤过率（GFR）也必然下降。由于老年肌肉的减少，产生肌酐的能力降低，血肌酐（Scr）的水平低于正常中成年，因此，临床上血肌酐水平是否正常，应该按理想体重（公斤）计算，据Hebert报告，即：

理想体重（kg）	Scr的正常范围
<55	0.6～1.0mg/dl（53.04～88.4μmol/L）
55～80	0.8～1.2mg/dl（70.72～106.08μmol/L）
>80	1.0～1.4mg/dl（88.4～123.76μmol/L）

（2）肌酐清除率（Ccr）的准确性比Scr高，临床应以前者为主，但测定Ccr影响因素也较多，如尿的收集是否准确等。

利用公式计算Ccr法，对于病情稳定者，可作为一个动态观察方法。该公式的优点是将体重、年龄因素都已考虑在内，缺点是结果常较其他方法偏低。公式为：

肌酐清除率（Ccr）=（140－年龄）×kg（体重）/72×血浆肌酐mg/dl

女病人以上数值需乘以0.85，即女性较男性数值略低。

（3）血尿素氮（BUN）不是一个衡量肾功能的准确指标，其水平受影响的因素甚多，如脱水、发热、蛋白入量的多少，以及其他促使蛋白分解加速的因素，都可使其增高。低蛋白饮食（LPD）可使其下降至低水平。因此，BUN 不能作为主要评估肾功能水平的依据。

但 BUN 反映了肾功能减退情况下体内蛋白代谢产物的蓄积水平，也间接反映了蛋白的摄入的大体情况，因为当病人处于稳定状态下，血尿素氮水平与血肌酐水平（均以 mg/dl 计算）的比值一般在 10 左右，由于血肌酐水平稳定，此比值的高低程度，可以反映病人蛋白摄入量是否过多或限制过严。>10 时，提示蛋白摄入较多；<10 时，提示蛋白摄入不足（低于正常）。

2. 慢性肾功能衰竭病人坚持应用 LPD 的意义和方法　应用 LPD 的目的有两方面：①减轻临床症状；②延缓肾功能进行性恶化。应用 LPD 减轻临床症状已有 100 多年历史。近 20 多年认识到 LPD 具有减慢肾功能衰竭进行性恶化的作用，目前这方面已经积累了大量的材料，无论是临床观察或实验研究，其效果都比较肯定。如 Eddy 等 1994 年发现，肾脏间质的炎症细胞是肾内转化生长因子 β_1（TGF－β_1）重要来源，当应用 LPD 饮食，蛋白限在 8% 以内，间质炎症反应减轻，同时，肾内的 TGF－β_1 mRNA 的水平也降至正常，肾脏间质的巨噬细胞的数目减少，因而认为 LPD 可能是通过上述的机制来减轻肾间质纤维化，从而达到延缓肾功能恶化的目的。

临床上，经过多年来的经验积累，目前，比较一致的看法是当病人肾功能衰竭处在早、中期阶段，即 GFR >25ml/min 左右时，蛋白摄入按每日每公斤体重 0.6g 左右比较适宜，同时必须补足热量。近年，有人还主张补充必需氨基酸加组氨酸制剂或用 α－酮酸－氨基酸制剂。但这类制剂价格较高，其使用范围有局限性。

但大系列的临床观察还不能确切证实 LPD 的效果，有人认为这可能因为大系列观察需时数年，技术上难度较大，实际上常不可能做到单独应用 LPD 而无其他治疗的影响，加之对 LPD 常无精确计算，也影响临床结果。

目前的问题是如何正确应用 LPD，因为片面地强调 LPD，甚至于对非慢性肾功能衰竭的肾脏病病人也强调 LPD，结果会引起营养不良。慢性肾功能衰竭病人，其食欲减退常和肾功能减退程度呈正相关，特别是 Ccr 低于 25ml/min 时，病人有自发的食欲不振和进食不足，如果不适当的 LPD，加以老年消化能力减退，吸收不良，则往往引起营养不良。慢性肾功衰竭的营养不良会出现一系列的新问题，可以产生一系列不良后果。老年人尤其如此，其中包括影响以后进行透析的效果。

在进行 LPD 治疗时，监测一些临床切实可行的指标很重要，当血清白蛋白浓度 <4.0g/dl；血清转铁蛋白 <200mg/dl；血清前白蛋白 <30mg/dl 或有明显降低的趋势；血浆氨基酸不正常；血清肌酐与尿毒症状不相称的降低；持续地体重减轻或低于理想体重（<85%）等时，均需修正 LPD 的组成。

其中以血浆白蛋白水平最为重要，但需排除其他因素，如感染、外伤等。白蛋白的半衰期大约是 20 天，因此低白蛋白血症应该是一种营养不良表现较晚的指标。血浆转铁蛋白水平是一个较早期出现的反映内脏血浆蛋白水平的好指标，当其低于 200mg/dl 时，可认为营养不良。但需注意其受红细胞生成素（EPO）和铁剂治疗的影响。

当出现营养不良时，应该将 LPD 适当放宽，条件许可时可以补充必需氨基酸加组氨酸制剂或 α－酮酸氨基酸制剂。根据我们经验，后者对纠正血浆氨基酸代谢紊乱有明显效果。

3. 透析的时机　一般而言，当病人情况平稳，代谢性酸中毒不明显，Scr 水平在 5～6mg/dl 时，进行血液透析为时尚早。

如果病人因LPD而营养不良，经调整LPD蛋白含量后仍无改善，同时Ccr低于10ml/min时应进行透析治疗。因透析治疗后，蛋白摄入可以不受严格限制，营养情况得以改善。如果是糖尿病肾病病人，肾功能减退较快，蛋白尿、低蛋白血症和水、钠潴留也较明显，开始透析的时间应较其他肾功能衰竭者提早，即Scr为6mg/dl时也应开始透析治疗。

（毕增祺）

周期性麻痹、夜尿多、血肌酐正常——远端肾小管性酸中毒

患者反复发作性骨骼肌弛缓性瘫痪，经数小时至数日恢复正常，发作间歇期肌力正常。追问病史还有多饮、多尿、口渴史，在发作期四肢无力，经补钾后渐恢复，发作间歇期仍觉乏力。辅助检查：血钾2.8mmol/L，血钠122mmol/L，血氯化物116mmol/L，二氧化碳结合力13.5mmol/L，血肌酐90μmmol/L，尿pH>5.8，尿比重1.015以下，血糖正常，尿糖阴性。心电图检查可见T波低平或倒置，ST段降低，U波明显，各导联U波大于T波。最后发现为远端肾小管性酸中毒。

远端肾小管性酸中毒是由于远端肾小管功能缺陷，不能在管腔液与管周液之间建立起有效的pH梯度以促进氢离子排泄，致氢离子滞留引起酸中毒。其特点：①常有低血钾引起的系列症状；②有低钾、低钠和高氯性酸中毒；③无氮质血症；④尿液pH常大于6.0，尿糖阴性。根据以上特点，本例应考虑为远端肾小管性酸中毒。

询问病史时注意病人有无特殊用药史，如镇痛药、棉酚、甲苯、两性霉素 B，对来自农村的病人要询问有无食用棉籽油史。

远端肾小管性酸中毒不仅有低钾，同时伴高氯性酸中毒，故补钾时不宜用氯化钾，以免加重高氯血症，宜用枸橼酸钾，同时矫正代谢性酸中毒，纠正水电解质紊乱。有具体病因者应针对病因治疗。远端肾小管性酸中毒致低血钾性麻痹在临床上有很多与低钾周期性麻痹相似点，故应提高警惕，以避免误诊误治。

周期性麻痹为常染色体显性遗传，是由于钾离子转运失常致病，钾是细胞内重要的阳离子，成人钾总量约 3500mmol，细胞内钾水平约 150mmol/L，正常血清钾水平为 3. 5 ~ 5. 5mmol/L，体钾 98% 在细胞内，2% 在细胞外，正常人进食或输入葡萄糖后，葡萄糖进入肝脏和肌肉合成为肝糖原和肌糖原过程中，每 1g 葡萄糖转化成糖原在肝脏和肌肉组织中贮存时，从细胞外带走 0. 36mmol 钾（每 1mmol 钾 =14. 5mg 钾），在低血钾周期性麻痹时，此项过程有过度倾向，为肌细胞膜离子通透性异常所致。因此在某种诱因情况下如饱食、输注葡萄糖、应用胰岛素或肾上腺皮质激素后，细胞内钾离子增加，细胞外和血清中钾离子明显减少即发病。值得注意的是，周期性麻痹多在夜间发病，这是因为钾离子在细胞内外转移还具有昼夜节律，即在白昼清醒状态下，肌细胞内 K^+ 的外流相对大于夜晚，夜晚睡眠时肌肉摄钾相对增强，正常人不会引起血钾过大的波动，但对于低血钾病人，就可能在夜晚出现四肢麻痹。

周期性麻痹好发于青壮年，主要症状为四肢弛缓性瘫痪，其特点为下肢重，上肢轻，近端重，远端轻，轻者只表现四肢无力，有些病人发作时伴口渴、心悸和肌肉胀感。每次发作持续时间数小时至数日，可数月或数年发作 1 次，也有 1 年发作 1

~2 次，或终身只发作 1 次。病人一般无吞咽困难、感觉障碍和膀胱功能障碍。

肾小管性酸中毒并不少见，但往往易误诊或漏诊，延误诊断时间可达数月，究其原因主要是对本病缺乏认识，对其临床表现不注重综合分析，有多饮多尿者易误诊为尿崩症，有软瘫、呼吸肌麻痹者易误诊为周期性麻痹或多发性神经炎，自幼发病者因生长与发育迟缓被误诊为侏儒症。总之，有上述情况不应忽略肾小管性酸中毒之可能。

肾小管性酸中毒的病因至今未完全明了，有继发于急性感染性疾病者及风湿性疾病，亦有药物诱发者（如甲硝唑），由于肾小管性酸中毒可有多样症状，应详细询问并加以认真的分析，如能早期诊断、及时治疗，可以减少合并症，预后尚好。其治疗方法为：①纠正代谢性酸中毒，这是最重要治疗措施，可给碳酸氢钠，并用 Shohl 合剂（枸橼酸 140g，枸橼酸钠 98g，加水至 1000ml），日服 50 ~ 100ml，分 3 次服；②补充钾盐，通常用枸橼酸钾或 Albright 合剂（枸橼酸钾 98g，枸橼酸 140g 加水至 1000ml），日服 60 ~ 100ml，分次服用，或可用枸橼酸合剂（枸橼酸钾及枸橼酸钠各 100g 加水至 1000ml）日服 60 ~ 100ml，分 3 次服用。

（沈亚瑾）

第八章　面对疑似血液系统的疾病

贫血、白细胞或/和血小板减少，骨髓“大致正常”——

贫血、白细胞或/和血小板减少，骨髓“大致正常”的血象和骨髓象是临床十分常见的血液学改变，诊断时应开阔思路，采用先易后难的策略，选择最有价值且较方便的手段，在最短的时间内取得真实的结果。

若骨髓各系细胞及其各阶段比例大致正常，则可排除急性白血病。临床上需重视脾脏大小，如触诊时脾未能扪及，则脾功能亢进可除外。但如脾肿大，也不能立即作出脾功能亢进的诊断，因为脾肿大要到一定程度（通常需≥3cm）才可能有功能亢进。此外，必须排除其他各种导致脾肿大的疾患。慢性肾功能不全所致的肾性贫血也应想到，临床上漏诊病例屡见不鲜（包括血液专科和肾病专科医师）。必须指出在慢性肾病晚期尿常规可完全正常，水肿也十分少见，原因是病变晚期肾小球已有纤维化，滤过功能大大减少，蛋白分子难以通过小球漏出，实际上是一种假象。只要想到肾性贫血的可能，仔细询问病史，包括以往有无肾病史及目前有无畏食、恶心等症状，往往是肾性贫血的有力提示。同时应强调，只有当肾功能不全达一定程度时才会出现贫血及伴其他血细胞减少，通常血尿素氮>60mg/dl，肌酐>5mg/dl才影响血象。如遇上述二项指标仅轻度升高时，还需进一步查找贫血的原因。如上述几种诊断均未能成立，应逐一考虑以下疾病，选择有关的检查加以肯定。

1. 慢性病性贫血（ACD） ACD 顾名思义是一种继发于各种慢性疾病的贫血，常表现为轻至中度贫血，可伴白细胞或/和血小板减少。各种慢性感染、慢性炎症性疾病（包括各种风湿性疾病及慢性肠道炎症性疾病）、肿瘤等均可并发 ACD。上述各种病因均可激活单核-巨噬细胞系统（MMS）及淋巴系统发生反应性增生，使铁、转铁蛋白（运输铁的蛋白）在 MMS 过度滞留；各种细胞因子，包括白介素-1（IL-1）、肿瘤坏死因子（TNF）、干扰素（IFN）等的释放，均可促进铁滞留于 MMS，同时抑制红系祖细胞生成、缩短红细胞寿命、减少红细胞生成素（EPO）的合成及释放。为确诊 ACD，首先应寻找上述各种原发病，检测血象是否属正细胞正色素性贫血，骨髓铁染色是否显示幼红细胞铁减少，而巨噬细胞铁增多，同时注意血清铁及转铁蛋白都减少，而铁饱和度基本正常，血清铁蛋白常明显升高。根据这些特点，且在排除各种其他贫血（如缺铁性和自身免疫性贫血）后即可诊断为 ACD。

2. 缺铁性贫血（IDA） IDA 主要表现为贫血，但严重者可伴白细胞或/和血小板轻度减少。鉴别时应注意患者有无反甲、毛发色泽枯萎；血象呈低色素小细胞性贫血，平均红细胞体积（MCV）及平均红细胞血红蛋白浓度（MCHC）均降低；血清铁、铁蛋白同步减少，而转铁蛋白明显升高，致铁饱和度也显著降低；骨髓铁染色，无论是细胞内铁，还是细胞外铁均减少。IDA 常可找到明确的病因，最常见的有妇女月经过多，消化道慢性失血（溃疡、肿瘤、钩虫病、痔疮等）、胃大部切除术后。根据这些特点不难和 ACD 鉴别。少数高度怀疑 IDA，但又一时难以肯定者，可给予铁剂进行正规的试验性治疗，如坚持用药 1 个月，血红蛋白仍无明显上升，则可排除 IDA。

3. 特发性血小板减少性紫癜（ITP） 临床表现主要为出血倾向及血小板减少，部分病人由于长期失血可伴贫血，有时白细胞也降低。因此，我们将ITP也列入本题的鉴别对象，为诊断ITP应注意下列要点：①血象以血小板减少为主，常 $<50\times10^9/L$；红细胞及血红蛋白降低和临床出血程度成正比；白细胞仅轻度减少；②骨髓增生程度及粒、红系正常，巨核细胞常明显增多，且大多无血小板生成；③血小板相关免疫球蛋白G（PAIgG）常明显升高；④部分患者有风湿免疫性疾病的临床表现，如发热、皮损、关节痛、多系统损害（肾、心、肝等），血中出现各种自身抗体。如检出风湿免疫性疾病，则血小板减少为此类疾病的一种临床表现，实为一种继发性血小板减少性紫癜。

4. 骨髓增生异常综合征（MDS） 为一种克隆性疾病，常缓慢起病，临床主要表现为血细胞单项或多项减少。MDS分五型，后三型骨髓中已显示原始细胞增多，或/和血中单核细胞增多，常不难鉴别；前二型，即难治性贫血（RA）及难治性贫血伴铁粒幼红细胞增多（RAS）属本题应鉴别的范畴。

诊断MDS骨髓中必须有病态造血，可累及多系造血细胞。红系病态造血主要显示红系过多或过少，幼红细胞呈类巨幼样变，常伴核分裂、复核或核型异常；粒系胞浆颗粒明显增多或减少，甚至缺如，粒细胞各期的核呈分叶过多或过少，且核浆发育不平衡，可出现Pelger－Hüet畸形，有时也呈巨变；巨核系常出现小巨核细胞、大单个核巨核细胞、多核巨核细胞。这种骨髓象实际不能算是“大致正常”，没有经验的检查者只看细胞比例，不注意细胞形态特点，所说的“大致正常”是不可信的。典型的RA或RAS骨髓红系增生明显，粒红细胞比例倒置。骨髓活检的病理切片中如出现幼稚前体细胞异常定位（ACIP）对诊断颇有帮助。RAS在骨髓铁染色时部分幼红细胞显示铁颗粒绕核排列，呈环状，故又称环状铁粒幼细胞，如≥15%则可诊断

RAS。RAS 骨髓涂片及活检的形态学基本和 RA 相同。

5．不典型再生障碍性贫血（NAA） 典型 AA 类骨髓均增生低下，然而，临床确有一部分 AA 骨髓有核细胞不少，但淋巴细胞及非造血细胞增多，另有一部分 AA 某些部位的骨髓仍增生活跃，各系细胞及各系细胞的各阶段比例也大致正常，应予仔细鉴别。遇此情况主要需除外阵发性睡眠性血红蛋白尿（PNH），如与 PNH 有关的各项溶血试验（见下）阴性，但临床仍有溶血的疑点时，可行^{51}Cr 红细胞半寿期测定，$T_{1/2}$正常值为 22 ~28 天，如明显缩短则为溶血的强烈佐证，AA 时红细胞寿命理应正常。诊断为不典型 AA 时还必须除外 MDS（见上）。此外，应注意骨髓涂片的尾部骨髓支架细胞是否增多，即浆细胞、组织嗜碱细胞、组织嗜酸细胞、成骨细胞、破骨细胞等，如呈灶性分布称之为再生障碍细胞群，对 AA 的诊断有较大意义。另应进行多部位骨髓穿刺，如某处在取材因素除外后确为增生低下，也支持 AA 的诊断。骨 γ 显像观察造血部位是否有减少，也对鉴别有参考价值。

6．PNH 是一种常见的后天性获得性溶血性贫血，分为发作组和不发作组两种类型。前者常有黄疸、血网织红细胞升高，白细胞、血小板正常或轻度降低，酸溶血试验（Ham）、糖水溶血试验、蛇毒溶血试验及尿含铁血黄素试验（Rous）呈阳性，一般不难诊断。而不发作组，临床上常无黄疸，网织红细胞正常甚至降低，白细胞或/和血小板常明显减少，极易和上述不典型 AA 混淆。Ham 等溶血试验也可呈阴性结果，但反复多次检测大多可获阳性结果。而且 PNH 毕竟属溶血性贫血，骨髓应增生，特别是红系。^{51}Cr 红细胞半寿期检测显示红细胞寿命明显缩短，常为 16 ~20 天。然 PNH 和 AA 二者关系密切，可相互转化，也可并存，并存时可以 PNH 为主，但伴一个或一个以上部分骨髓增生低下，巨核细胞减少，网织细胞不增高等 AA 的表现；也可以 AA 为主，但有关 PNH 的化验检查呈阳性结果，统称 AA－PNH 综合征。

（单渊东　张之南）

小细胞低色素性贫血，口服铁剂 1 个月未纠正——

小细胞低色素性贫血，患者的血红蛋白（Hb）降低幅度明显大于红细胞数（RBC）减少的幅度；血涂片中 RBC 显示大小不等、中心淡染；根据 Hb、RBC 及红细胞比积（HCT）计算出的平均红细胞体积（MCV）＜80fl、血红蛋白平均浓度（MCH）＜26pg、红细胞平均血红蛋白（MCHC）＜0.31g/L。上述各项检测结果提示为小细胞低色素性贫血，由于缺铁是其最主要的原因，故往往会立即给予口服铁剂治疗，多数经 1 个月左右，贫血可以基本纠正。但如贫血未能纠正，应如何考虑？

1. 是否确为缺铁？由于小细胞低色素性贫血除缺铁外，尚还可见于：①珠蛋白生成障碍性贫血（旧称地中海贫血）属溶血性贫血范畴，补铁自然无效。此症为遗传性疾病，仔细询问家族史及籍贯常可获重要线索。临床及实验室检查有溶血的特征：黄疸、血清间接胆红素增高，血网织红细胞（RC）升高。血红蛋白电泳可显示胎儿血红蛋白（HbF）或血红蛋白 A_2（HbA_2）增高，是诊断的关键检查。有关铁代谢的几项实验室指标，如血清铁、转铁蛋白饱和度均增加；骨髓铁染色显示可染铁增多。而缺铁性贫血时上述几项结果正好相反，实际上只要想到就不难鉴别。②异常血红蛋白病。其中血红蛋白 C（HbC）血红蛋白 E（HbE）及不稳定血红蛋白的红细胞均呈低色素，甚至同时呈小细胞。此三种疾病为遗传所致，实验室检查呈溶血性贫血的特征。HbC、HbE 可经 Hb 电泳展示异常区带而确诊，不稳定血红蛋白的血涂片经煌焦油染色，可见变性珠蛋白小体，异丙醇试验呈阳性反应，也不难诊断和鉴别。③铁粒幼红细胞贫血。此为一组由多种不同原因引起的低色素性贫血，临床上可和缺铁性贫血混淆。骨髓铁染色为鉴别的关键，特点为骨髓中铁粒幼细胞明显增多，且部分形成环状铁粒幼细胞。此外，患者血清铁显著增高，转铁蛋白结合力降低，致血清铁饱和度增高，如盲目补铁治疗，可进一步加重体内的铁负荷。根据上述特点不难和缺铁性贫血区别。部分铁幼粒细胞贫血患者伴骨髓病态造血，则属骨髓异常增生综合征（MDS）中的难治性贫血伴铁粒幼细胞增多（RAS），常同时有白细胞和/或血小板减少，通常不易误诊为缺铁性贫血。

2. 缺铁的原因是否消除？ 缺铁性贫血不是一种独立的疾病，而是许多疾病的一种共同的病理结果。引起缺铁的常见原因有月经过多或阴道流血过多（其中包括部分由子宫肌瘤、放置宫内避孕环引起的月经过多）、消化道慢性失血（包括溃疡病、肿瘤、痔疮及钩虫病），总之有长期慢性失血的因素存在。补铁治疗只是治标，并未治本，因此在补铁的同时应千方百计去除慢性失血的原因。上述列举的各种原因中，多数是可以控制的，有的还可彻底去除，如离绝经期尚早的妇女应手术切除子宫肌瘤；取出避孕环，以其他方法替代；用药物控制溃疡活动引起的出血；能切除的消化道肿瘤，宜尽早切除之；彻底驱虫，根治钩虫病；采用手术或其他积极的保守疗法治疗痔疮。只有标本兼治，才能收到良好的结果。

3. 是否存在铁吸收障碍的因素？ 铁必须在酸性环境中转变为二价铁（亚铁）才能吸收。胃酸缺乏或减少是导致吸收障碍的最主要原因；胃大部切除者，胃酸分泌明显减少，甚至缺乏，由于体内原贮存铁尚可动用供一段时间合成血红蛋白，所以贫血常发生在术后数年，甚至十余年后，患者常不能将手术和贫血联系起来，而主动提供病史，造成临床医生的忽略。老年人伴胃粘膜萎缩，胃酸分泌减少，也是影响铁吸收的原因。铁吸收障碍的另一常见因素是饮茶过度，尤其是某些对茶叶有特殊嗜好的人，在饮食的同时吞咽茶叶，甚至单纯含嚼茶叶。由于肠内鞣酸浓度剧增，可和铁牢固结合而影响吸收。

胃酸缺乏或减少需通过肌内注射途径补充铁剂，3～4周后可纠正。过度饮茶者首先应停止饮茶，至少应大大减少饮茶，同时补充铁剂，切忌继续在口服铁剂的同时饮茶。

4．未按医嘱服用铁剂。以往市场上常用的铁剂制品——硫酸亚铁在相当一部分患者中可致胃肠道反应，如口腔铁锈味、胃部不适、中上腹痛、恶心甚至呕吐，病人往往难以坚持用药，或改为不规则间歇服用，使疗效不甚满意。目前已有多种新的口服铁制剂，其中大多为铁的控释片，使铁在胃肠道缓慢释出，大大减少对胃肠粘膜的不良刺激，而且通常每日仅口服一次，为患者服药提供了方便，故大部分患者已无明显的胃肠道反应，能坚持按医嘱服药。少数仍有反应者，如不能耐受则可经肌内注射途径补充铁剂。

（单渊东　张之南）

增生性贫血，经铁剂、叶酸及维生素 B_{12} 正规治疗无效——

临床上常遇到一些贫血患者，骨髓呈增生状态，各系及各阶段细胞比例大致正常，而经铁剂、叶酸及维生素 B_{12} 先后或同时正规治疗（即连续应用4周以上）仍无效，此时应如何进一步检查？固然临床上最多见的贫血是由于造血原料不足所致，即缺铁或缺叶酸、缺维生素 B_{12}等，因此，常常是对一位贫血患者在未明确诊断或原因前，即同时或先后应用上述三种造血原料，严格讲这种做法是考虑欠周的。

缺铁性贫血的周围血象呈小细胞低色素性贫血，即血红蛋白的降低较红细胞的减少更为明显；血片中红细胞显示大小不等及中心浅染；血清铁，尤其是血清铁蛋白显著降低，而转铁蛋白增高；骨髓铁染色示细胞内、外铁均明显减少，甚至缺如。只要注意上述各点，缺铁性贫血是不难诊断的。

巨幼细胞性贫血的患者，舌乳头常明显萎缩，舌面光滑如镜，且充血，犹如新鲜的牛肉；周围血呈大细胞高色素性贫血，即红细胞的减少较血红蛋白的降低更为明显；血片中红细胞体积增大，色素饱满，中性分叶核细胞分叶过多；骨髓中幼红细胞巨型变，即核、浆发育不平衡，呈现年轻的核、衰老的浆，中性粒细胞也有巨型变及分叶过多；血清叶酸或维生素 B_{12}降低；维生素 B_{12}缺乏时还可引起神经系统病变，表现为深感觉减退，甚至消失，即亚急性联合变性。

只有符合上述表现，才能诊断缺铁性贫血或巨幼细胞性贫血，再及时给予相应的造血原料，多数病例反应良好，贫血在1个月左右可纠正。巨幼细胞性贫血经补充治疗后，有时血红蛋白升至一定水平后不再升高，此时要考虑是否同时缺铁，可再加用铁剂。一般来说补充铁剂或叶酸后贫血不能纠正，可排除铁或叶酸缺乏的可能。但必须指出，缺铁性贫血均有病因，单纯补铁而忽视病因治疗，也难以取得满意疗效。例如，月经过多者应根据原因分别切除子宫肌瘤、取出避孕环、进行内分泌治疗。又如饮茶过多者应停止饮茶。再如消化道慢性出血者，应控制溃疡病或切除肿瘤，或治疗痔疮，或驱除钩虫。少数因铁吸收障碍而致贫血者，例如胃大部切除术后或部分老年人，应通过肌注铁剂纠正贫血。另外，由于缺乏叶酸或维生素 B_{12} 引起的巨幼细胞性贫血，骨髓中的造血细胞巨型变，可在接受治疗后很快转为正常，这时再做骨髓检查就失去诊断巨幼细胞贫血的细胞形态学佐证，这也是为什么不主张见贫血就一律先用铁剂及叶酸、维生素 B_{12} 进行试验治疗的原因之一，因为可能掩盖异常表现。

增生性贫血患者，如不能诊断为缺铁性贫血，或巨幼细胞性贫血，应拓宽思路，考虑以下疾病的可能。

1．肾性贫血　慢性肾功能不全（CRF）时，体内积聚的毒性物质及继发性甲状旁腺功能亢进致增多的甲状旁腺激素（PTH）均可抑制造血，但绝大多数患者的骨髓仍呈增生状态。实际上，造成贫血的主要原因在于红细胞生成素（EPO）生成不足，或同时伴体内存在抑制EPO因子。患者由于并存尿毒症，常伴恶心、食欲不振，甚至呕吐等胃肠道症状，部分患者经仔细追问可提供以往曾患“肾炎”的病史。确诊的关键是检测血清尿素氮、肌酐，二者必须明显升高才可造成贫血（尿素氮≥60mg/dl，肌酐≥5mg/dl）。只要想到肾性贫血的可能，及时查肾功能，诊断并不困难。

2．慢性病性贫血（ACD）　风湿性疾病（如系统性红斑狼疮、类风湿性关节炎、干燥综合征等）、各种慢性感染、恶性肿瘤等均可伴发贫血，目前统称为ACD。上述疾病可引起体内铁滞留于单核－巨噬细胞系统，因而骨髓幼红细胞得不到充分的铁供应，导致血红蛋白合成减少。患者血清铁降低，而反映体内总铁贮存指标的铁蛋白升高，转铁蛋白同样滞留于单核－巨噬细胞系统，故其血清水平也下降。骨髓铁染色可显示巨噬细胞内铁过多沉积，而幼红细胞内铁减少，甚至缺如。根据以上特点，不难和缺铁性贫血区别，且原发病也常常不同。

3．溶血性贫血　溶血时骨髓表现为红系明显增生，但同时伴红细胞破坏过多的特征。前者可造成网织红细胞明显升高，血片中出现有核红细胞及骨髓粒/红比例倒置；后者引起血间接胆红素显著升高，血游离血红蛋白增多及结合珠蛋白大大降低。根据上述特征很易诊断为溶血性贫血，然后再做进一步检查，明确引起溶血的原因。

4．骨髓增生异常综合征（MDS）　MDS中的难治性贫血（RA）和难治性贫血伴铁粒幼细胞增多（RAS）常以贫血为主，骨髓中红系明显增多，有类巨幼样变，即病态造血。上述特点和巨幼细胞性贫血十分相似，二者混淆的例子不胜枚举。因此，当诊断为巨幼细胞性贫血，经正规的叶酸、维生素 B_{12} 治疗无效时，首先要考虑是否为RA或RAS，尤以前者多见。MDS常有白细胞和血小板减少（巨幼细胞性贫血的少数病例也可如此），骨髓中除出现红系类巨幼样变外，尚有其他病态造血的征象，如幼红细胞呈双核、多核、核分裂，粒系胞浆颗粒增多或减少，伴核分叶过少（Pelger－Hüet 畸形），巨核系可出现小巨核细胞。RAS时骨髓铁染色显示幼红细胞中铁含量增多，部分幼红细胞内铁颗粒绕核成环状排列，称之为环状铁粒幼红细胞，且达骨髓有核细胞的15%或以上。根据上述特点，通常可较明确地和巨幼细胞性贫血鉴别。

增生性贫血除见于造血原料不足及上述肾性贫血等同类疾病外，脾功能亢进、不典型再生障碍性贫血（骨髓增生）等也可出现类似的骨髓象，有时也需鉴别之。

（单渊东　张之南）

十二指肠溃疡合并贫血，治疗无改善——结肠癌

患者男性，67岁。因中上腹部不适、头晕3天于当地医院就诊。当时大便1次/日，黄褐色成形便。3年前有十二指肠球部溃疡合并出血史。查Hb 64g/L，RBC 2.6×10^{12}/L，大便潜血试验（+）。胃镜示十二指肠球部前壁2mm×3mm浅溃疡，表覆薄苔，周围粘膜充血、糜烂轻。予奥美拉唑20mg/d及琥珀酸亚铁0.1克/次，每日3次口服，用药后腹部不适消失，头晕无减轻。4周后复查Hb 69g/L，网织RBC 5.4%，大便潜血（±），胃镜见十二指肠溃疡已愈合。钡灌肠检查未发现异常。继续用奥美拉唑、琥珀酸亚铁4个月，头晕无改善，转诊至我院。查体：一般情况可，贫血貌，浅表淋巴结不大，心肺无异常，腹平软，肝脾不大，右下腹略显饱满，未及明确包块。再行胃镜检查，未发现有出血及出血性病变，胃镜检查前1日、当日及检查后第1、2日分别查大便潜血，均为阳性。遂行结肠镜检查，发现回盲瓣附近有一20mm×30mm菜花样肿物，表面糜烂，活检病理证实为高分化腺癌。

消化道出血是引起贫血的常见原因之一，该病例最初拟诊疾病和最后确诊疾病均为消化道常见疾病，也是引起消化道出血、继发性贫血的常见病。分析其诊断延误的原因有以下几方面。第一，满足于对十二指肠溃疡的诊断，忽略了溃疡本身与贫血程度不平行的关系。老年人消化性溃疡具有“无痛性溃疡多、合并出血多、以出血为主要表现者多”等特点，该病例有十二指肠溃疡合并出血的病史，近期内出现中上腹部不适、大

便潜血试验阳性，胃镜证实了溃疡面的存在，据此作出十二指肠溃疡合并出血、继发性贫血的诊断是合理的。但应该注意到，该病人的溃疡面小，且为非活动性溃疡，溃疡面也未见隆起的小血管，这样的溃疡在近期短时间内不会引起中度的贫血。事实上，仔细追问病史后发现，该病人大便情况（便血量）与其贫血程度也不平行，因而应该想到，该病人可能还存在其他引起贫血的原因，包括其他原因引起的消化道出血或和消化道出血以外的因素。第二，积极抗溃疡、补铁治疗后，病人溃疡愈合，Hb 无明显上升，进一步提示其贫血为非溃疡出血所致；补铁后网织 RBC 增加表明该病人造血功能无障碍；大便潜血试验未转阴说明其仍存在消化道出血，便血量与 Hb 下降不平行提示其可能存在其他贫血原因。第三，钡灌肠检查未发现异常使临床医生满足于已排除了下消化道出血性疾病。除上消化道外，大肠也是引起消化道出血的常见部位，常见的疾病有大肠癌、息肉和炎症性肠病等，钡灌肠（气钡双重对比造影）对早期大肠癌、较小的息肉以及早期炎症性肠病均存在一定的漏诊率，漏诊与病灶范围小和病变程度轻、肠道特殊的解剖结构（弯曲皱褶重叠多）、肠道准备满意程度以及检查者操作技术水平等有关，因而对于消化道出血原因不明的病人，不能完全依靠钡灌肠的检查而排除大肠出血性疾病的诊断，必要时应与结肠镜检查互为补充，方可作出肯定的结论。

该病例转诊后能在1周内确诊，得益于在详细采集病史的基础上对病情进行了充分的分析，体格检查发现右下腹部饱满感为进一步检查下消化道提供了线索。大便潜血试验是临床常规检查方法之一，在胃镜检查前后监测大便潜血情况，能帮助临床医生判断消化道出血是否来自胃十二指肠。消化道出血的病人，在胃镜检查时确定所见部位是否仍存在活动性出血，对分析、判断内镜检查结果与临床表现是否一致，显得尤为重要。

在临床上常能遇到一些呕血和/或便血病人，因胃镜检查不及时或胃镜检查时不清楚病人是否仍存在胃肠道出血，胃镜检查发现了一些可以引起出血、但又无活动性出血的病变，这种模棱两可的检查结果容易误导病人的诊断和进一步检查。

（方秀才）

血沉快，伴轻度贫血——

贫血、血清球蛋白升高是造成血沉增快的常见原因。通常中至重度贫血才会影响血沉，轻度贫血对血沉的影响较少。血清球蛋量若明显升高，需再检测血清蛋白电泳及免疫球蛋白（Ig）定量，以了解是单克隆抑或多克隆 Ig 升高，进一步行血清免疫电泳更可清楚地显示有无 M 蛋白。

临床上 Ig 呈多克隆性升高者较多见，即 Ig 定量时几种 Ig 同时升高，但程度不一，或蛋白电泳时呈一个宽的基底，尚无一高耸的窄峰。多克隆 Ig 增高常见于下列疾病组，需从临床和实验室两方面着手进行鉴别，明确诊断。

1．慢性感染　通常都伴发热，可呈低热、不规则热型，少数可间歇高热。常见者有：①结核病。肺内结核容易诊断。肺外结核往往难以明确，好发的部位有肝、深部淋巴结及盆腔器官。胸腹部 CT 检查在部分病人可获阳性结果，结核菌素试验呈强阳性为结核感染的有力佐证。结核血行播散并不少见，此时血沉常明显增快，可于短期内多次摄胸像观察比较有无粟粒性改变，检查眼底有无粟粒性结核病变，也很有帮助，此外，应详细进行神经系统体格检查，必要时行腰椎穿刺以了解有无结核性脑膜炎。②慢性化脓性细菌感染，如骨髓炎、深部脓肿、布氏杆菌病等。分别行局部X线检查、局部超声探查或CT检查、多次血培养和血清学免疫试验等是有效的检测手段。仔细询问病史和体检（如皮肤软组织疖肿、臀部注射史、宫腔内操作史、牛羊接触史）有重要参考价值。③原虫感染。疟疾、黑热病反复发作常致血清球蛋白显著升高，此时常伴脾明显肿大。血及骨髓寻找疟原虫及利杜小体是确诊的关键。④肺吸虫病。患者血清球蛋白常明显升高，询问食生溪蟹或蝲蛄史、血中嗜酸粒细胞增高、肺部出现变化多端的浸润性阴影是诊断的重要线索，特异的肺吸虫皮肤试验阳性、补体结合试验阳性、痰及粪便中找到肺吸虫卵以及皮下结节病理证实，都具有诊断意义。

2. 风湿性疾病　以往曾称之结缔组织病或胶原病，常见的有系统性红斑狼疮（SLE）、类风湿性关节炎（RA）、干燥综合征（SS）等。部分患者可伴多克隆Ig升高，且常和病情的活动程度相关。此类疾病常为多系统损害，临床应注意相关的症状和体征的检查，尤需注意皮肤、口、眼、骨关节、心、肾、肝、脑等脏器有无异常，检测能反映上述脏器功能有关的生化指标，有针对性地选择有关的影像学检查项目。特异性较高的各种相应的自身抗体检测更具诊断意义，最终应严格按照国际诊断作出判断，切忌单凭某一项或某二项检查结果即下结论。

3. 慢性肝病　各型慢性病毒性肝炎及肝硬化的部分患者可伴多克隆性Ig升高。识别肝病的体征（黄疸、蜘蛛痣、肝掌、肝脾肿大等），检测肝功能及各型病毒性肝炎的血清标志物，注意门静脉高压征的影像学特征（食管静脉曲张、门静脉增粗等），通常不难诊断。必须强调指出，我国慢性肝病，尤其是慢性病毒性肝炎患者数量众多，因此在作出慢性肝病诊断的同时，需注意是否存在其他重要病症，以免漏诊、误诊。

4. 肿瘤　部分实体瘤可伴多克隆Ig升高及血沉增快，故要结合临床考虑有无肿瘤存在的可能性，尤其是老年患者，应针对性地进行有关检查。临床上肾癌、恶性淋巴瘤等并发多克隆 Ig 升高较多见，可作为诊断的参考性导向。

单克隆性 Ig 升高同样可引起血沉明显增快，但其疾病谱较多克隆性 Ig 升高明显要窄，主要见于下列疾病。

1. 多发性骨髓瘤（MM）　MM 是一种常见于老年人的浆细胞恶性增殖性疾病；其起病隐袭，临床表现多样，是最易误诊的疾病之一。骨质破坏、骨髓中出现数量不一的骨髓瘤细胞及血中存在 M 蛋白（单克隆 Ig）是 MM 的三大特点；骨痛、贫血、血沉增快是 MM 最重要的临床表现，初起时可无贫血，或仅有轻度贫血。临床遇 50 岁以上患者伴原因不明的血沉显著增快者，应考虑到 MM 的可能，检测血清白球蛋白、蛋白电泳可发现重要线索（白球蛋白比例倒置，电泳出现异常区带），及时查 Ig 定量及血清免疫电泳可检测到 M 蛋白，而其他 Ig 常明显减少。几乎所有患者经骨髓穿刺均可迅速明确诊断。需注意 MM 中的轻链型、IgD 型，检测时血清球蛋白可不增加，蛋白电泳时可不出现异常区带，常需经血及尿的免疫电泳才能作出诊断。

2. 原发性巨球蛋白血症（WM）　WM 也属恶性浆细胞增生性疾病，但其增殖的恶性细胞形态和浆细胞不同，呈淋巴样浆细胞或浆细胞样淋巴细胞；血清中出现的 M 蛋白为 IgM，故 Ig 定量检测时 IgM 明显增多，血清免疫电泳显示单克隆性 IgM 增高；WM 的临床特点是没有骨质破坏，而高粘滞血症较 MM 明显，病情进展通常较 MM 缓慢。B 淋巴细胞系恶性增殖性疾病也可伴有单克隆 IgM 增高，称为继发性巨球蛋白血症，如慢性淋巴细胞白血病及恶性淋巴瘤，需注意和 MM 鉴别。

3. 良性单克隆免疫球蛋白血症（BMHIM）　主要见于正常的老年人，除血中单克隆 Ig 持续增高伴血沉增快外，患者无临床症状，无阳性体征，追查多年，甚至十余年仍无变化。血中单克隆 Ig 以 IgG 最为多见，也可为 IgA、IgM 或轻链蛋白，其增高的上限为 IgG≤30g/L、IgA≤15g/L、IgM≤15g/L、尿轻链蛋白<18g/24h。血清其他 Ig 仍保持正常水平，骨髓浆细胞<10%，全身骨骼无病变，据此可和 MM 鉴别，但也有少数病例多年后进展为 MM，但诊断 BMHIM 至少随诊 3 年后才能下此诊断。近年来也有称之为意义不明的单克隆高球蛋白血症。

4. 实体瘤　伴单克隆 Ig 增多仅偶见于少数病例，我院曾有一例年轻女性患腹膜后纤维肉瘤，长期 IgG 呈单克隆性显著升高，3 年后手术切除后 1 周，单克隆 IgG 随即消失。

文献中偶报道肝硬化、系统性红斑狼疮、重症肌无力、结核病等伴单克隆性 Ig 增多，由于例数甚少，尚不能排除偶合的可能性。

上述所有因 Ig 增高致血沉增快的疾病，均可合并不同程度的贫血，因此可使血沉更为增快，如属轻度贫血，则主要从 Ig 增高的角度去寻找原因，如属中、重度贫血，则还需从贫血方面进行相应的鉴别诊断。

另应指出的是血中纤维蛋白原含量也可影响血沉，有些肝病病人因纤维蛋白原生成减少而血中含量减低，可使原应血沉增高的情况减轻。另外，有人报道 70 岁以上的健康老人也会有血沉增快，可能与原因不明的血中纤维蛋白原增加有关。

（单渊东　张之南）

出血倾向，但血小板计数正常——

首先，什么情况可视为有出血倾向？①经常性的出血；②自发性的出血；③在出血的持续时间和严重程度上超出创伤的轻重；④多部位或非寻常部位的出血。其次，对出血倾向的原因应如何分析。出血的病理机制与三方面有关：①血小板数量或功能异常；②凝血障碍，其中包括体内存在抗凝物质；③血管结构或功能异常。

本例血小板数已查实正常，因此诊断范围已局限于血小板功能异常及上述第二、三类疾病。在选择实验室检查之前，应仔细追问病史以及进行针对性的体格检查。先要询问出血的历史有多长，一般而言，如自幼易出血，则先天性出凝血缺陷可能性大；如成年后才出现者，则获得性病症可能性大。问诊中需仔细追问家族史，血友病有性连锁遗传的特点，病史中应予特别注意。其次，要了解出血的性质。血小板异常者主要表现为皮肤、粘膜出血，而凝血缺陷者以深部出血多见，如关节腔及肌肉出血，反复出血者可致关节畸形及肌肉挛缩。

实验室检查是鉴别的关键，应本着先易后难的原则进行。出血时间（BT）是一项简单易行的检查方法，但应选用标准化的方法，否则易造成假阴性结果。BT 延长主要见于血小板疾病，而凝血障碍时大多正常，故可作为一种粗筛试验。

如临床以皮肤、粘膜出血为主，而 BT 又延长，则应进行血小板功能检查。较常用的为血小板聚集试验及血小板粘附试验，前者异常要考虑为先天性血小板无力症，其病理机制为血小板膜缺乏纤维蛋白原受体——血小板糖蛋白Ⅱb/Ⅲa（PGⅡb/Ⅲa），导致血小板不能彼此粘连，即聚集异常。有条件时可以 PGⅡb/Ⅲa 的单抗检测 PGⅡb/Ⅲa 的含量。如血小板粘附试验异常，则提示是否为血管性假血友病或巨大血小板综合征。血小板粘附和其膜上的糖蛋白 Ia（PGIa）有关，故以 PGIa 的单抗定量检测之，更为可靠，尤其是巨大血小板综合征时血小板对玻璃珠的粘附可正常。血管性假血友病尚并存因子Ⅷ抗原含量减少，即ⅧR：Ag 低下，可通过免疫电泳检测。循环中ⅧR：Ag

低下时也影响血小板的粘附，因为相邻血小板的PGIa粘附，需Ⅷ R: Ag作为桥梁。上述血小板功能异常在临床上多数为继发性，如尿毒症伴发的出血，与原发的出血病，即遗传性出血病在鉴别上一般无困难。

如临床以关节、肌肉等深部出血为主时，而BT又正常，则进行凝血功能检查。凝血酶原时间（PT）及活动度大多数医院均可检测，属首选，若明显延长，提示可能为外源性凝血系统异常，包括因子Ⅰ、Ⅱ、Ⅴ、Ⅶ、Ⅹ。其次应检测白陶土部分凝血活酶时间（KPTT），有条件时最好检测激活的部分凝血活酶时间（APTT）。如PT延长，KPTT或APTT正常，提示因子Ⅰ、Ⅱ、Ⅴ、Ⅹ正常，问题可能为因子Ⅶ异常，可进一步测因子Ⅶ活性（Ⅶ: C）或行纠正试验证实之。如PT正常，而KPTT或APTT明显延长，提示为内源性凝血系统异常，即因子Ⅷ、Ⅸ、Ⅺ缺陷，可进一步测三种因子的活性（Ⅷ: C、Ⅸ: C、Ⅺ: C）或行纠正试验明确。如PT及KPTT或APTT均明显延长，则提示内、外源凝血系统的共同途径异常，即因子Ⅰ、Ⅱ、Ⅴ、Ⅹ异常。因子Ⅰ（纤维蛋白原）可定量测定，因子Ⅱ、Ⅴ、Ⅹ异常可通过纠正试验进一步明确。如PT和KPTT或APTT均延长，而正常血浆也不能纠正之，则要考虑循环中存在抗凝物质。

先天性凝血障碍常为单一凝血因子缺乏，如经实验室检查证实为多种凝血因子缺乏，则常为后天获得性，如肝病、梗阻性黄疸等。循环中存在抗凝物质也常为获得性，以自身免疫性疾病多见。

（单渊东　张之南）

长期反复小肠出血伴贫血的识别和检查程序——

临床上遇到反复、间歇黑便伴中、重度贫血患者，经胃镜和结肠镜以及消化道造影检查未能发现出血病灶，有经验的医师都会想到可能是小肠出血。小肠长度占全消化道的70%～75%，与胃肠道其他部位相比，小肠病变不常见，小肠出血仅占胃肠道出血的3%～5%，但引起出血的病变良恶性都有。小肠病变症状多缺乏特异性，不易引起人们注意，除了它的长度以外，肠腔扩张度大，肠管活动范围广泛，蠕动活跃，加之小肠的临床诊断方法受客观条件限制，因而小肠病变误诊、漏诊率较高。小肠出血常常是小肠病变的首发症状，也是发现小肠疾病的重要线索。门急诊遇到此类病人，要尽可能早一些收住院，以做进一步检查和得到及时的治疗。

寻找小肠出血的病因是诊断多种小肠疾病的关键。小肠出血的病因主要有血管畸形（国外文献报道为首位病因）、肿瘤、溃疡病、Meckel憩室、Zollinger－Ellison综合征、血管炎、放射性肠炎、空肠憩室等。小肠出血的原因多种多样，但每类都有一定的出血方式。细究小肠出血方式，可以发现较为活动的出血——黑便和便血多见于平滑肌瘤、平滑肌肉瘤、空肠憩室、Crohn病、Meckel憩室和血管瘤。而仅有大便潜血阳性则多为血管畸形、腺癌、淋巴瘤和类癌、Zollinger－Ellison综合征、血管炎和药物引起的出血。

国内的文献报道及我院的经验都认为小肠出血的病因第一位是小肠肿瘤（其中又以小肠平滑肌瘤和平滑肌肉瘤、小肠淋巴瘤最为常见)，小肠非特异性炎症，溃疡次之，Meckel 憩室第三，小肠血管病变和 Crohn 病相对少见。

笔者曾遇一位 58 岁男性经手术和病理证实为空肠平滑肌肉瘤的患者，他有 8 年的间断黑便史伴中、重度贫血，术前胃镜和结肠镜未发现异常，小肠气钡双重造影亦未提示同时向腔内和腔外生长的肿瘤。手术发现空肠肿瘤大小约 6.9cm × 6.0cm。回顾性总结发现术前特殊检查中往往唯有血管造影和吞线试验可有所提示。北京协和医院曾统计 1964 ~ 1992 年 28 年间经手术和病理证实的消化道平滑肌肿瘤 104 例，其中小肠 30 例，良性 9 例（30%），恶性 21 例。小肠平滑肌肉瘤的特点是：①肿瘤体积一般较大，平均 9.5cm^3；生长方式有肠腔内、肠腔外或肠壁内，可同时向腔内腔外发展；②易引起消化道出血；③预后较好。

小肠腺癌以十二指肠多见，空、回肠发病率则较低。北京协和医院报道小肠腺癌占小肠恶性肿瘤的 16%（12/75），12 例小肠腺癌中 10 例位于十二指肠，其中 3 例曾被第一次内镜检查疏漏，原因是胃镜仅观察至十二指肠球部就退镜了。笔者曾为一例有 8 年前结肠癌手术切除史、并有高发癌症家族史的 39 岁女病人诊治。她入院前有 1 年半黑便史伴右中上腹隐痛，血红蛋白 64g/L。在诸多检查中，唯有核素扫描和吞线试验提示第二组小肠出血，手术证实为小肠距 Treitz 韧带以下 6 ~ 7cm 处有一 6cm ×5cm × 4.5cm 肿瘤，病理报告为中分化腺癌。此例由于她的结肠癌病史，容易将再发小肠出血与原病灶的转移或复发相联系，事实证明病人罹患双重癌——小肠腺癌和结肠腺癌，而且病理二次都证实没有淋巴结转移。

原发性胃肠道淋巴瘤是淋巴结以外的恶性淋巴瘤中最常见的。北京协和医院 1952 ~ 1985 年经手术或尸检病理确诊的 38 例小肠淋巴瘤，其中 34 例有肠出血，占 89.5%。34 例中 9 例便血，5 例黑便，20 例仅为大便潜血阳性。小肠淋巴瘤并发出血的发生率较高，欲早期诊断需十分注重其伴随症状。腹痛、食欲下降、消瘦、发热、腹泻、腹胀、腹块伴小肠出血应想到淋巴瘤的可能性。一例 18 岁小肠淋巴瘤的女病人曾给我留下了深刻的印象。她从起病至死亡历时 33 个月，主诉间歇呕吐、腹泻且进行性加重，便潜血（+），因全消化道造影提示小肠粘膜粗乱，呈颗粒状改变，正规抗结核 3 个月后疗效不著，遂于起病后第 27 个月行剖腹探查，证实为小肠淋巴瘤，但病人却已失去手术切除的机会，再化疗亦未能挽留住病人年轻的生命。

关于小肠血管畸形合并出血，北京协和医院 1983～1995 年因小肠出血住院的病人约 130 例，其中确诊为小肠血管畸形并发出血的 16 例，占小肠出血的 12.3%。这类小肠出血的临床特点是早期无症状，一般病程长，贫血明显而几无其他阳性体征。从出血量来看一般出血量小，速率慢，呈间歇性，有自限性。对于小肠血管病变，一些目前看来比较先进的方法（血管造影可诊断出血速率 >0.5ml/min，核素扫描诊断出血速度 >0.05ml/min 的病变）也不易证实它。病人辗转就医，往往接受数次内镜、钡餐造影，甚至核素扫描和血管造影。值得一提的是，上述 16 例病人中有 50% 有肠外表现。小肠血管畸形合并出血的肠外伴随病变有肝血管瘤、结肠毛细血管扩张、悬雍垂和甲床毛细血管扩张、眼底血管扩张等，这些都有助于提示小肠出血的病因。

关于小肠出血的诊断方法评价：

常规的胃镜应尽可能观察至十二指肠降部；小肠镜和推进式小肠镜可检查十二指肠远侧段及空肠近侧段的病变；结肠镜应尽可能至末段回肠（自回盲瓣上溯 20～30cm）。

小肠气钡造影对小肠病变的诊断率高于全消化道造影。这是由于气钡对比能满意地显示粘膜病变；因为没有胃和十二指肠钡影的重叠，在透视下连续观察，有可能发现肠腔狭窄、扩张、溃疡和肿物等病变。但十二指肠病变仍需十二指肠低张造影帮助诊断。由于小肠钡影可重叠，如病变范围小或观察不连续，也可能漏诊。因第5~6组小肠位于盆腔，气钡对比的效果常欠满意，即便采取头低、俯卧位或结合加压法，仍可能有部分显示不满意。因病变微小（如血管畸形）引起的出血，也不易被发现。

小肠出血的核素显像检查是用^{99m}Tc标记自体红细胞，通过核素显像的动态观察发现出血部位。对于慢性小量出血，需要延长观察时间。如出血量太少或为间断出血或流入肠道的少量血液迅速随肠蠕动下移，则不易获取阳性结果。

选择性血管造影对小肠肿瘤和血管病变的诊断有重要意义，而对炎症、溃疡则欠满意。文献报道血管造影在出血速率>0.5ml/min即多半可获阳性结果，事实上并非如此完美。我们曾遇一例肠系膜根部T细胞淋巴瘤侵犯十二指肠水平部及空肠上段至消化道大出血的病例在出血时血管造影未获阳性结果。

吞线试验在诊断小肠出血中的价值是我们在回顾性总结中体会和领悟到的。时值20世纪90年代的今天，面对小肠出血，首先想到要做的检查往往是血管造影和核素扫描，而将吞线试验放在上述检查之后进行。实际上吞线试验无论对城市大医院，还是边远地区和匮缺较先进的医疗设备的地县级医院，都是诊断（定位和定性）小肠出血的一种不可忽略的检查手段。北京协和医院在一组小肠血管畸形合并出血的病例总结中发现吞线试验的诊断率仅次于核素显像和血管造影，明显优于全消化道造影和小肠气钡造影。吞线试验简单易行，无创而且费用低廉。

对于出血量大或反复出血，但可以肯定出血部位在小肠者，如经前述各种检查皆未能发现出血病变，为了及时止血或去除病灶，可在剖腹探查手术中做内镜检查。内镜从小肠开口进入，在术者的协助下，观察（注气后透照）小肠，寻找出血病灶。这种方法较剖开肠管进行检查更易发现病变，而且对病人损伤小。病变检出率可达75%～100%，是寻找小肠出血病因的可靠方法。

总之对不明原因小肠出血要根据每例患者的具体情况选择检查方法。要注重出血病程和出血方式；不忽略伴随的小肠外表现。小肠出血的检查程序：①首先应进行内镜检查，排除上消化道或结肠出血；②小肠气钡双重造影或/和吞线试验；③选择性动脉造影和核素扫描。既重视现代化检查方法，也不摒弃传统方法。如上述检查皆未能找到出血病灶，要尽早手术探查（做好术中内镜准备）。手术加术中内镜既用于诊断也便于治疗。

（鲁重美）

突发紫癜、血小板轻度减少——暴发性流行性脑脊髓膜炎

32岁，男性，于1996年2月6日晚8点30分因发现皮肤紫癜2小时来院急诊。平素身体健康。病前2天曾有咽痛、发热、头痛，半日内服去痛片8片，螺旋霉素4片，头痛、发热均好转。晚6点发现面部、四肢及躯干部有散在出血点及小片紫癜，并感觉双膝关节及下肢肌肉疼痛。

入院时体温36.5℃，血压100/70mmHg。神志清楚，皮肤可见出血斑，大小不等，直径在1mm～2cm之间，四肢较多，躯干较少，口腔粘膜可见出血点及淤斑，心肺正常，脐周有轻度压痛，无肌紧张，肝脾未及，关节无红肿。

化验：血红蛋白175g/L，白细胞21.7×10^9/L，中性分叶核

占80%，血小板$82\times10^9/L$，出血、凝血时间正常。

面对这样一位急诊病人，需要立即回答两个问题：①诊断是什么？②如何治疗并防止疾病发展。

紫癜可以是由于血管因素、血小板因素或凝血功能异常所致的出血性疾病的主要表现。

血管因素中先天性的疾病主要是遗传性出血性毛细血管扩张症和血管性假性血友病（也是凝血因子的异常）。后天性中最多见的为过敏性紫癜、药物性紫癜和感染性紫癜。过敏性紫癜不伴血小板减少，而药物性或感染性紫癜可伴有/不伴有血小板减少。

血小板因素中以血小板减少为最常见的出血原因。原发性血小板减少性紫癜可以分为急性型和慢性型。急性型可呈现严重自发性皮肤粘膜出血倾向，血小板多小于$20\times10^9/L$，以儿童多见。慢性型青年多见，女性多于男性，起病缓慢，血小板可在$(30\sim80)\times10^9/L$之间，$>50\times10^9/L$者常无症状。继发性血小板减少以药物性、感染性、免疫性、血液病为多见。药物性血小板减少的原因既可以是药物对骨髓的抑制作用又可以是免疫性的，前者常伴贫血及白细胞减少，后者常发生于再次用药后，可表现为突发性。血小板功能障碍（巨大血小板综合征、血小板无力症、贮存池病等）非常罕见。

在凝血功能障碍中因先天性凝血因子缺乏引起的出血以紫癜为表现的罕见，常以皮下、肌肉、关节出血或创伤，手术后出血不止为主要表现。获得性凝血功能障碍以肝病，弥漫性血管内凝血最多见。肝病时凝血因子生成减少伴脾功亢进时有血小板减少。弥漫性血管内凝血时由于凝血因子和血小板过多消耗而致量的减少。

以上所述紫癜的多种原因中突发性紫癜主要见于急性原发性血小板减少性紫癜、药物性紫癜、过敏性紫癜（许兰-享诺综合征），急性弥漫性血管内凝血，尤其是由脑膜炎双球菌败血症——华－佛综合征（Waterhouse－Friderichsen syndrome）所致者。

根据以上对紫癜病因的简单复习来分析本病例的诊断。本病例特点明确——突发紫癜，有上呼吸道感染并服用抗生素和解热镇痛药病史，咽部有充血，膝关节及腓肠肌有压痛，脐周轻度压痛，血小板轻度减少，白细胞及中性分粒细胞增高。但是根据这些特点要立即做出诊断又很困难。按照皮肤粘膜的出血情况首先考虑药物性和原发性血小板减少性紫癜，伴有关节肌肉及脐周疼痛要考虑过敏性紫癜。但以往的经验如此广泛的皮肤粘膜出血点及淤斑血小板数量不会高于 $50\times10^9/L$，一般在 $30\times10^9/L$ 以下，而本例患者血小板数量为 $82\times10^9/L$，与出血的严重情况不符，而过敏性紫癜血小板计数是正常的，也不符合。结合患者白细胞及中性粒细胞增高，要考虑感染性疾病，但除咽部充血外无明显提示感染病灶存在的症状与体征，而且当感染性疾病出现如此严重皮肤粘膜出血大都见于疾病危重期合并弥漫性血管内凝血时。青年人多见大叶性肺炎，但胸部 X 线检查排除了这一疾病。

在诊断一时不能明确的情况下，作为急诊医生必须决定“当前如何处理?”的问题。因为疾病来势急，皮肤出血又较重，有服用镇痛药史，所以先按药物性血小板减少性紫癜处理，给地塞米松 20mg 静点，因不能排除感染性疾病，同时给以妥布霉素 24 万单位静点。

10 点 40 分（来诊 2 小时）患者出现呼吸急促，血压下降为 75/45mmHg，心率 120 次/分，体温 36.7℃，皮肤淤斑、淤点融合成片，仍有少量新的淤斑出现，双肺无啰音，脐周仍有轻度压痛。心电图、胸片无特殊，血气分析示代谢性酸中毒失代偿，氧分压 132.8mmHg，二氧化碳分压 27.5mmHg，血清钾

2.66mmol/L，钠、氯在正常范围，尿素氮 29.7mg/dl，血红蛋白 163g/L，白细胞 18.0×10^9/L，中性粒细胞占 89%，血小板 43×10^9/L。

在来院后 2 小时患者突然出现休克，血小板进行性下降，此时已可排除药物性或原发性血小板减少性紫癜，因为没有严重的大量出血的情况下，血小板减少性紫癜不会引起休克。此时必须考虑为感染中毒性休克合并弥漫性血管内凝血，但感染部位何在？上呼吸道感染不会发展至休克，胸片正常排除了大叶肺炎。没有中毒性痢疾的迹象。虽有脐周压痛，但无肌紧张及反跳痛，可以排除腹腔内感染。也无泌尿系，肝胆系感染的证据。在怀疑感染又不明病因的情况下，乃加强抗生素，并积极补充血容量，遂给以静脉滴注菌必治 2g，5% 碳酸氢钠 500ml，3 小时内共输入晶体液 1500ml，706 代血浆 500ml。尿量保持在 150ml/h，停用升压药后血压可维持在（100～105）/（60～75）mmHg。

凌晨 2 点（来院后 4.5 小时）患者出现寒战、高热、头痛。神志清，皮肤紫癜融合成大片。什么样的感染会以紫癜为首发症状，血小板进行性下降，伴有休克，酸中毒？——华 - 佛综合征（暴发性流脑）！当想到这一名词时，立即再为病人仔细做神经系统检查，发现颈部稍有抵抗，克氏征、布氏征、巴宾斯基征均为阴性。此后仍高热、头痛，四肢时有小抽搐，神志清楚，头部 CT 检查未见异常，早晨 6 点（来院 10 小时）做腰穿检查并静推 20% 甘露醇，脑压 200mmH_2O，外观淡粉色，细胞数 8.8×10^9/L，白细胞 2.96×10^9/L，多核占 95%，涂片革兰阴性球菌（–），蛋白 1.537g/L，糖 0.485g/L，氯化物 1.07g/L。凝血酶原时间 24.8s（对照 12s），纤维蛋白原 2.2g/L，3P 试验弱阳性（对照阴性）。白细胞 12.7×10^9/L，中性占 88%，血小板 32×10^9/L。晨 7 点开始嗜睡，呼之能应，25 分钟后意识不清，呼吸浅慢，结性心律，立即气管插管，呼吸机辅助呼吸，上午 8 点 30 分自主呼吸恢复。诊断：暴发性流行性脑脊髓膜炎混合型。改用大剂量青霉素 1200 万单位静点，654 – 2 20mg 静注，并继续补液补钾，纠正酸中毒，中午 12 点以后意识状况逐渐有所好转。2 月 7 日晚 7 点 10 分转传染病院，复查脑脊液涂片革兰阴性双球菌（+），按流脑治疗 1 周后痊愈出院。

回顾性地分析这一病例，紫癜来势凶，发展快，属于暴发性紫癜。暴发性紫癜最常见于脑膜炎双球菌败血症，也称为华 – 佛综合征。

20 世纪 60 年代以前曾认为此病是由于肾上腺皮质出血、坏死，引起肾上腺皮质功能衰竭所致。近年来认为本病的发病机制与变态反应有关，即所谓全身性 Schwartzman 反应。广泛的出血性紫癜是由于弥漫性血管内凝血之故，肾上腺出血也是全身性 Schwartzman 反应的结果。

暴发性紫癜最易误诊为急性原发性血小板减少性紫癜。但本例来诊时虽无高热及颅内压增高的表现，而血小板数为 $82 \times 10^9/L$ 与急性原发性血小板减少性紫癜不符，高度提示不是该病，使接诊医生提高了警惕，除了予以积极的对症治疗，保证生命体征的维持，密切地观察病情变化，在病人出现头痛症状，想到华 – 佛综合征时及时地做神经系统检查及脑脊液检查，终使病人得到了及时诊断和治疗。许多疾病的表现都要经过一个发生、发展最终充分暴露的过程，医生的诊断思维也是在观察症状，发现体征，必要的实验检查中形成的，但一些疾病对某位医生来说是从未诊治过的，如本病例，那么此时想到这一疾病和及时的神经系统检查、腰穿检查就是完成正确诊断的重要环节。

（孟　申）

编者按：孟申医师曾在北京协和医院内科进修，现任北京博爱医院内科副主任，她能诊断出自己从未见过的疾病基于几个原因：一是对病人的高度关心和责任感，诊断未清前，时刻放在心中，有争分夺秒、尽快寻求解决的心愿。二是对诊断一时不能明确者，不是被动地等待病情的发展变化，而是有目的的观察。三是边思考，边观察，边观察边思考，不论病情不变或进展，都便于验证或改变原有思考。没有严密的观察，就不能及时地发现新变化。四是随时带着问题去看书查资料，扩展自己的考虑。不进一步思维，就不能得到最后的正确诊断。五是注意到病人所处的环境和发病季节，对诊断很有帮助。

皮肤暗紫斑疹、无名肿物——Kaposi 肉瘤

病例1　患者女性，31岁。因背部肿物1年余，于1979年1月入院，患者1978年发现左背部一鸡蛋大小肿物，于当地医院手术切除。半年后复发，1978年9月第二次手术切除，但2个月后又复发，且生长迅速，大小为10cm×10cm×6cm，流出血性液体，故入院再次手术。除局部肿块外，余查体未见异常。切除的肿物切面呈分叶状，镜下显示：肿物由成片的梭形细胞组成，细胞密集，其间有较多裂隙状血管，内充盈红细胞。梭形瘤细胞大小较一致，纵横交错排列，胞质淡染，细胞界限不清楚，细胞核呈钝圆形或梭形，可见较多核分裂象，诊断为Kaposi肉瘤。1980年又因病情复发，行第四、五次手术切除肿物。

病例2　女性，25岁，因口腔、外阴溃疡、红眼及双手、足皮疹4个月，于1991年5月入院。患者自1991年1月始舌出现

白色小泡伴疼痛，20 天后双颊粘膜及全舌布满白色样溃疡，双眼结膜充血，畏光流泪，继之双足出现白色皮疹伴痒感，数日后变为暗紫红色，并融合成片。曾长期服泼尼松（20mg/d），口腔溃疡及红眼好转，但外阴仍有溃疡。查体：双颌下淋巴结肿大，双手、足暗紫红色斑疹，舌及口腔粘膜弥漫性糜烂、肿胀。双肺听诊呼吸音粗，双肺底可闻细湿啰音，心率 100 次/分，律齐，各瓣膜听诊未闻及杂音。腹平软，肝肋下 2cm，质中，无压痛，余未见异常。辅助检查：胸片示双肺纹理增多；血气分析：PaO_2 55. 5mmHg，$PaCO_2$ 45 ~72. 5mmHg；B 超显示腹膜后实性占位病变，位胰尾、腔静脉后方及脊柱右侧，约 4cm ×4cm 大小。入院后行腹膜后肾上腺旁肿物切除术，病理示组织中有梭形瘤细胞浸润，其间有丰富的小血管，核分裂明显，诊断为右肾上腺旁淋巴结 Kaposi 肉瘤。

Kaposi 肉瘤（Kaposi's sarcoma，KS），又名多发性特发性出血性肉瘤（multiple idiopathic hemorrhagic sarcoma）。1972 年 Kaposi 首先报道 6 例，是一种起源和病因不明的少见疾病。近年由于艾滋病迅速蔓延，其发病率明显上升，我国也已陆续报道了 27 例。尤其目前免疫功能异常疾病、器官移植、淋巴瘤、白血病及自身免疫性疾病等呈增多趋势，激素及/或免疫抑制剂的广泛应用，本病在临床逐渐多见，应提高对本病的认识。

KS 原是一种赤道非洲的地方病，以刚果及乌干达发病率最高，欧美也不少见。本病分经典型、非洲型、免疫抑制型与 AIDS 相关型四种，其中免疫抑制型的发病与免疫调节功能失调有关。巨细胞病毒也可能参与发病过程。

本文 2 例均以皮肤病变为主，例 1 无内脏病变，例 2 有内脏累及，均无同性恋、性病、吸毒及艾滋病病史，故属经典型。

1. KS 临床特点　①病变主要侵犯皮肤。以四肢末端为主。先起始于手足，皮疹为暗紫红色，呈多发结节或斑块状，约 1cm

×1cm 或 2cm×3cm 大小，结节质地中等硬，可有触痛。皮损可融合，破溃及出血。病情加重时，可致四肢水肿、胀痛及麻木。病情往往迁延不愈，也可自行消退。本文例 1 累及背部皮肤，手术切除后半年又复发，且生长迅速。例 2 累及口腔及外阴，致粘膜溃疡；②内脏累及少见，当 KS 病变广泛时内脏可累及（10%）。据报道以胃肠道最常见，其次为心、肺、肝、肾上腺及腹腔淋巴结，晚期时可累及骨组织。肺受侵者，常伴呼吸困难、胸痛、咳嗽、发绀等症状，严重时出现胸腔积液及呼吸衰竭。胸部 X 线表现为双侧肺门周围的间质浸润，或呈境界不清之不规则结节状浸润；也可表现为双肺弥漫性多发小结节状影，以双下肺为主，常伴肺门及纵隔淋巴结肿大。本文例 2 于手足皮疹后 4 个月出现腹膜后实质性占位病变，故行右肾上腺旁肿物切除，病理为右肾上腺旁淋巴结 KS。该例同时患结膜及角膜炎，入院后出现呼吸困难、咳嗽、咳痰、胸闷等呼吸系统症状，伴严重低氧血症。由于未做肺活检，故难以确定肺部病变是否为 KS 的表现。

2. 病理改变　本文例 2 显示肿物有成片的梭形瘤细胞组成，细胞密集，大小一致，纵横交错排列，有明显核分裂象，其间有增生血管，呈缝隙状血管腔或正常血管腔；血管内皮细胞增生，间质内有红细胞渗出及含铁血黄素沉着。有时 KS 可完全由梭形瘤细胞组成，而无血管腔。

3. KS 的诊断及鉴别诊断　主要诊断依据：①有 KS 的临床表现：如皮肤病变，肝、脾、淋巴结肿大，消化道及呼吸系统症状，典型的 X 线与 CT 改变。②有免疫功能下降的基础疾病（尤其是 AIDS）及老年人。③免疫学检查有 T 细胞免疫功能障碍的证据，如周围血淋巴细胞数减少；T 细胞数减少，$T_H\downarrow$、$T_S\uparrow$、$T_H/T_S<1$（正常为 1.2~2.5）；T 细胞对植物血凝素和刀豆素 A 反应明显减弱，甚至消失；自然杀伤细胞（NK）缺乏活性。

KS 与假性 KS 极为相似。后者一般于青少年发病，常为单侧患肢疼痛，易形成溃疡。肢端水肿不明显或缺如，有时患肢增大，皮温升高，有多毛、多汗等表现。另外 KS 亦需与恶性血管内皮细胞瘤、恶性血管外皮细胞瘤及各种肉瘤相鉴别。诊断及鉴别诊断最后均需取决于病理组织学检查结果。

4. 治疗与预后　①局部治疗：如外科手术切除、液氮冷冻、氩激光疗法及硬化治疗；②放疗：KS 皮损早期对此最敏感，当侵及肺脏时，放疗能使呼吸困难等症状缓解；③化疗：当内脏受累和进展期的 KS 需行化疗，常选药物有长春新碱、博来霉素、氮芥、环磷酰胺及足叶乙苷等，常需联合用药。近年有报告紫杉醇对 KS 也有一定疗效；④α－干扰素：可提高 T 细胞免疫功能，尤其在 AIDS，可延长患者生存期。

至今，KS 尚无特效的治疗方法，易复发。适当治疗可延长生存期，有些病例可存活 25 年以上。病情进展迅速者，多于 3 年内死亡。多数病例平均存活期为 6～10 年，肢体广泛浸润或伴发内脏损害者死亡率高。

（李龙芸　赵秋霞）

乏力 2 年，伴白细胞减少——

因长期乏力、白细胞减少来诊者并不少见，应如何明确诊断？

一、仔细询问病史

1. 以往有无肝炎史或单项血清转氨酶升高史，如有，应追问病情有无反复，以寻找慢性肝病的线索；有无长期饮酒史，具体了解每日饮酒量、持续时间以及酒的类型，以了解有无酒精性肝病或酒精性肝硬化的存在；慢性肝病是长期乏力、白细胞减少的最常见原因。

2. 询问有无肺结核史及结核病接触史　如患过结核，应进一步询问较详细的抗结核治疗情况及其效果，以探索结核病的可能，另要注意有无出血倾向，如有，应了解出血部位、频度及严重度，以排除血液病或门脉高压征的可能；有无长期低热史或间歇发热史也是必须询问的内容，以鉴别有无活动性慢性肝病、结核病、淋巴瘤及其他可伴发热的实体瘤以及各种风湿性疾病；最后，还应询问有无皮肤光敏、皮疹、脱发、口腔或鼻腔反复发作的溃疡及骨关节痛等风湿性疾患的常见临床表现。

二、全面查体

注意皮肤、口腔粘膜有无出血，目的为了解病人同时有无血小板减少或/和凝血障碍；检查颈、脑、滑车上、腹股沟等部位有无肿大的淋巴结，以获得有关淋巴系统增生性疾病及结核病的证据；查看巩膜有无黄染，面部有无毛细血管扩张，面、颈、前胸、手背等处有无蜘蛛痣以及有无肝掌，以取得有无肝病的重要信息；进一步核实脾脏大小，是否确为轻度肿大，如脾大超过左肋缘下3cm，在除外其他疾病后，应考虑是否为脾功能亢进；发现皮疹、脱发或/和关节异常，需警惕风湿性疾病的存在。

三、有针对性地选择检查项目

宜根据病史及所获阳性体征，从易到难进行选择。

1. 应查血常规　注意有无贫血、血小板减少，需仔细观察血涂片，包括红细胞形态是否正常及有无幼稚细胞。必须强调一定要肉眼观察，血细胞计数仪识别幼稚细胞的能力有限。如均无异常发现，则至少可初步排除再生障碍性贫血及血小板减少性紫癜、以及缺铁性贫血和巨幼细胞贫血，因为上述几种常见的血液病均可伴白细胞减少。

2. 骨髓穿刺也是必不可少的检查项目　如正常还可比较有把握地除外骨髓异常增生综合征（MDS）、急性白血病及巨幼细胞贫血。上述几种疾病的骨髓均有特异性较强的改变，如 MDS 伴病态造血，急性白血病有某系原始细胞明显增多，巨幼细胞贫血存在红系巨型变及核浆发育不平衡。部分多发性骨髓瘤患者也可出现本例的临床表现，骨髓瘤细胞的存在与否是诊断的关键。

3. 在排除了上述常见的血液系统疾病的同时，应进行全面的肝功能检查及各型病毒性肝炎的血清学检查。我国人群中病毒性肝炎发病率很高，乙型肝炎、丙型肝炎等常隐性感染，缓慢起病，属迁延不愈，但常缺乏特异性的临床表现，故实验室检查十分重要。如获阳性结果，对诊断颇有帮助；如得阴性结果，也尚不能除外慢性肝病，因为部分慢性肝病肝功可完全正常，病毒血清学标志可呈阴性。北京协和医院进行 1000 余例肝穿刺中，有部分病例符合本例的临床表现，而病理学显示慢性肝炎改变，在肝穿前肝功能均在正常范围。

4. 有时风湿性疾病也可伴有白细胞减少，尤其是系统性红斑狼疮（SLE）、类风湿性关节炎（RA）及干燥综合征（SS）。因此，必要时也应检测各种自身抗体，如抗核抗体（ANA）、抗双链 DNA 抗体（dsDNA）、抗核浸出物抗体（ENA）、类风湿因子（RF）、抗干燥综合征抗体（SSA、SSB）。需注意上述各种自身抗体达一定效价的阳性结果才有意义，并还需结合临床才能作出最后诊断，目前每一种风湿性疾病都有公认的国际诊断标准。

5. 结核　尤其是肺外结核有时也可出现这种临床表现。常规的胸部 X 线摄片一般即可发现肺结核；胸腹部 CT 检查对检出深部淋巴结病变有重要意义；结核菌素试验强阳性结果可提供有意义的证据，但一般的阳性结果往往难以作出判断。此外，阴性结果决不可排除结核。

6. 此外，某些恶性淋巴瘤可无发热及浅表淋巴结肿大，而以本例的面貌出现，上述胸腹部影像学检查往往可显示有力的佐证，但确诊还必须经病理证实。

总之，乏力不具特异性，而白细胞减少则是进一步思考的线索，当然要考虑到血液病，但血常规及骨髓穿刺检查一般可作出有无血液病的判断。从发病率角度来看，还是以慢性肝病引起的白细胞减少最为多见，即使肝功能正常也不能排除。再次应想到风湿性疾病、结核病、肿瘤等，大部分病人应在 1～2 周内作出正确的诊断。

（单渊东　张之南）

嗜酸粒细胞增多的识别——

周围血嗜酸粒细胞增多是一种常见的临床征象，可因某些症状去检查血常规而发现，也可在健康检查，或患他病常规查血时检出。血白细胞计数常 $>10\times10^9/L$，嗜酸粒细胞 $\geq1.5\times10^9/L$。大部分嗜酸粒细胞增多仅是某种原发病的一部分表现，故属反应性嗜酸粒细胞增多症；另也有少部分病人虽经仔细检查也不能明确原发病，暂称特发性嗜酸粒细胞增多症，可呈良性病程，也可进行性发展，于短期内死亡。

在临床工作中相当一部分嗜酸粒细胞增多的病人，在查过敏原而无所获后，不知下一步应如何进一步检查。现将引起本症的疾病及其主要特点简述如下，以供临床医师识别。

一、反应性嗜酸粒细胞增多症

1. 寄生虫感染及内脏蚴虫移行　是引起嗜酸粒细胞增多的最常见病因之一。识别要点：①要仔细询问流行病学史。如血吸虫病主要流行于江南水乡，有疫水接触史；包虫病是自然疫源性疾病，主要分布于畜牧区，有密切的狗接触史。寄生虫感染也常和不良的饮食习惯有关，如肺吸虫病患者大多有生食溪蟹或蝲蛄史；绦虫病同进食未煮熟含尾蚴的牛肉或猪肉而发病；蛔虫病则和生食未洗净的蔬菜、水果有关；②需反复从排泄物中检查虫卵，为诊断的主要手段。应强调多次反复检查及再次认真仔细检查。大多数蠕虫虫卵可从粪便查出，血吸虫病尚需在粪便孵化后再检测；中华分枝睾吸虫从十二指肠倒流液中检测虫卵，可提高阳性率；肺吸虫病除检测粪便外，从有特点的铁锈色或棕褐色痰中检查虫卵，有更高的阳性率；③组织病理学检查有重要价值。如直肠粘膜活检诊断血吸虫病、肝穿刺活检诊断中华分枝睾吸虫病、皮下结节活检诊断肺吸虫病和绦虫病及其继发的囊虫病。

2. 主要累及肺的过敏性疾病　多种累及肺的过敏性疾病均伴有嗜酸粒细胞增多，例如：①Löffler 综合征，又称过敏性肺炎。特点为呼吸道症状轻体征少、胸部 X 线检查显示肺游走浸润阴影、痰中常能找到嗜酸粒细胞、病程较短，呈自限过程。蛔虫感染后体内蚴虫移行及某些药物过敏为最重要的原因，但部分病人原因不明；②热带嗜酸粒细胞增多症。以咳喘、颈淋巴结肿大、胸片出现肺斑片影及肺纹理增多为主要临床表现。丝虫感染为常见病因，微丝蚴可在血及淋巴结活检的病理切片中找到；③变态反应性支气管肺曲霉菌病。哮喘伴墨绿色胶冻状痰，痰中找到菌丝为其特点。病初胸像显示肺大片实变，继而出现近端支气管扩张；曲菌皮试及血清沉淀抗体阳性有助于诊断。

3．风湿性疾病　类风湿性关节炎（RA）、系统性红斑狼疮（SLE）、结节性多动脉炎（PAN）等风湿性疾病的部分患者在病程中可出现血嗜酸粒细胞增多，但通常仅轻度增高，绝大多数均 $<1\times10^9/L$，不是临床的突出问题。而变应性肉芽肿血管炎，即 Churg－Strauss 综合征（CSS）虽是一种少见的风湿病，但其血嗜酸粒细胞增多十分突出。CSS 病理特点为中小动静脉坏死性血管炎，受累组织有嗜酸粒细胞大量浸润及在血管外形成肉芽肿。常累及多系统、多器官，包括肺、心、胃肠道、周围神经及皮肤等。实验室检查血中抗中性粒细胞胞浆抗体（ANCA）常阳性，且多数为核周型（P－ANCA）阳性。诊断上强调三联征：①血嗜酸粒细胞 $>1.5\times10^9/L$；②重度哮喘伴胸片肺内浸润性阴影；③二个或二个以上器官病理上示中小动静脉炎及坏死性肉芽肿。

4．肿瘤性疾病　最多见于慢性髓细胞性白血病（CML）的加速期，周围血嗜酸粒细胞可占 10%～20%，绝对数达 $1.2\times10^9/L$，常提示 CML 已近急性变。急性髓细胞白血病（AML）中的 M_4E_0 型，骨髓符合 M_4 型的特点，但嗜酸粒细胞可占 5%～30%，且伴着色较深及粗大的嗜酸性颗粒。M_4E_0 有标记染色体，即 inv/del（16q22）（16 号染色体长臂 2 区 2 带倒位或缺失）。通常外周血嗜酸粒细胞仅轻度升高，多数在正常范围。少数急性淋巴细胞白血病（ALL）骨髓中嗜酸粒细胞也可轻度增多。血管成免疫细胞性淋巴结病（AILD）及恶性淋巴瘤，尤其是霍奇金淋巴瘤（HD），周围血嗜酸粒细胞也可轻度增高，但并不常见。其他实体瘤偶也伴血嗜酸粒细胞增多，但较为少见。

二、特发性嗜酸粒细胞增多症

1．嗜酸粒细胞性胃肠炎　表现为多变的胃肠道症状，如腹痛、呕吐、腹泻、呕血、便血、黑便等，少数出现腹腔积液，其中含大量嗜酸粒细胞，严重者可并发肠梗阻、肠穿孔。胃肠造影显示肠壁增厚、僵硬或结节状充盈缺损及肠腔狭窄。纤维内镜检查发现胃肠粘膜充血、水肿、增厚及出血，病理活检有大量嗜酸粒细胞浸润。

2．嗜酸粒细胞性心内膜炎　心功能不全和血栓栓塞为主要临床特征。心电图示 ST－T 改变、束支传导阻滞或各种心律失常，均无特点性。超声心动图显示左室壁增厚、左房扩大、心包积液，晚期可发现附壁血栓。经皮心内膜心肌活检见大量嗜酸粒细胞浸润以及纤维组织增生，为确诊依据。

3．特发性高嗜酸粒细胞综合征（idiopathic hypereosinophilie syndrome，IHES）　嗜酸粒细胞侵及多器官，致相关脏器损害，原因未明。常有发热、乏力、肌痛、肝脾肿大，可同时或先后出现各脏器受累所致的各种症状和体征，包括：①肺：常为间质浸润，产生咳嗽、胸痛、呼吸困难等症状；②心：特点同嗜酸粒细胞性心内膜炎；③胃肠道：特点同嗜酸粒细胞性胃肠炎；④神经系统：累及中枢神经系统可发生精神和意识异常、偏瘫、共济失调等。也可侵及周围神经，出现周围神经炎的临床特征；⑤皮肤：常见有斑丘疹、荨麻疹。

目前国际上采用 Chusid 等在 1975 年提出的诊断标准：①血嗜酸粒细胞 $>1.5\times10^9/L$，并持续 6 个月以上，或在 6 个月内死亡；②有多系统多脏器损害，无其他原因可解释；③不能找到可诱发嗜酸粒细胞增多的常见原因。

IHES 极易和 CSS 混淆，鉴别要点为 IHES 在临床上肝脾和淋巴结肿大以及中枢神经系统损害远较 CSS 多见；病理上 CSS 的血管炎和肉芽肿在 IHES 中极少发现；对肾上腺皮质激素的治疗反应 IHES 逊于 CSS。

4．嗜酸粒细胞性白血病　首先具有白血病的特点，如伴贫血及血小板减少，临床有贫血、出血倾向及白血病浸润等表现。周围血中成熟嗜酸粒细胞明显升高，常出现幼稚型，甚至出现原始粒细胞。骨髓以嗜酸粒细胞增生为主，各阶段嗜酸粒细胞形态异常，表现为颗粒粗大，分布不均，胞质中有空泡，原始粒细胞常>5%。病理上成熟及幼稚的嗜酸粒细胞浸润各脏器，以心、肺及中枢神经系统最为多见。患者对化疗反应甚差，常在数月内死亡。

5. 嗜酸性淋巴肉芽肿　是一种原因和性质未明的疾病，首先由我国肿瘤学家金显宅报道，似乎只见于我国或东亚，近年已少见。其突出表现在面部眉区、颊部、颈部或肘部尺侧软组织肿胀，边界不清，表面不红热，质软，中间可扪及个别结节。可侵及淋巴结及周围的软组织，而以后者为主。周围血嗜酸粒细胞增高是特点之一，内脏受侵很少。对肾上腺皮质激素反应良好，数天内肿区可明显缩小至完全消失，血象也基本恢复正常，但可复发，常呈慢性迁延过程。放射治疗可能根治。

最后必须强调，临床上最常见的嗜酸粒细胞增多症是反应性的，其中又以蠕虫感染及过敏性疾病最多；轻度嗜酸粒细胞增多要想到风湿性疾病和肿瘤性疾病的可能；CSS是反应性嗜酸粒细胞增多症中较为突出者，和IHES有很多相似之处，要注意鉴别；特发性嗜酸粒细胞增多症临床上较为少见，除非取得足够的病理学或细胞学证据，诊断应慎重。

（单渊东　张之南）

第九章　各种疑难综合征

全身炎症反应综合征

全身炎症反应综合征（systemic inflammatory response syndrome，SIRS）是机体对多种细胞因子和炎性介质所产生的全身反应。由于感染、创伤、组织坏死和组织缺血等原因，诱发了一种系统性炎性反应，使机体处于高代谢、高动力循环及低外周血管阻力等状态。

由革兰阴性细菌、病毒、真菌和其他感染因子以及其他多种非感染因素（急性胰腺炎，多发创伤，出血性休克，免疫调节的器官损伤）都能因持续的炎性反应，使血管内皮细胞受到广泛损伤。SIRS 实际上就是血管内皮广泛炎性反应的结果。SIRS 时，过度的炎症反应表现为高氧耗量、高通气量、高血糖、蛋白代谢增加、负氮平衡及高乳酸血症等。此外，过度炎症反应中所释放出的炎性介质影响血管内皮细胞的功能，使周身重要脏器的微循环受到影响，并进一步导致多发性器官功能障碍。

1991 年，美国胸科学会和危重症医学会曾召开脓毒血症及器官衰竭研讨会，会上提出了 SIRS 的临床标准。SIRS 的临床标准如下：

1．有两种或两种以上的全身临床症状　①体温 >38℃或 <36℃；②心率 >90 次/分；③呼吸 >20 次或 $PaCO_2<32$mmHg；④白细胞计数 $>12\times10^9$/L 或 $<4\times10^9$/L，或单核细胞 $>10\%$。

2. 有引起血管内皮炎性反应的已知病因如感染（革兰阴性或阳性菌、病毒、真菌、寄生虫或其他微生物）、胰腺炎、缺血、多发创伤和组织损伤、出血性休克、免疫调节的器官损伤、注射某种外源性介质（如肿瘤坏死因子、白介素-1、白介素-2）。

3. 有异常临床表现，但无其他已知的病因。

根据该定义，所有患脓毒血症的患者均有SIRS，但是并不是所有SIRS患者都有脓毒血症。SIRS可见于许多临床疾病过程，除感染所致的炎症能产生SIRS外，其他各种非感染的病理过程（如上述各种疾病）都可诱发SIRS。SIRS的常见并发症为发生多种器官的功能障碍，包括急性肺损伤、休克、肾功能衰竭和多器官功能障碍综合征（MODS）。

SIRS的易发因素有：心肺复苏处理不适当或延误；持续存在的感染病灶；持续存在的炎性病灶；原存在的器官功能不全（如：肾功能不全）；年龄大于65岁；酒精中毒；肠道梗阻；营养不良；糖尿病；应用皮质激素治疗；肿瘤；血肿的存在等。

发病机制中血小板、中性粒细胞和内皮细胞本身均参与了SIRS的发病过程，但巨噬细胞系统则起了更关键作用。在SIRS的病程中约有30多种不同的内源性介质产生和释放，肿瘤坏死因子（TNF）、白介素-1（IL-1）和血小板活化因子（PAF）等在SIRS的发病机制中起了重要作用。

在急性肺损伤和休克时，可发生血管内皮细胞损伤，因而能释放出各种炎性介质，并活化肺血管内皮细胞。血小板和白细胞活化后，继而产生细胞与细胞之间的粘附，并伴有血管渗透性的增加、毛细血管渗漏、肺间质水肿和肺泡水肿。此外，也可发生微小血栓而导致细胞内缺氧。这些改变最终可造成器官损伤以致多器官功能障碍的发生。

SIRS可分为三期。第一期：感染或创伤之后，局部释放出多种细胞因子，这些细胞因子有助于创伤的修复，并可使细胞复原以对抗病原微生物的侵入；第二期：机体释放出少量的保护性细胞因子到血循环，这些细胞因子的释放能保护局部内环境的稳定，使巨噬细胞和血小板复原，并刺激生成生长因子。在这一急性期内，细胞因子的反应不是病理性的，也不属于异常表现，而是代表了机体的防御功能。正常情况下，这一细胞因子反应为内源性的介质所调节，其中包括某些细胞因子、受体拮抗剂和多种抗体。通过降低细胞因子的产生和对抗已释放的细胞因子效应，这些介质可调节初期的炎症反应，使创伤愈合、感染得到控制和恢复机体的内环境稳定；第三期：如果机体不能恢复其内环境稳定，SIRS 则进入第三期。在此阶段内，细胞因子的主要效应不再是保护性的，而变为破坏性的。循环中充满各种炎性介质，并造成严重的全身炎症反应，此时细胞因子所产生破坏作用，可使毛细血管壁的完整性受到影响，使器官造成损伤。如果炎症反应得不到控制，则会发生 MODS，最终造成死亡。

（蔡柏蔷）

中毒性休克综合征

中毒性休克综合征（toxic shock syndrome，TSS）主要临床特征是高热、低血压、红斑疹、粘膜充血、呕吐、腹泻、肝功能损害等多系统受损，与产毒素的金黄色葡萄球菌感染有关。

1. 病因　确切原因不明。但几乎所有的 TSS 病例都与产毒素的金黄色葡萄球菌 I 型噬菌体株所引起的感染有关。主要毒素为 TSS 毒素 -1（TSST -1）。TSST -1 的作用与内毒素 F 和外毒素 C 相同。TSST 现已被纯化、基因克隆和序列表达。已证明它是一种作用很强的 IL－1、TNF 的非特异性诱导剂，非特异性的 T 细胞分裂因子。目前的研究已表明 TSST－1 具有超抗原作用，它通过在抗原呈递细胞上与Ⅱ类主要组织相容性抗原复合物相互作用，及与 T 细胞受体复合物的 β 链可变区作用，刺激 T 细胞非特异性增生。葡萄球菌内毒素也是超抗原，可分为血清型 A、B、Cn、D、E 和 G，它们都是通过释放免疫性细胞因子引起高热，增加机体的敏感性导致致死性休克。

目前已有凝固酶阴性的葡萄球菌产生 TSST－1 的报道。在 20 世纪 80 年代早期，大多数的 TSS 病人为月经期用阴道栓的妇女。最近有人报道在 300 例 TSS 病人中只有一半为月经期妇女，其他病人则表现为各种各样的感染，包括烧伤、手术后感染、产后感染、皮肤感染、金黄色葡萄球菌性肺部感染等。

2. 临床表现　TSS 表现多种多样，从病毒性感冒样症状到严重的危及生命的征象。最常见的症状包括：40℃以上的高热；低血压；弥漫性红斑，发病后 1～2 周常出现脱皮；早期出现眼结膜、鼻咽部粘膜、阴道粘膜充血；呕吐和腹泻；肌痛。绝大多数病人出现三个以上脏器受损：①肌肉：肌炎；②中枢神经系统：中毒性脑病；③肾脏：氮质血症；④肝脏：转氨酶升高；⑤血液系统：血小板减少。TSS 病人的皮疹通常出现在发病后 24 小时以内，7～10 天以后出现剥脱，大多数的病人以手和足的皮疹最明显。病理学的改变显示表皮剥脱在基底细胞层，这是 TSS 不同于药物引起的皮肤剥脱之处。

3. 治疗　首先选用耐青霉素酶的抗生素。积极治疗低血压休克、肝肾功能衰竭、DIC 等。可早期应用肾上腺皮质激素。注意加强护理。

（刘晓红）

多器官功能障碍综合征

多器官功能障碍综合征（multiple organ dysfunction syndrome，MODS）原称为多器官衰竭（MOF）或多系统器官衰竭综合征（MOFS），是特指危重患者中发生的器官功能改变。急性呼吸窘迫综合征（ARDS）常常合并 MODS，实际上，MODS 和 ARDS 的临床发病因素常常是一致的。而 MODS 是指机体忽然遭到严重创伤、感染、大面积烧伤和大手术后等 24 小时后，序惯地出现 2 个或 2 个以上的器官功能障碍的临床综合征。其特征是肺功能不全和其他脏器的功能不全同时发生。ARDS 可以认为是 MODS 的肺部表现，MODS 则是微循环损伤的全身整体效应。

目前 ARDS 的死亡原因，不再仅仅是进行性不可逆的呼吸衰竭，而常与 MODS 的发生有关。所以 MODS 已成为临床危重疾病的一个重要课题。

MODS 的定义：

MODS 通常发生于危重症的患者，如败血症、多发性创伤、重症胰腺炎、药物中毒和烧伤等。MODS 的程度可以从微小的生化异常到不可逆的器官损伤。

MODS 可分为原发性和继发性两种。原发性 MODS 的定义为：器官功能的障碍由已知的器官创伤或损害直接所致，并且在急性发病的早期过程中就出现了该方面的临床症状。继发性 MODS 的定义则为：器官的功能障碍，并不是由该器官的直接损伤所致，与原发性 MOD 所不同，继发性 MODS 的特征是进行性的器官功能障碍，通常是在最初发生的原发创伤或损伤后，逐渐在临床过程中表现出来的器官功能障碍。继发性 MODS 的发生是机体全身性炎性反应的结果，是全身炎症反应综合征（systemic inflammatory response syndrome，SIRS）的发展。

MODS 为多器官功能障碍，可有：

1. 心血管功能障碍　危重症患者中心血管功能障碍的发生率为10%～30%，原发性心血管功能障碍的临床表现有：①平均动脉血压＜60mmHg；②心脏指数＜2L/（min·m^2）；③反复发作的心室纤颤和室性心动过速、心脏复苏后等。

继发性的心功能障碍常与败血症有关，特征如下：①心输出量增加；②体循环阻力降低；③左心室射血分数下降；④左心室收缩末期和舒张晚期的容量增加；⑤每搏收缩功正常或降低；⑥右心室射血分数下降。心肌功能障碍的机制目前不清楚，可能与心肌抑制物质与败血症时的射血分数下降有关。肿瘤坏死因子（TNF）作为一种败血症的介质，在心肌抑制中起了关键作用。

2. 肺功能障碍

（1）急性肺损伤（ALI）的诊断指标为　①急性发病；②氧合指数 PaO_2/FiO_2＜300mmHg；③X 线胸片两肺有浸润影；④肺动脉楔压（PAWP）＜18mmHg 或无左心房压力增高的表现。

（2）ARDS 的诊断标准　除 PaO_2/FiO_2＜200mmHg 外，其余指标与 ALI 相同。

3. 肾功能障碍　危重症患者经常合并肾功能不全，其发生率40%～55%，主要临床表现为尿量的减少和氮质血症。肾功能衰竭时，血清肌酐的水平大于2mg/dl 或尿量少于600ml/24h。发生肾功能衰竭的三个最重要的危险因素是：低血压、败血症和应用肾毒性药物。

4. 胃肠道功能障碍　7%～30%的危重症患者可有胃肠道功能的改变。粘膜缺血和微血管渗透性的改变，在胃肠道功能不全中起了决定作用，临床上主要表现为吸收不良、肠梗阻、严重的出血（即：24 小时的血液丧失使血红蛋白降低 1g/dl 以上），偶尔可并发胆囊炎或急性胰腺炎。

5. 肝功能障碍　严重的肝功能衰竭在 MODS 中不常见，其发生率少于 10%。但是血清转氨酶的升高，胆红素增加或凝血参数异常较常见，95% 以上的危重症患者可出现这些改变。血清胆红素水平超过 4～5mg/dl，凝血酶原时间超过正常对照的 1.5 倍，或血清白蛋白低于 2.0g/dl，均为显著肝功能不全的表现。

败血症休克患者如并发严重肝脏损伤，死亡率接近 100%。同样急性呼吸衰竭患者发生肝功能不全则预后不佳，也提示肝脏损伤和肺损伤之间存在一定的联系，即由肝脏产生的某些介质，可能对肺血管内皮造成某种损伤。

6. 中枢神经系统功能障碍　中枢神经（CNS）功能的异常，其发生率估计为 7%～30%，临床表现主要有定向力障碍、昏迷、躁动、反应迟钝和抽搐等。CNS 功能不全的发生机制目前尚未阐明，可能与伪神经传递介质的产生、微血管的直接损伤和脑缺血有关。

7. 血液学异常　血小板 $<50\times10^9/L$；白细胞数 $<1\times10^9/L$；纤维蛋白原 <100mg/dl，这些在危重患者的发生率从 0%～26%。

MODS 具有重要的临床意义：①MODS 时所累及的器官数目对死亡率有显著的影响。单一器官衰竭时，死亡率为 15%～30%。二个器官衰竭则死亡率增加到 45%～55%；三个及三个以上的器官衰竭，死亡率可超过 80%，如果这些器官衰竭持续 4 天以上，死亡率则接近 100%；②某些重要脏器，如肺、肝、心脏和肾脏比其他器官更易受累；③许多临床疾病过程与 MODS 的发生有关联，这些疾病过程与 ARDS 时发病过程相同。如与 ARDS 相比，MODS 如有一种以上的危险因素存在，则 MODS 比 ARDS 更为严重。此外，器官与器官之间相互作用，在 MODS 的发生中起更重要的作用。早期发现和对 MODS 的基础病因的治疗，是处理 MODS 的惟一有希望的手段。

（蔡柏蔷）

高通气综合征

1. 高通气综合征（hyperventilation syndrome） 是由于通气过度超过生理代谢所需而引起的一组症候群。过度通气激发试验可引起同样临床症状。传统的观念认为，焦虑和应激反应等因素诱发了过度通气，过度通气和呼吸性碱中毒产生临床症状。高通气综合征的临床症状累及多器官系统（呼吸、循环、神经、精神和心理方面），表现为呼吸困难、气短、憋气、胸部不适或胸痛、呼吸深或快、心悸、头昏、视物模糊、手指针刺麻木感、手指上肢强直、口唇周围麻木发紧、晕厥、精神紧张或焦虑、恐惧等。这些症状不伴有相应的器质性改变。发生机制与自主呼吸调节丧失了稳定性（脑干以上的高位神经结构，如下丘脑）有关。

过度通气状态（hyperventilation）与高通气综合征（hyperventilation syndrome）不是同义的。很多器质性疾病，例如低氧血症、肺炎、肺间质纤维化、肺栓塞、充血性心力衰竭、代谢性酸中毒、发热等，都可伴随过度通气状态，血气 $PaCO_2$ 的降低，这些不属于高通气综合征的范畴。通过治疗原发疾病，过度通气状态可以随之而缓解。因此，在高通气综合征的诊断过程中，应注意排除上述器质性疾病引起的过度通气状态。

2. 发病机制－呼吸调节丧失稳定性 患有高通气综合征的病人，呼吸的控制机制发生了紊乱。当病人戴上鼻夹通过吹口平静呼吸时，病人发生一过性过度通气，血浆 $PaCO_2$ 进行性下降。过度通气激发试验后，病人的通气和 $PaCO_2$ 的恢复明显延迟。在正常人中，主动过度通气停止后，由于 $PaCO_2$ 的降低，出现呼吸暂停，而这种呼吸暂停现象在病人中消失。

自主过度通气后的通气恢复和呼吸暂停现象，是由脑干以上的高位神经结构（下丘脑的网状激活系统）控制的，自主过度通气过程中，这部分神经结构被激活，过度通气停止后，被激活的神经结构继续产生持久而缓慢递减的呼吸刺激作用（after－discharge phenomenon）。正常情况下，高位神经结构在代谢性调节因素波动较大时发挥作用，维持呼吸的稳定性，例如自主过度通气停止后，$PaCO_2$ 常常低于 20mmHg，由于下丘脑的网状激活系统的功能，使呼吸不至于完全停止。

在高通气综合征的病人，网状激活系统的功能过强。过度通气激发试验后，病人仍在过度通气，通气恢复延迟、呼吸暂停消失。经过吹口平静呼吸而诱发的过度通气也是同样的机制。其他异常例如我们近期观察到的屏气时间缩短，尤其是过度通气激发试验后的屏气时间缩短可以用同样的机制解释。

3. 临床表现和诊断　临床多为慢性发病过程，伴急性过度通气发作。急性发作呈一过性，多为 10 分钟左右，少数可长达 20～30 分钟，自然缓解。常见的表现有：

呼吸系统：呼吸困难、气短或憋气是高通气综合征病人的常见症状。典型的呼吸困难主诉是在休息时伴有频繁的叹息。体检可发现病人呈现出一种特殊的呼吸形式：呼吸频率加快、节律不均匀，频繁的叹息样呼吸。病人习惯于胸式呼吸，胸部上 1/3 和颈部辅助呼吸肌参加呼吸运动，腹式呼吸基本消失。由于肋间肌负荷过重，收缩过度或疲劳，可出现胸部不适、甚至胸痛，为持续性胸痛。

心血管系统：常见的症状有心前区疼痛、心悸和心律失常。

常见的心律失常有室性早搏、阵发性室上性心动过速、房性早搏、短阵房扑。各种心脏结构和功能方面的检查均正常。

神经系统：多数病人有头晕的症状，病人常常描述为“眼前发黑”，尤其是从蹲位或坐位突然站起时明显，病人并不感到周围环境在转动，应与眩晕加以鉴别。其他神经系统症状还有视物模糊、黑蒙、眼前发黑、手足和上下肢的麻木、四肢强直、甚至晕厥。

精神和心理方面：不少病人在发病前有精神创伤史。焦虑心情是高通气综合征的一大特征，紧张不安，担心或烦恼，疑有“大病”或恐癌心态。

其他表现：其他少见的表现如发热，慢性低热，体温37.5℃左右，不超过38℃。发热的原因可能是下丘脑体温调节中枢受累所致。不少病人可有消化系统症状和乏力、失眠、头痛、肢端湿冷、注意力下降等。

高通气综合征的诊断仍限于临床，主要根据可疑的症状、过度通气激发试验可部分或完全引起主要症状、在排除其他器质性疾病的前提下，做出临床诊断。

4. 呼吸治疗（breathing retraining） 腹式呼吸训练治疗（或称呼吸治疗、呼吸再教育）是目前普遍接受的有效治疗措施。分三个步骤：①向病人解释症状与过度通气之间的联系，症状是由过度通气所引起的，过度通气是一种不正确的呼吸方式，以此向病人说明高通气综合征的性质，解除病人精神负担，消除恐惧心理；②病人需要学习正确的呼吸方法，即腹式呼吸、缓慢呼吸，通过减慢呼吸频率，减少或消除过度通气的倾向性；③病人需要接受20次呼吸训练，每周2~3次，每次45~60分钟，在2~3个月内完成。该治疗措施可缓解病人症状、减少急性发作的频率和强度。腹式呼吸训练缓解症状的机制在于降低呼吸频率。高通气综合征急性发作过程中的治疗是面罩（或袋囊）重呼吸疗法，通过增加呼吸死腔，使 $PaCO_2$ 增加，通气减低，症状迅速得到缓解。

5. 高通气综合征与焦虑障碍的关系（anxiety disorder）　焦虑障碍是一类以焦虑为突出表现的精神障碍统称，包括惊恐障碍、精神创伤后应激障碍、广泛焦虑障碍、空旷恐怖、社交恐怖和未特别指明的焦虑障碍等。有证据表明，高通气综合征与焦虑障碍（特别是其中的惊恐障碍）有共同的生物学基础。

首先，高通气综合征和惊恐障碍都有家族性，病人常常从儿童时期起病，很可能都有遗传因素的影响。其次，从症状学的角度来看，二者的表现极为相似，常出现在同一个病人身上。再次，从呼吸生理的角度看，高通气综合征和焦虑障碍都有呼吸中枢的调节异常，即自主呼吸调节丧失了稳定性。此外，呼吸治疗解决过度通气的问题后，焦虑状态亦随之改善。进一步的研究表明惊恐障碍很可能是高通气综合征的急性形式，而其他类型的焦虑障碍则是高通气综合征的慢性形式。

（韩江娜　朱元钰）

肺泡出血综合征

肺泡出血综合征（alveolar hemorrhage syndrome）包括一组疾病，其共同特征为肺泡内出血，故有时也称为“肺部紫癜”。肺泡内出血的原因可因病因不同而不同。例如，肺－肾综合征（goodpasture syndrome）的肺泡出血原因，是因肺毛细血管壁损伤所致，这种损伤与自身抗体中产生的抗Ⅳ型胶原抗体有关。二尖瓣狭窄造成的肺泡出血，是毛细血管内压力的急剧增加所致。各种肺血管炎综合征中，则是血管炎性过程的毛细血管壁的直接创伤，因而造成了肺泡出血。

一、病理生理

肺泡出血综合征中各种疾病的共同病理生理特征是：①肺泡内气体容量的降低：包括肺总量和肺活量的下降；②无明显的气道阻塞；③如果肺泡内有明显的新鲜出血，则弥散量（D_LCO）增加。理论上，由于肺泡内有新鲜的红细胞存在，可使一氧化碳（CO）的摄取增加，造成 D_LCO 的持续升高。D_LCO 的测定是一项敏感和有用的指标，尤其对反复肺泡内出血的患者特别适用。但部分患者因肺泡内出血严重，不能适应这项检查。另外，需指出，D_LCO 只能检测肺泡出血的情况，而不能鉴别其出血的原因，更不能反映出血后引起的病理改变。

当怀疑有肺泡内出血存在时，如需进行 D_LCO 的测定，应注意以下事项：①在肺泡出血发生后应立即进行检查，因为在急性肺泡内出血 48 小时后，D_LCO 可恢复正常；②对有呼吸衰竭的患者宜采用重复呼吸法而不用单次呼吸法；③多次重复测定有助于确定肺泡出血的回顾诊断；④患者如有贫血，D_LCO 需用血红蛋白值来校正；⑤测定值如明显高于正常则有诊断意义，高于患者的原有基础值诊断意义可能更大。

二、病因

虽然肺泡出血综合征的共同特征是肺泡腔内的出血，但是病因却因疾病的不同而有明显差异。该综合征中，许多疾病属于免疫失调疾病以及血管炎和风湿性疾病。需作鉴别诊断的疾病如下：

1. 肺含铁血黄素沉积症　儿童型肺含铁血黄素沉积症、慢性成人特发性肺含铁血黄素沉积症。

2. 迅速进展型肾小球肾炎　A 抗肾小球基底膜抗体阳性：

肺－肾综合征；B 抗肾小球基底膜抗体阴性：显微镜下多动脉炎(microscopic polyarteritis)、系统性红斑狼疮、韦格纳肉芽肿。

3. 其他风湿性病　混合结缔组织病、类风湿性关节炎、抗磷脂综合征。

4. 其他血管炎　过敏性肉芽肿血管炎（Churg－Strauss 病)、白塞病。

5. 肺实质病变　白血病、淋巴瘤、转移瘤等。

6. 骨髓移植术后。

7. 药物中毒性肺泡出血　如 D－青霉胺、华法林过量。

8. 二尖瓣狭窄。

9. 其他少见疾病　肺静脉阻塞疾病等。

三、临床特征

患者有呼吸困难、低氧血症（由于肺泡－动脉氧分压差增加)、双肺有弥漫性的湿啰音、咯血、贫血和发热。部分患者有系统性血管炎的表现，血小板数和功能正常，无明显的凝血功能异常。临床表现中呼吸困难和低氧血症的变异很大。如果肺泡内出血与近端气道不相通，即使有大量的出血存在，临床上也不发生咯血，故咯血不是该综合征的必要症状。贫血为血液丧失所致，也可能与慢性基础疾病或肾功能衰竭有关。

胸像常表现为迅速出现的弥漫性肺泡内填塞，好发于肺门周围和肺基底部分，可向肺尖和肺周围部分播散。支气管空气造影征常见。胸像需与肺水肿或肺部弥漫性感染相鉴别。但个别患者即使有大咯血，胸像仍可正常。急性发作后 2～3 日，血液可吸收，肺泡腔内的实变影可为网状阴影所代替。如无进一步的咯血，胸像于 1～2 日内可恢复正常。

四、实验室检查

1. 常规检查　抗中性粒细胞胞浆抗体（ANCA）的测定有

助于鉴别各种血管炎综合征；另外可测定ANA、抗-dsDNA抗体和补体水平等。

2. 其他检查　测定循环免疫复合物、尿液检查、鼻旁窦X线检查。

3. 定量分析支气管灌洗液中的巨噬细胞内的含铁血黄素含量，是一项测定肺泡内出血程度的重要指标。

4. 必要时可做经纤维支气管镜肺活检、经胸腔镜肺活检和开胸肺活检。如疑有坏死性肾小球肾炎时可做肾活检，有皮肤表现时做皮肤活检。

现将肺泡出血综合征中的两个重要疾病：肺-肾综合征和特发性肺含铁血黄素沉积症（idiopathic pulmonary hemosiderosis）作一简要介绍。

（一）肺-肾综合征

肺-肾综合征是以肺出血和急进性肾炎为特征的一种综合征，表现为咯血、肺泡出血和坏死、增生性肾小球肾炎。

1. 发病机制　肺-肾综合征患者可检出抗肾小球基底膜抗体和抗肺泡基底膜抗体，但病因不明。

本病早期，约90%以上的患者有循环抗体出现。间接免疫荧光检查发现，这些抗体直接抗肾小管、肾小球和肺泡基底膜，并有C3补体在基底膜呈线状沉淀。这些抗体主要是IgG，部分同时有IgA参与。位于基底膜的抗体激活补体，导致各种炎症细胞释放趋化因子和蛋白水解酶，破坏肾小管、肾小球和肺泡膜。目前认为，抗体的基底膜抗原可能为Ⅳ型胶原，Ⅳ型胶原普遍存在于全身基底膜，肺和肾的通透功能和血流特点使之最易遭到损伤。

2. 临床表现和实验室检查　肺-肾综合征发病于青年。咯血和呼吸短促为主要症状。但部分患者可无咯血，其咯血量也差别很大，轻度痰中带血，重者大咯血，甚至危及生命。胸部X

线片呈肺间质、肺泡和肺门浸润，时显时消的斑片状浸润，取决于肺泡内出血的程度，浸润消散后仍遗留间质的痕迹，反映慢性肺间质病的存在。

10%～30%的患者有上呼吸道感染的病史。大部分患者肺部症状先于或于肾脏病变同时出现。从第一次咯血到发现肾脏病变的时间从数周到数年，但一般为3个月。少数患者的肾脏病变表现为首发症状。

肾受累，主要表现为血尿、蛋白尿、血尿素氮增高，血清肌酐清除率降低，常合并缺铁性贫血。

肺组织病理学：肺泡出血、肺泡巨噬细胞充满含铁血黄素，部分可有红细胞。灶性肺泡炎和间质纤维化，肺泡壁可见到IgG的线状沉积。

免疫学检查：①存在循环抗体；②肾小球基底膜免疫球蛋白呈线状沉积；③循环抗体或来自病肾洗提液的抗体是特异的抗肾小球基底膜抗体；④特异抗体伴（或不伴）C3沿肾小球基底膜或肺泡间隔呈线状沉积。通过支气管镜肺活检得到的肺组织，使用免疫荧光方法检测可以确定诊断。

3．鉴别诊断　肺－肾综合征需与Wegener肉芽肿病、系统性红斑狼疮、结节性多动脉炎、Lagionnaire病、充血性心力衰竭和肾静脉血栓形成所并发的肺梗死鉴别。这些疾病缺少肺－肾综合征的临床、病理学和免疫学特征为主要鉴别点。

本病可以急速发展致命，所以需要尽快早期诊断和治疗。肺间质纤维化和不可逆的肾小球损伤出现之前使用皮质激素，可以保护肾功能，改善预后。

（二）特发性肺含铁血黄素沉积症（idiopathic pulmonary hemosiderosis，IPH）

特发性肺含铁血黄素沉积症为一种病因不清的肺泡内出血性疾病，常发生于儿童，其基本病理改变是弥漫性肺泡出血。

IPH的临床特点是咯血、贫血、呼吸困难、低氧血症和胸像显示弥漫性浸润阴影。查痰和支气管灌洗液中可发现含铁血黄素巨噬细胞。

成人IPH的发病年龄为20~30岁，男性较多，某些患者有家族史。成人IPH临床表现与儿童IPH相似，但病情较轻，部分患者可有杵状指，肺部可有细湿啰音，需与肺间质纤维化相鉴别。临床上可分为三种类型：①急性型：急性大咯血时常可致命；②反复发作型：患者反复少量咯血；③静止型：患者症状可自然缓解或持续小量出血多年，但无大咯血，一般情况良好。IPH的胸像特征为肺门周围和肺基底部有弥漫性阴影和网状阴影。IPH的病理检查无特异性。

IPH的基本病理改变是弥漫性肺腺泡出血，病理检查有肺泡结构异常：①肺泡壁毛细血管及附近上皮细胞结构功能异常。电镜观测毛细血管基底膜增厚局部断裂不连续，Ⅰ型肺泡上皮细胞退化脱落，Ⅱ型肺泡上皮细胞增生水肿。②原发性弹力纤维数量减少、发育异常；肺泡壁及小血管弹力纤维内增加的酸性粘多糖，对弹力纤维中的铁有强大的亲和力，使血管壁削弱并扩张。

IPH的发病机制仍不十分清楚，可能与不明原因的感染如病毒、真菌等有关。一些学者认为本病属于免疫性疾病，其理由是：

1. 本病和抗基底膜抗体病、系统性红斑狼疮和其他一些免疫性疾病的弥漫性肺腺泡出血很相似。

2. 某些病例经用皮质激素、免疫抑制剂或血浆置换治疗有效。

3. 有时本病可与吸收不良综合征同时存在。

4. 50%以上患者的血清免疫球蛋白A升高。

5. 有些患者抗核抗体、冷球蛋白或牛奶蛋白抗体阳性，补体低下，血嗜酸细胞增高。

IPH 无特殊处理，急性肺出血用皮质激素有一定疗效，但不能改变预后，大咯血和严重贫血者可输血。反复发作型可试用硫唑嘌呤等免疫抑制剂，也有一定疗效，脾切除术已被否定。血浆置换能去除免疫复合物所产生的持久性免疫损伤，使 IPH 患者的临床、X 线及肺功能均得到改善。慢性静止型可用去铁疗法，用铁络合物去铁胺治疗。此外，应去除加重肺出血的原因：如感染、输入体内液体量过多、肺静脉高压及吸烟等。

（蔡柏蔷）

急性呼吸窘迫综合征

急性呼吸窘迫综合征是一种以进行性呼吸困难和顽固性低氧血症为主要特征的急性呼吸衰竭。早年曾命名为“成人”呼吸窘迫综合征（adult respiratory distress syndrome），包括“战伤后肺萎陷”和“湿肺”、“休克肺”以及“成人透明膜肺”等。实际上 ARDS 也可发生于儿童，而且也是急性发病。因此 1992 年美国胸科学会和欧洲危重病学会提出 ARDS 应当理解为“急性”呼吸窘迫综合征（acute respiratory distress syndrome，ARDS）。欧美呼吸病学专家建议采用急性肺损伤（ALI）的概念，并且将重度的 ALI 定义为 ARDS。ARDS 特指重度的急性肺损伤，是在严重感染、创伤、休克等之后出现的肺实质损伤为主要特征的临床综合征；以顽固的低氧血症、呼吸频速以及胸部 X 线上显示有双肺斑片状阴影为临床特征；以肺内分流增加、肺顺应性下降等肺功能改变为病理生理特征；以肺毛细血管内皮细胞和肺泡上皮损伤而导致的广泛肺水肿、微小肺不张等改变为病理特征。

ALI 的诊断指标为：现推荐 ALI 的诊断指标为：①急性发病；②氧合指数 $PaO_2/FiO_2 < 300mmHg$；③X 线胸片两肺有浸润影；④肺动脉楔压（PAWP）$< 18mmHg$ 或无左心房压力增高的表现。

ARDS 的诊断标准为：除 $PaO_2/FiO_2 < 200mmHg$ 外，其余指标与 ALI 相同。ALI 包括了 ARDS 的早期阶段到 ARDS 的终末期的全部病理生理过程。采用 ALI 的概念可以使 ARDS 患者得到早期诊断、早期处理，以降低 ARDS 的死亡率。

ARDS 的常见病因可分为两大类，①直接损伤：a. 肺误吸胃内容物；b. 溺水；c. 毒性气体吸入：毒性气体、二氧化氮、氨、氯、二氧化硫等；d. 弥漫性肺部感染：细菌、病毒和肺囊虫等所致的重度肺部感染。②间接损伤：a. 休克：败血症、出血、心源性与过敏性休克等均可导致 ARDS；b. 创伤：烧伤、脂肪栓、肺部挫伤、胸部外伤、特别是头部外伤容易导致 ARDS；c. 药物：麻醉剂过量，特别是使用毒品，如海洛因等均可引起肺水肿，导致 ARDS；d. 心肺复苏时输液过度；e. 输血：大量长期库存血输入；f. 弥漫性血管内凝血（DIC）；g. 其他：如急性胰腺炎、肝功能衰竭、尿毒症、糖尿病酮症酸中毒、羊水栓塞、放射等。

ARDS 的肺部病理改变可分为三期：①渗出期：损伤后 24 小时内先在间质而后在肺泡内出现水肿，毛细血管充血，间质和肺泡有红细胞和炎症细胞浸润，肺泡上皮细胞较毛细血管内皮细胞损伤更严重，肺泡 I 型上皮细胞受损坏死；②增生期（3~10 天）：近 72 小时内，肺泡 II 型细胞突然增生，在剥离的基底膜上覆盖一层，肺泡隔明显增厚，增生的成纤维细胞、浆细胞、白细胞和组织细胞浸润，透明膜开始机化，可见小的肺不张，此阶段毛细血管内皮细胞损伤变为明显，有灶状细胞肿胀；

③纤维化期（7～10天后）：1周后肺泡隔和透明膜可发展成为纤维化，部分患者可恢复，许多患者进展至终末阶段致纤维化肺泡炎，最后形成纤维化。肺毛细血管常可见纤维蛋白和血小板微栓，常伴有弥漫性血管内凝血和肺泡内出血。

ARDS的病理生理包括：①非心源性肺水肿和肺表面活性物质减少：是由于肺泡上皮细胞毛细血管内皮细胞受损，肺泡毛细血管膜通透性增加，含蛋白的液体渗出血管外至肺间质和肺泡腔内。②气体交换失常：发病初期，ARDS患者的突出临床表现为严重的心动过速和低氧血症。ARDS时的低氧血症主要是由于广泛的右向左的肺内血流分流所致，常常占心输出量的25%～50%。③肺顺应性降低：ARDS时由于肺间质和肺泡水肿、充血，肺容量变小，肺顺应性下降，从而增加了呼吸功，耗氧量增加。呼吸浅而速，潮气量减少，有效的肺泡通气量降低，缺氧加剧。④V/Q严重失衡，肺内分流量增加：肺间质水肿，进入这些面积血管分支血流减少，加之缺氧，血液流速增快，而肺泡毛细血管膜增厚，气体交换弥散时间缩短，流经肺泡的静脉血得不到充分氧化，使肺内分流量增加，是低氧血症形成的重要机制。肺内小血管栓塞，血液灌流减少，可致生理死腔增加。⑤呼吸功增加，ARDS时呼吸功的氧耗量占全身氧耗量的25%～50%；⑥非特异性血流动力学改变：随着急性肺损伤的进展、条件不同、血流动力学也有各种变化。当有肺水肿存在时，肺动脉楔压小于18mmHg可作为诊断ARDS的一个标准。

临床表现：第一期：为原发病的表现，如休克、外伤感染或复苏期。此期患者可出现自发性过度换气，患者肺部可无异常体征，胸片可正常，血气也可正常，可因过度换气$PaCO_2$下降，出现呼吸性碱中毒。第二期：多发生于原发病24～48小时后，患者有气短、呼吸浅速，频率多达每分钟30次以上，吸气困难，发绀逐渐加重，早期肺部听诊及胸片均可正常，晚期肺部可出现细小湿啰音，呼吸音粗糙。胸片：两肺纹理增多——肺间质水肿的表现。血气分析可有呼吸性碱中毒和低氧血症。第三期：患者进行性呼吸困难，发绀明显，两肺有散在湿性啰音及干性啰音。胸片：弥漫性小斑点片状浸润影。血气分析：低氧血症、明显的呼吸性碱中毒，可合并代谢性酸中毒。肺泡-动脉血氧分压差明显增大。第四期：为终末期，发展至此阶段可于数小时内死亡。患者呼吸极度困难，可昏迷。肺部啰音明显增多，可出现管状呼吸音。胸片：小斑片阴影融合，出现大片肺实变。血气分析：明显的低氧血症和高碳酸血症，表现为呼吸性酸中毒合并代谢性酸中毒。

ARDS的处理原则：①如是在心肺复苏之后，则需首先稳定心肺功能；②需迅速鉴别和排除引起急性肺损伤的原因；③保证组织能得到适当的氧释放，使重要脏器维持一定的血流供应；④在ARDS的治疗过程中，预防、识别和积极处理各种并发症；首先应设法维持最低的氧饱和度（85%），保证能维持适当的血压。

机械通气是治疗ARDS的主要方法，目的是维持基本的气体交换，机械通气的方式，除了CPAP、PEEP外，有压力调节的容量控制或容量支持以及压力调节的反比呼吸（IRV）。控制感染是ARDS治疗成功的关键之一，另外应尽早采取经胃肠道或静脉内输入的方法支持营养。对皮质激素治疗有不同的看法，赞成应用者则坚持早期、短程大剂量治疗，长程治疗可减少纤维化。一氧化氮（NO）吸入疗法是目前正在试用的治疗方法。现在，依据肺损伤的发病机制，新的制剂不断开发，如细胞因子及受体的抗体：TNF-2抗体，IL-1受体拮抗剂，蛋白酶的抑制剂；抑制毒性氧反应超氧化物歧化酶、过氧化氢酶的基因等。己酮可可碱（pentoxifylline）为甲基黄嘌呤的衍生物，作为磷酸二酯酶的抑制剂，能提高PMN中的cAMP，减少TNF、IL-1，减低 PMN 及内皮细胞对细胞因子的反应，干扰 PMN 与内皮细胞的粘附、减少血小板聚集等，对治疗 ARDS 有一定的作用。但上述大多数新药仍在试用阶段。

（蔡柏蔷）

睡眠呼吸暂停综合征

睡眠呼吸暂停综合征（sleep apnea syndrome，SAS）是一组发生于睡眠期间反复发作的呼吸变浅或停止，导致反复发作的低氧、高碳酸血症、甚至可引起心、肺、脑等多器官功能损害的临床综合征，是一种具有一定潜在危险的常见疾患。SAS 有时也称为肥胖性心肺功能不全综合征、上气道萎陷综合征、Pickwickian 综合征等。

一、SAS 的可能发病因素

1. 遗传因素　SAS 具有家族性，而且同一家族中的人如有相似的颌面结构异常则可能均出现 SAS 的症状。如小颌畸形、巨舌、悬雍垂肥大、鼻甲肥大、鼻中隔偏曲、后鼻孔闭锁等均可引起上气道狭窄或阻塞，与呼吸暂停的严重程度明显相关。

2. 饮酒和吸烟　过量饮酒可加重睡眠呼吸暂停。吸烟者发生睡眠呼吸障碍的危险性也增加。

3. 肥胖　大多数 SAS 患者均肥胖，许多 SAS 患者后咽部横截面积明显减少而外周颈围明显增加，颈部脂肪沉积并导致上气道狭窄，也可能与其咽部肌肉的张力有关。

4. 内分泌和代谢性疾病　甲状腺功能减退症患者因化学感受器敏感性降低，上呼吸道周围粘液性水肿和呼吸肌无力等可引起睡眠呼吸障碍。50%的肢端肥大症患者并发SAS。马凡（Marfan）综合征患者约2/3患有SAS，其原因可能与结缔组织异常造成上气道顺应性异常有关。

二、SAS的定义

SAS是指每晚7小时睡眠中，每次发作呼吸暂停10s以上，呼吸暂停反复发作30次以上，或睡眠呼吸紊乱指数（respiratory disturbance index，RDI）即呼吸暂停低通气指数（apnea hypoventilation index AHI）平均每小时睡眠的呼吸暂停+低通气次数超过5次以上。SAS分三型：

1．阻塞型睡眠呼吸暂停（obstructive sleep apnea，OSA）指鼻和口腔无气流，但胸腹式呼吸仍然存在。OSA最为常见，占80%～90%。

2．中枢型睡眠呼吸暂停（central sleep apnea，CSA）指鼻和口腔气流与胸腹式呼吸同时暂停。CSA的发病可能与中枢功能降低有关，而呼吸道未见狭窄，临床表现常不典型，占5%～10%。

3．混合型睡眠呼吸暂停（mixed sleep apnea，MSA）指一次呼吸暂停过程中，开始时出现中枢型呼吸暂停，继之同时出现阻塞型呼吸暂停。故MSA兼有OSA和CSA的表现，即既有呼吸中枢功能障碍，又有上气道的狭窄或阻塞。MSA占5%～10%。

三、SAS的临床表现

SAS的典型临床表现有：

1．夜间呼吸暂停　患者睡眠时可反复发作的呼吸暂停和多梦易醒，表现为频繁翻身，呼吸暂停持续15～20s，有的患者呼吸暂停窒息时间较长，肢体乱动翻动或突然坐起而醒来，呼吸数次后症状好转又入睡。每晚发作数十次至数百次。

2. 打鼾　OSA 由于上气道狭窄夜间睡眠呼吸时常伴有鼾声，鼾声和呼吸暂停交替出现，呈周期性变化，患者常被憋醒，憋醒后常有恐惧感、心悸、胸闷或心前区不适。

3. 白天嗜睡　由于夜眠质量不佳或憋醒，深睡减少，患者睡后不解乏，白天困倦嗜睡，严重患者在吃饭、与人谈话和看电视时也经常打瞌睡；骑自行车可因打瞌睡而摔倒受伤，司机开车可因打瞌睡而招致车祸。

4. 其他系统的表现

（1）循环系统：OSA 患者高血压、心律失常、心肌梗死、脑卒中的发病率和死亡率均增高。心律失常包括快速型和缓慢型两种。窦性、室上性、室性心动过速和各种传导阻滞均可发生，通常与心肌缺血有关。

（2）呼吸系统：长期夜间呼吸暂停、吸气障碍、低氧血症和高碳酸血症均能导致肺动脉高压、右心室衰竭和呼吸衰竭。

（3）神经系统：可有性格改变、抑郁和易怒，注意力不集中，记忆力和判断力障碍，工作效率下降，性功能低下。儿童可有发育障碍和智能低下。

（4）内分泌和代谢：由于 OSA 患者有夜间失眠、易醒和低氧血症，生长激素和睾丸酮分泌减少。成人可引起脂肪向心性分布、肌肉松弛、骨质疏松等。

中枢性与阻塞性睡眠呼吸暂停除原发病不同而有不同的临床表现外，两型的临床表现亦有不同。

1. 中枢性睡眠呼吸暂停　常发生于正常体型者，夜间易失眠，白天嗜睡少见，睡眠时经常觉醒，有轻度、间歇性打鼾，抑郁者较多，伴轻微的性功能障碍。

2. 阻塞性睡眠呼吸暂停　患者通常较肥胖；白天嗜睡，夜间睡眠很少觉醒，鼾声很大；常有智力损害；晨起伴头痛夜间遗尿和性功能障碍。

四、SAS的诊断

向患者和家人询问病史，即能得知上述典型的症状以及某些基础疾病。有时根据病史、体征和观察患者入睡后15分钟以上，也可对本症作出推测性诊断。

对患者进行一整夜的睡眠监测是最可靠的诊断方法，此外，内镜和影像学的检查如发现上气道阻塞也有利于SAS的诊断。其他检查，如血氧检查等可提示SAS，但特异性差。对症状较典型的患者进行呼吸功能测量，如诱发体积描记法也能诊断SAS。

多导睡眠扫描检查（polysomnography，PSG）系应用多功能检查的多导仪，自动监测心电图、脑电图、血气、口鼻气流和胸腹部呼吸运动等。PSG可确诊分型、了解SAS患者病情轻重和治疗效果。近年来由于电子计算机技术的进步，PSG可由计算机记录、储存、分析和诊断。

五、SAS的治疗

（一）中枢性SAS

1．机械通气治疗　为改善症状和低氧血症，可经气管造口或经鼻面罩将人工通气机与患者连接，可用间歇正压通气（IPPV）、负压通气、持续气道内正压通气（CPAP）及双相气道内正压通气（BiPAP）。

2．吸氧治疗　低流量氧吸入是治疗中枢性睡眠呼吸暂停的有效方法，可消除中枢性睡眠呼吸暂停所引起的症状。

3．膈肌起搏　体外膈肌起搏可用于因膈肌瘫痪或疲劳而引起呼吸暂停的患者。膈肌起搏是用电刺激膈神经，使膈肌周期性收缩。可用于中枢神经病变引起的呼吸功能紊乱。

4．药物治疗　主要应用呼吸兴奋剂，如咖啡因、尼可刹米、山梗菜碱、安宫黄体酮、乙酰唑胺、茶碱等，对脑干损害引起的睡眠呼吸暂停可能有效。乙酰唑胺（acetaylamine）剂量为125～250mg，2～4次/日，1～2周，安宫黄体酮剂量为20mg，1～3次/日，可兴奋呼吸中枢。抗抑郁药普罗替林（protriptyline）可抑制快速眼动睡眠，从而改善低氧，亦可试用。

（二）阻塞性SAS

1. 内科治疗

（1）原发病的治疗：如肥胖者，需减肥治疗；甲状腺功能减低者，应逐步补充甲状腺素，纠正甲状腺功能低下；肢端肥大症患者，手术切除垂体分泌生长激素的肿瘤或药物抑制肿瘤分泌生长激素，以上均可缓解OSA症状。其他措施有戒烟、戒酒、睡前忌饱食、控制体重、侧卧位睡、不用安眠药、停止使用睾丸酮注射等。

（2）药物治疗：①增加上呼吸道开放、降低上气道的阻力；如鼻塞者，夜间睡眠前可试用鼻血管收缩剂（滴鼻净等）；②神经呼吸刺激剂：如安宫黄体酮，对部分低通气及睡眠呼吸暂停者可增加通气、减少呼吸暂停的次数；③作用于一般神经的药物：如普罗替林和氯丙米嗪。

2. 手术治疗和持续气道正压通气（CPAP）　对严重OSA患者，可行悬雍垂软腭咽成形术（UPPP）以增加上气道腔容积，避免睡眠时的上气道阻塞，UPPP的有效率为63.8%。

持续气道正压通气是治疗中、重度阻塞性睡眠呼吸暂停的有效方法。现在由于CPAP治疗仪的不断完善，如BiPAP、智能性CPAP临床的推广应用，与外科手术治疗效果比较，CPAP将成为OSA首选的试验治疗方法，经有效的试用治疗后，患者症状和并发症可立即减轻或消失，而且中枢神经系统对低氧和高碳酸血症刺激的反应性也可增加，呼吸调节功能也能得到相应的改善，OSA患者的远期存活率将得以提高。

（蔡柏蔷　黄席诊）

肝肺综合征

肝功能不全、肺血管扩张和低氧血症三联征称为肝肺综合征（hepatopulmonary syndrome，HPS）。它常发生于肝炎后肝硬化、酒精性肝硬化、原发性胆汁性肝硬化及其他原因肝硬化，它还可见于慢性活动性肝炎、急性暴发性肝炎、胆汁淤积、非肝硬化性门脉高压、α－抗胰蛋白酶缺乏症、Wilson 病和酪氨酸血症等。

肝病的肺血管异常可有肺内血管扩张、门－肺分流和胸膜分流三个方面。由胸膜前毛细血管扩张（所谓肺蜘蛛痣）形成的胸膜分流和由食管旁静脉与支气管静脉和肺静脉相通形成门－肺分流都不是引起严重低氧血症的重要原因，因为门静脉含氧量较高（氧饱和度 SaO_2 70%～75%）、血流量较小（占心输出量 20%～25%）。肺内血管扩张包括肺前毛细血管扩张（正常的 6～10 倍，最大直径达 500μm）和肺小动静脉交通形成，使通气血流比例失衡、肺内分流量增大，才是低氧血症的根本原因。

肺内血管扩张的发生与肺血管扩张物质〔如血管活性肠肽（VIP）、胰高血糖素、一氧化氮心钠素、P 物质、血小板活化因子和降钙素等〕在肝功能不全时不能被灭活或经门－体分流和淋巴通道进入肺循环，也可能是内皮素、酪氨酸、血清素、前列腺素 $F_{2\alpha}$ 和血管紧张素Ⅰ等缩血管物质的缺乏或被抑制，和肺血管内皮细胞对缩血管物质感性的下降，致使原关闭的无功能性肺毛细血管前交通开放，以及本属正常的低氧性肺血管收缩功能发生障碍。

临床上除肝病的一般表现外，还存在与肝病有关的低氧血症，动脉血氧分压（PaO_2）仅 50～70mmHg，动脉血氧饱和度（SaO_2）85%～90%（这种低氧血症常与皮下蜘蛛痣同时存在，而与肝功能、门静脉高压无关），表现为活动性呼吸困难和发绀、杵状指、平卧呼吸（platypnea），但肺容量和呼气功能无异常。患者有门脉高压、皮下蜘蛛痣和杵状指三联征时，强烈提示 HPS 存在，在北京协和医院诊断的6 例 HPS 中 4 例有此三联征。另外，还可能有：①直立性低氧血症：表现为由卧位改变成直立或坐位后，本来无低氧血症者迅速（可在 3 分钟内）出现低氧血症，原有低氧血症者则低氧加重（平均下降 12mmHg）。约 5% 的患者可产生直立性呼吸困难或发绀。其原因是异常肺血管主要位于两肺下叶，在直立或坐位时，因重力作用影响，流经该部位血流量增多，从而加剧右至左的分流；②动静脉分流量占心排血量百分数（Q_S/Q_T）增高：体循环静脉血未经肺泡氧气交换直接进入肺循环，这种交通发生在肺内，称为肺内分流，Q_S/Q_T 在正常人小于 5%。HPS 的 Q_S/Q_T（吸入 100% 氧气）普遍地增高；③肺弥散功能（DLCO）障碍：主要因为肺毛细血管扩张使弥散氧不能有效到达血管中心血流与还原血红蛋白结合，血容量增加输出量，弥散面积和时间却相对减小；④过度通气：由于呼吸性碱中毒，末梢氧合血红蛋白释放氧至组织发生障碍，脑和外周组织的缺氧可引起头晕、头痛和手足麻木。

确定肺血管扩张是诊断 HPS 的关键，虽有报道 HPS 患者的立位 X 线胸片，可在两肺基底部显示间质样浸润，卧位时消失，但大部分 HPS 患者胸片未能显示此异常改变。HPS 主要影像学检查方法为：

1. ^{99m}Tc-人血清白蛋白聚合颗粒（^{99m}Tc－MAA）首次通过肺灌注显像和全身显像　正常情况下虽有极少量碎片和游离 TcO4 通过肺毛细血管进入体循环，但因放射性极少，全身显像仅见两肺显影。如果体循环中脑、脾、肾也显影，心血管动态显像已排除心脏内分流，说明肺内有右至左的分流，有肺内毛细血管扩张。

2. 对比超声心动描记术　是诊断 HPS 的最简单方法，敏感性高，甚至可检出^{99m}Tc－MAA 阴性的 HPS 患者。其方法是用振荡的生理盐水或吲哚氰绿能产生小泡（直径 >20μm）静注，当它们从右心到达肺部时，因肺泡毛细血管直径在 8～15μm 之间，正常情况下并不能穿过肺泡的毛细血管，因此，不能在左心房内发现小泡的存在。如果小泡离开右房/室经过 3～6 个心动周期后，可以在左房/室内发现小泡的回声，则证实存在肺内血管扩张。

3. 肺血管造影　是一种侵入性诊断方法，对排除肺血栓性疾病、确定 HPS 肺血管异常类型和指导治疗有帮助。Ⅰ型：有弥漫的前毛细血管扩张；Ⅱ型：有断续的局部动、静脉畸形或交通支形成。本检查方法有时可产生假阴性结果。

HPS 可试用药物治疗，在个别病例应用中，对提高 HPS 的 PaO_2 有一定效果。①阿米脱林双甲酰酸（almitrine bismesylate）：可以改善通气血流的比例，50～100mg，每日 2 次，持续 3～5 周，患者的主观症状及 PaO_2 均有不同程度改善；②消炎痛：能恢复 HPS 者对缩血管活性物质和血管紧张素的敏感性，使肺血管收缩，改善肺内气体交换。前列腺素 $F_{2\alpha}$ 亦有类似作用，可联合应用；③糖皮质激素与免疫抑制剂有一定疗效；④大蒜：能部分缓解 HPS 的症状。某些病人也可用肝移植和肺动脉栓塞术：术前应进行肺血管造影，明确肺血管扩张的类型。Ⅰ型：弥漫性肺前毛细血管扩张（吸入 100% 氧对 PaO_2 产生明显影响，至少在疾病早期），适宜肝移植术。Ⅱ型：断续的局部动静脉畸形或交通支形成（吸入 100% 氧对 PaO_2 影响极小），可选择“圈状弹簧”栓塞术。

（陆慰萱）

Muir – Torre 综合征

Muir – Torre 综合征（Muir – Torre syndrome）属常染色体显性遗传性疾病，特点是多发皮肤肿瘤，并发内脏肿瘤，且具有家族史。

临床表现为：①皮肤肿瘤：皮脂腺瘤最为常见，皮肤表面呈半球状小隆起，多发于面部、头皮和躯干。其次是角化棘皮瘤，初起呈小丘疹，中央凹陷，随病变发展，中央形成溃疡，有时可自然消退，好发于面部。皮肤癌较少见，为扁平上皮癌和棘细胞癌。②内脏肿瘤：以结肠癌为多，约占 47%，其中又以右半结肠多见，恶性度低；约 25% 为结肠腺瘤；有人认为这类结肠肿瘤属遗传性非息肉病性结肠癌（hereditary nonpolyposis colorectal cancer，HNPCC）。其他内脏肿瘤还可有十二指肠癌、胃癌、子宫内膜癌、喉癌、泌尿系统癌、乳腺癌和食管癌。皮肤肿瘤体检即可发现，内脏肿瘤需通过消化内镜及 X 线造影等发现，经病理活检明确病变的良、恶性及肿瘤类型。手术切除为主要的治疗手段。

（刘晓红）

十二指肠憩室梗阻性黄疸综合征

十二指肠憩室梗阻性黄疸综合征（lemmel syndrome）又称乳头综合征（papiller syndrome），系指十二指肠第二段的憩室压迫胆总管和/或胰管的开口处，即十二指肠乳头，影响胆汁及胰液的排出，从而引起梗阻性黄疸和/或胰腺炎的一组综合征。

临床表现为：①憩室引起的症状，间断上腹痛、饱胀、反酸及嗳气；②并发憩室炎的表现，持续性上腹痛，少数可并发上消化道出血；③憩室压迫乳头的征象，不同程度的黄疸和胰腺炎发作。

诊断依据：①上消化道造影可发现十二指肠降部憩室，绝大部分位于第二段的肠系膜侧，距 Vater 壶腹 2.5cm 之内；②消化内镜可观察到憩室，憩室周围粘膜是否有充血、水肿，憩室内粘膜是否有糜烂等憩室炎的改变，以及十二指肠乳头部有无炎症改变。逆行胰胆管造影可发现胆总管下段梗阻，并除外其他疾病，包括肿瘤。内镜等检查应注意把握时机，避免严重并发症的发生；③血清胆红素增高，并发胰腺炎时血清淀粉酶升高。

治疗：可用阿托品类药物解痉镇痛，伴憩室炎时选用抗生素治疗，胰腺炎时按急性胰腺炎处理。内科治疗无效的憩室炎或憩室周围炎、伴出血和穿孔及持续梗阻性黄疸者，可行胆汁内引流、胃肠道改道及憩室切除等手术。

（刘晓红）

十二指肠白点综合征

十二指肠白点综合征（duodenal white spot syndrome）是由于脂肪的吸收及转运障碍，导致脂肪沉积于十二指肠粘膜细胞及固有膜内，呈粟粒样白点改变，临床主要表现为脂肪泻。

临床症状为：上腹不适、嗳气及食欲下降。脂肪泻为其主要特点，大便脂肪量明显增加，苏丹Ⅲ染色阳性。消化内镜可发现十二指肠粘膜有散在粟粒大小（直径1～3mm）的乳白、灰白或黄白色小点，白点部位平坦，也可微隆起，边界清楚，放大内镜显示白点为白色绒毛状改变。组织学检查示十二指肠粘膜细胞或固有膜内脂质沉积，为确诊依据。

本病无特效治疗方法，仅能对症处理，可予消化酶，特别是胰酶纠正脂肪泻。

（刘晓红）

Cronkhite－Canada 综合征

Cronkhite－Canada 综合征（Cronkhite－Canada syndrome）又称息肉、色素沉着、秃发、指甲萎缩综合征。本征最早于1955年由 Cronkhite 和 Canada 报道。主要特征是胃肠道多发息肉伴秃发、指（趾）甲萎缩、皮肤色素沉着等外胚层变化。本病多发于中老年人。病因不明，尚未发现有遗传因素存在。迄今为止，全世界共有100多例报道，国内仅有个别报道，北京协和医院曾收治过2例。

1. 临床表现　发病年龄在31～86岁，80%患者在50岁以后。男女发病人数相近。

（1）胃肠道多发息肉　息肉多发于胃及结肠，其次是小肠，食管未发现息肉生长。息肉大小不等，大者可达2～3cm，广基或有蒂，顶部有充血、糜烂。息肉病理多为幼年性息肉，可有错构瘤样改变，少数为腺管状腺瘤、绒毛状腺瘤或绒毛腺管状腺瘤，个别有息肉恶变的报道。临床症状为食欲不振、恶心、呕吐、腹痛、腹泻、消化道出血等。相当一部分病人表现有吸收不良综合征及失蛋白质性肠病，如营养不良、消瘦、水肿、低蛋白血症、贫血等。

（2）外胚层变化　主要表现为外胚层营养不良，如毛发脱落、皮肤色素沉着、指（趾）甲萎缩等。毛发脱落可以发生于头部、肢体及阴毛、腋毛脱落等。色素沉着可发生于全身，为弥漫性，以上肢为明显，多呈棕色。

2. 诊断　临床上有典型的外胚层改变。X线或内镜发现胃肠道多发息肉者即可诊断。应与其他胃肠道多发息肉如家族性结肠腺瘤息肉病、Gardner 综合征、Turcot 综合征、Peutz – Jeghers 综合征等相鉴别。

3. 治疗　部分病人在一般支持治疗后可以缓解。主要包括纠正电解质代谢紊乱、补充维生素、蛋白等。如有细菌过度生长者，使用抗生素可以减轻病情。也有使用皮质激素治疗。对消化道息肉则主张予内镜下切除。对息肉恶变、消化道大出血、肠套叠、肠梗阻等内科治疗无效者，则应考虑外科手术。

4. 预后　本征预后不良，病情常迅速发展，多数病人死于本病及其并发症。

北京协和医院曾经收治本征 2 例。其中 1 例失访。另 1 例为男性 69 岁，到目前已随访 6 年。表现为腹痛、腹泻、食欲下降、双下肢水肿，随之出现脱发、指甲萎缩、皮肤色素沉着。实验室检查提示，便潜血阳性，低蛋白血症。胃镜、结肠镜示胃、结肠多发息肉，大小不一，形态各异，息肉表面有糜烂。小肠气钡造影示小肠多发息肉。息肉切除病理有幼年性息肉、增生性息肉、绒毛腺管状腺瘤。经对症、支持，并给予泼尼松 30mg/d 治疗，同时对胃、结肠较大息肉予内镜下切除等。症状逐渐好转，表现在腹泻、腹痛逐渐消失，同时毛发再生，指（趾）甲恢复正常。激素逐渐减量维持，共用药 1 年多后复查，胃、结肠息肉完全消失。停药 2 年左右复发，症状同前。后经上述同样治疗方案后症状、体征又逐渐缓解，胃、结肠息肉逐渐减少。通过本病例诊治过程，提示激素对控制症状似乎有良好的效果。

（杨爱明）

抗磷脂综合征

抗磷脂综合征（anti－phospholipid syndrome，APS）系由抗磷脂（anti－phospholipid，APL）抗体引起的一组临床征象，如血栓形成、习惯性流产、血小板减少等。在同一患者可仅有上述一种表现，也可多种表现同时存在。

近年来国内外报道的病例日益增多。APL 抗体是诊断 APS 的必要条件。已知 APL 抗体是一组能与多种含磷脂成分反应的抗体，其中包括狼疮抗凝物（lupus anti－coagulant，LA），抗心脂（anti－cardiolipin，ACL）抗体，抗磷脂酸（anti－phosphatidinacid）抗体和抗磷脂酰丝氨酸（anti－phosphatidyl serine）抗体等。系统性红斑狼疮患者假阳性的梅毒血清反应，实为与抗磷脂抗体交叉反应的结果。目前研究最多的是 ACL 抗体。ACL 与本综合征的临床表现关系更为密切，且特异性强，所以又有人称之为抗心磷脂综合征（anti－cardiolipin syndrome，ACS）。

APS 出现在 15%～23% 的系统性红斑狼疮患者，也见于其他结缔组织病或感染性疾病等。现将伴有自身免疫病、感染、肿瘤的 APS，统称继发性 APS，原因不明者则称为原发性 APS。原发性 APS 已成为某些以往尚难解释的症状或综合征的病因。如习惯性流产、肝静脉栓塞所致的布－加综合征、浅静脉血栓所致的网状紫斑、动脉血栓引起的肺动脉高压、复发性肺栓塞或脑梗死、肾上腺血栓导致的肾上腺功能不全危象、肾动脉血栓引起的肾功能不全、长期误诊的原发性血小板减少、某些心肌病、节段性心室功能不全、假性感染性心内膜炎、缺血性股骨头坏死、横贯性脊髓炎等也都可能与 APS 有关。

APS 的诊断标准如下：①有下列 2 种或 2 种以上的临床表现：a. 复发性自发流产；b. 静脉血栓；c. 动脉闭塞；d. 下肢溃疡；e. 网状紫斑；f. 溶血性贫血；g. 血小板减少。②循环中伴有高水平的 APL 抗体。

反复动、静脉血栓形成是 APS 的主要临床征象之一，可因血栓形成部位不同而表现不一。APL 抗体导致体内高凝状态及反复血栓形成的可能机制有：①和血小板膜磷脂作用，激活血小板；②和血管内皮细胞膜磷脂相互作用，引起内皮细胞破坏，促发体内凝血；③该抗体影响血管内皮正常抗凝血功能，如抑制其前列腺素的合成，抑制蛋白 C 在内皮细胞膜上激活，从而使凝血因子 Va、Ⅷa 的灭活受阻；④近来发现，ELISA 法检测 ACL 抗体依赖于血浆中 β_2GP-Ⅰ（β_2 糖蛋白-Ⅰ）等的存在，β_2GP-Ⅰ与带负电的磷脂结合后，其构象发生改变而暴露出与 ACL 结合的表位，因此确切地讲，ACL 抗体实为构象改变的 β_2GP-Ⅰ抗体。APS 的血栓形成可能与 ACL 或体内循环的 β_2GP-Ⅰ作用有关。

血小板减少是 APS 的另一主要表现。血小板减少可能同 APL 抗体和激活的血小板膜内侧的磷脂丝氨酸等相互作用有关。

APL 抗体是造成反复流产的高危因素。APS 造成流产和胎死宫内的可能病理机制是：胎盘血栓形成，胎盘血管痉挛及胎盘血流量减少等。多数病人的胎盘病理可见到缺血梗死病灶，无缺血梗死者可能与 APL 抗体影响胎盘前列环素代谢有关。

临床上 40 岁以下出现血栓性疾病的患者，应做 ACL 抗体检测，及时识别 APS，并进行相应的治疗。

APS 的根本治疗是控制及纠正其异常的自身免疫机制，常采用肾上腺皮质激素，必要时加免疫抑制剂。血栓性病变可按轻重缓急行抗凝治疗，采用小剂量阿司匹林（80mg/d）或肝素(5000～7500单位/次，每日2次肌注)。对肾上腺皮质激素、阿司匹林及肝素等治疗反应不良者，可试用大剂量静脉注射免疫球蛋白（IVIG）。

（唐福林）

抗合成酶抗体综合征

多发性肌炎/皮肌炎（PM/DM）患者血清中有多种自身抗体，其中与肌炎相关的特异性抗体有抗合成酶（synthetase）抗体、抗信号识别颗粒（signal recognition particle，SRP）抗体、抗Mi－2抗体等。合成酶的相关抗原有五种成分，分别是组氨酰tRNA合成酶（hisRs）、甘氨酰tRNA合成酶（glyRs）、丙氨酰tRNA合成酶（alaRs）、苏氨酰tRNA合成酶（thrRs）及异亮氨酰合成酶（ileRs）。SRP相关抗原存在于胞质中，由分子量为9～72kD的6个蛋白与1分子为TSL RNA组成。Mi－2抗原是细胞核中不含核酸成分的蛋白复合体，主要为分子量220～240kD的蛋白，同时有30～150kD不等的蛋白。

抗合成酶抗体因其抗原成分不同，分别有抗Jo－1（hisRs），抗EJ（glyRs），抗PL－12（alaRs），抗PL－7（thrRs）及抗OT（ileRs）抗体。抗合成酶抗体在PM/DM中阳性率为25%～30%，但以抗Jo－1抗体阳性率最高，为18%～20%，所以抗合成酶抗体综合征（anti－synthetase syndrome，ASS）又常指抗Jo－1抗体综合征。抗合成酶抗体综合征指在抗氨酰tRNA合成酶抗体阳性的患者，有肺间质变、关节炎和雷诺现象等表现。抗

Jo－1抗体阳性的患者，肌炎发生率为95%以上、肺间质病变为75%、关节炎为70%、雷诺现象为60%。其他相关症状有：发热为87%、“技工手”为71%，60%患者病情反复发作。某些抗Jo－1阳性患者，临床主要表现为肺间质改变，而肌炎症状轻微，甚至无肌炎。受累关节主要为腕，掌指关节及近端指间关节，远端关节受累相对少见。约1/3的关节受累者发生关节畸形，畸形性关节病变患者的平均病程较非畸形性关节病变者长。另一种有趣的相关症状是某些抗Jo－1抗体阳性的患者，桡侧手指及掌面的皮肤高度角化、开裂并伴色素沉着，称“技工手”。与抗Jo－1抗体阳性患者相比，抗Jo－1阴性者关节病变主要表现为晨僵、关节肿，而关节变形者少见。

抗合成酶抗体阳性的肌炎或皮肌炎患者，由于肺间质改变突出，因此与抗合成酶抗体阴性患者相比，其治疗效果差，疾病易反复，预后不良。

（唐福林）

白细胞淤滞综合征

白细胞淤滞综合征（leukostasis syndrome）是一种严重危及生命的病症，主要发生于白细胞增多（一般白细胞计数大于100 $\times10^9$/L）的急性白血病（多数为急性髓细胞性白血病，即AML）患者。发病机制是由于大量白血病细胞积聚于脑和肺内小动脉，并可形成白血病细胞血栓，阻塞血管。起病急，进展快，常于短期内死于颅内出血和呼吸衰竭。临床表现主要为：神经系统症状如头晕、眼花、耳鸣、共济失调、精神错乱、谵妄、嗜睡、木僵、昏迷、视盘水肿、视网膜静脉曲张、视网膜出血、颅内出血等。呼吸系统症状如呼吸困难、低氧血症、胸片见双肺浸润、呼吸衰竭。充血性心力衰竭、心肌梗死和阴茎异常勃起少见。治疗原则为快速减少白细胞，可采用白细胞去除术和羟基脲。

伴有白血病细胞增高的急性淋巴细胞性白血病（ALL）很少发生本综合征。Mckee 等报道，82 例 AML，尸检中 33 例可见到有白血病细胞栓子聚集于血管中，而 39 例 ALL，没有发现一例上述变化。白血病细胞数大于 $100\times10^9/L$ 的儿童 ALL 患者之死亡率明显低于同样白血病细胞计数的儿童 AML，死亡率分别为 5% 和 23%，临床发生白细胞淤滞综合征的 ALL 患者，白细胞总数多数大于 $400\times10^9/L$。

要注意由于白血病细胞计数很高，在自动血细胞分析仪上，可把一部分白血病细胞误计入血小板，导致血小板数增高的假象，因此，在判断血小板数时，应参考血片所见。白细胞淤滞综合征，也常伴低氧血症和低糖血症。

由于白细胞淤滞综合征是一种急性的致命性并发症，当白细胞总数大于 $100\times10^9/L$，必须作为一种急症给予紧急处理。治疗的目的是快速降低循环中白细胞数。首选的方法是白细胞去除术。白细胞去除术是一种快速安全的降低白细胞的方法，可避免由于用药杀死大量白细胞所引起的溶瘤综合征。一般每次可降低白细胞 20% ~60%，但白细胞去除术降低白细胞是短暂的，必须辅以有效的化疗。若无条件进行白细胞去除术，应给予化疗，首选的化疗药物为羟基脲，推荐剂量为 50 ~100mg/（kg · d），直至白细胞降至安全范围。该药可快速有效地杀死白细胞，但需注意预防溶瘤综合征。为了减少颅内出血的危险性，可进行单剂量（4 ~6Gy）头颅照射，杀死进入颅内的白血病细胞。其他的辅助治疗有：纠正低氧血症、纠正血小板数等。应避免过多输血，因为输血增加血液粘稠度从而加重白细胞淤滞综合征，一般血红蛋白浓度不应超过100g/L。经过适当的治疗，大部分可得到缓解。

（王伟良　张之南）

反应性噬血细胞综合征

反应性噬血细胞综合征（reactive hemophagocytic syndrome, RHS）属反应性组织细胞增多症的一种，是组织细胞过度增生和激活所引起的一类疾病，常见病因为感染、肿瘤、药物、化疗、放疗等（表1），临床表现类似恶性组织细胞增多症，各表现、发生率见表2。组织细胞的形态学检查有助于两病的鉴别。

表1　反应性HS可能的原因

感染：病毒、细菌、真菌、原虫、结核等
肿瘤：血液系统肿瘤如淋巴瘤
其他如生殖细胞、乳腺肿瘤
化疗和放疗
药物：苯妥英钠
其他：SLE

实验室检查一般显示外周血红细胞、白细胞和血小板均减少，血片中可见组织细胞。骨髓增生大致正常，粒系和红系减少，但巨核系可正常，少数患者血小板可正常。骨髓中组织细胞多见，常吞噬红细胞和原红细胞，吞噬血小板较少，而吞噬中性粒细胞者罕见。淋巴结结构正常，也可见到大量吞噬血细胞的组织细胞。

表2 临床表现及发生率

临床表现	发生率（%）
发热	80～100
脾肿大	35～90
淋巴结肿大	36～60
肝肿大	39～56
畏寒、盗汗	25～36
衰弱、疲倦	13～39
畏食	23～35
消化道症状	25～38
皮疹	10～30
消瘦	13～27
呼吸道症状	13～27

诊断本征一定要排除恶性组织细胞病，必要时需多次骨髓涂片、活检及肝、脾、淋巴结活检。本征的组织细胞具有大量吞噬血细胞的特点，而恶性组织细胞病有不成熟的畸形组织细胞。诊断本征后需积极寻找原发病或诱发因素。治疗主要是处理原发病。若病情呈进行性加重，严重危及生命，可试用肾上腺皮质激素。

（王伟良 张之南）

Sweet 综合征

Sweet 综合征（Sweet syndrome）是同时具有发热、中性粒细胞增多症和疼痛性红斑样皮肤病变且对糖皮质激素治疗极敏感的一组疾病。80% 为特发性，17% 继发于血液系统肿瘤，如急性白血病、恶性淋巴瘤，3%继发于生殖泌尿系统肿瘤。

特征性皮肤改变是疼痛性红斑，触之有柔软感，直径间于0.5～1.2cm，主要分布于头颈部和上肢，躯干和下肢少见。大多数患者伴有全身症状，包括关节疼痛、肌肉痛、结膜炎、虹膜炎和发热。少见的临床表现可有：蛋白尿、血尿，严重者可有肾功能不全、肝炎、肺功能受损等，肾穿刺活检一般为毛细血管性系膜性肾小球肾炎，而肝和肺的活检常可发现有中性粒细胞浸润。诊断主要依赖于皮肤活检。其典型的变化为：成熟中性粒细胞在真皮层和真皮上层中呈密集浸润，另外，可见中性粒细胞的核残迹，内皮细胞肿胀，棘皮和角质细胞增生。在诊断本征时必须除外皮肤的感染，如细菌、真菌感染，皮肤的肿瘤细胞浸润及其他皮肤的血管炎等。

原发性 Sweet 综合征，也称急性发热性中性粒细胞性皮炎，主要见于中年妇女，临床表现典型，皮疹局限于头、颈部和上肢。疾病呈自限性，一般持续 1～3 个月，可自发缓解。对泼尼松敏感，治疗数天症状即可消失。约 30% 患者可有一次或多次的病情复发。

肿瘤相关性 Sweet 综合征，85%继发于血液系统恶性肿瘤，15%继发于泌尿生殖系统肿瘤如前列腺癌。在血液系统恶性肿瘤中，42%为急性髓细胞性白血病，淋巴瘤占 11%，骨髓增生异常综合征占 9%，慢性髓细胞性白血病占 7%，其他少见的疾病为：慢性淋巴细胞性白血病，骨髓纤维化，毛细胞性白血病，多发性骨髓瘤，真性红细胞增多症等。男女发病率相同，平均年龄 52 岁。红斑样皮疹除见于头颈部和上肢，躯干和下肢也可见，且皮损更严重，大疱和溃疡常见。口腔粘膜病变也多见。仅有 42%的患者有中性粒细胞增多，而贫血和血小板减少常见。

肿瘤相关性 Sweet 综合征的治疗同样首选糖皮质激素，一般应用泼尼松，剂量为 1mg/（kg·d），严重者可静脉给药。在服用泼尼松后数小时，临床症状即可缓解，皮肤病变在数天内可获得改善。服用4～6周后，泼尼松应逐渐减量。减量过快易致病情反复。激素治疗和化疗可同时进行。其他可能有效的药物为解热镇痛药如消炎痛、秋水仙碱和碘化钾。

（王伟良　张之南）

维甲酸综合征

在全反式维甲酸（ATRA）治疗急性早幼粒细胞性白血病（APL）的过程中所出现的一种可危及生命的严重副作用，欧美发生率为20%～50%，而在中国和日本为5%～10%。其临床表现为：发热、呼吸窘迫、水肿、浆膜腔积液、高血压、偶有肾功能不全。维甲酸综合征（retinoic acid syndrome，RAS）的发生与以下因素有关：①高白细胞血症；②白细胞释放的细胞因子如IL－1、IL－6、IL－8、TNF等增加；③白血病细胞增加表达CD_{54}/ICAM－1。APL细胞较正常PMN细胞不易粘附于骨髓基质，但在ATRA短期治疗之后，APL细胞对基质的粘附力明显增强，可能影响白血病细胞从骨髓中释放并浸润组织。

RAS的处理主要在于预防。最有效的预防措施是ATRA治疗的同时联合应用化疗，方法有二：开始即联合应用ATRA和化疗；首先使用ATRA，当外周血白细胞计数大于（30～50）×10^9/L时再加用化疗。根据法国的报道，采用ATRA和化疗联合治疗，白血病CR率为90%～93%，RAS发生率为5%～7%。预防RAS的另一有效的方法是应用地塞米松，剂量为10mg，iv，每日2次，连续3～5天，与ATRA同时开始使用，也可用泼尼松龙（剂量为75mg/d）替代地塞米松。预防RAS的第三种方法是降低 ATRA 的治疗剂量，上海瑞金医院血液科报道，采用 ATRA 20mg/（m^2·d）治疗，白血病 CR 率为92%，但可明显降低 RAS 的发生率。

一旦发生 RAS，死亡率很高，死亡原因主要为呼吸衰竭。应立即给予大剂量地塞米松，同时给予对症处理，加强支持疗法，监测心、肺、肾功能。

（王伟良　张之南）

POEMS 综合征

POEMS 综合征（POEMS syndrome）又称 Crow－Fukase 综合征，是浆细胞疾病的一种少见类型。POEMS 是五种临床表现的英文书写的首字母缩略词。①P：polyneuropathy，多发性神经病变，主要涉及周围神经，一般首先出现四肢末端对称性感觉病变，逐步出现呈进行性加重的运动障碍。发病原因不清，推测可能是由补体介导的损伤，基本的病理变化是轴突变性和脱髓鞘。周围神经病变在血 IgM 单克隆蛋白升高者多见（发生率为15%），而以 IgA 或 IgG 单克隆蛋白升高者则少见（发生率分别为7%和3%）；②O：organomegaly，脏器肿大，主要为肝、脾、淋巴结肿大，肿大的淋巴结病理检查示血管滤泡性增生。肝脾肿大一般呈弥漫性均匀肿大。少数患者可有肾肿大；③E：endocrinopathy，内分泌腺体病变，一般以性腺功能障碍和糖耐量异常（部分可有轻度糖尿病）常见，其发生率分别为70%和50%。也可有垂体－甲状腺轴和垂体－肾上腺轴功能异常所致的甲状腺功能低下和肾上腺皮质功能低下。部分患者可有高泌乳素血症。同时出现多内分泌腺体功能异常者少见；④M：monoclonal gammopathy，单克隆 γ－球蛋白增高，多为 IgG 或 IgA 伴有 λ 轻链增高，κ 轻链增高者罕见；⑤S：skinchanges，皮肤改变，主要表现为皮肤色素沉着。

除了上述临床表现外，骨质硬化也是 POEMS 综合征的一个常见的重要表现，目前有人提出 POEMS 应该再加一个 O（osteosclerosis）即骨质硬化。骨质硬化常发生于肋骨、锁骨、脊柱、肱骨、股骨和骨盆。其他少见的临床表现可有：非特异性的胸腔积液和腹腔积液、心脏扩大、心肌病变、红细胞增多及白细胞和血小板增多。

POEMS 综合征的发病机制不详，推测可能与异常浆细胞分泌的某些细胞因子如 IL－6 有关。POEMS 综合征的治疗首选血浆置换，血浆置换的目的是去除血浆中异常的单克隆免疫球蛋白。常规的治疗方案可参照多发性骨髓瘤的化疗方案如 MP 或 MZ 方案，但一般不应使用长春碱类药物，因该类药物可加重 POEMS 综合征的周围神经病变。另外，也可单用马法兰或泼尼松。

（王伟良　张之南）

抗利尿激素异常分泌综合征

抗利尿激素异常分泌综合征（syndrome of inappropriate secretiion of antidiuretic hormone，SIADH）是因血液中的抗利尿激素（ADH）异常增加所致。临床资料表明，小细胞未分化肺癌（SCLC）合并 SIADH 较多，约占 SCLC 的 15%。其他恶性肿瘤，如胸膜间皮瘤、恶性胸腺瘤、霍奇金淋巴瘤、非霍奇金淋巴瘤、慢性淋巴细胞白血病和恶性组织细胞病也可合并 SIADH。某些胃肠道肿瘤，如食管癌等偶可并发 SIADH。Schwartz 等首先在

1957年发现2例肺癌有严重的低钠血症、低渗透压血症、尿持续排钠，但肾及肾上腺皮质功能正常，Schwartz认为低钠血症是因血液中的抗利尿激素（ADH）异常增加所致，故取此名。

1. 临床表现　归纳为以下几项：①持续性低钠血症，血清钠<120mmol/L；②血浆渗透压下降；③尿呈反常的高渗透压；④尿钠浓度增高；⑤内生肌酐清除率、肾小球滤过率正常或增加；⑥患者既无失水也无水肿；⑦垂体、肾上腺皮质和甲状腺功能均正常；⑧如限制水分摄入（每日800ml以内），可逐渐纠正低钠血症；⑨水负荷试验示水排泄障碍。通常临床症状与血钠降低程度有关，包括乏力、头痛、恶心、呕吐、食欲减退和反应迟钝等低钠血症的表现。当血钠低于115mmol/L，患者可出现精神状态的改变、意识模糊、谵妄和昏迷等，并可引出各种病理反射。

2. 诊断　诊断应符合以下五项标准。

（1）低钠血症为主要特征，与水潴留及钠排泄增多有关ADH增多后作用于肾远曲小管及集合管，加强水分再吸收。尿钠排泄增多则与利钠因子（natriuretic factor即第三因子）的增加有关，抑制钠的再吸收。现认为利钠因子可能就是心钠素（atrial natriuretic factor，ANF）。

（2）低渗透压血症伴高渗尿　生理情况下，血浆渗透压稍有降低，即可抑制垂体后叶释放ADH，以使尿形成最大稀释，尿渗透压可达50mmol/L。而肾功正常的SIADH患者，血浆渗透压虽降低，但因异常分泌的ADH作用，尿渗透压可相对高于血浆渗透压，即使在水负荷试验时仍有反常性的高渗尿存在。

（3）尿钠排出持续增加　其浓度大于20mmol/L，且不受水负荷影响。正常人如因缺钠引起低钠血症，机体有很好的贮钠能力，尿钠可低至10mmol/L以下。而SIADH虽有血钠降低，但尿钠排出增加，尿钠浓度在20mmol/L以上。

（4）血中肾素活性不增高　肾素分泌受体液容量和电解质

等影响，当有效血容量降低及缺钠时，肾素分泌即可增加。而SIADH虽有低钠血症，但因细胞外液容量增加，肾小球滤过率增加，单位时间内流经致密斑的钠负荷增加，因而抑制肾素分泌，另外可能与ADH直接抑制肾素分泌有关。所以测定肾素在临床上鉴别低钠血症有帮助。失钠、肝硬化、肾病及心力衰竭引起的低钠血症可有血浆肾素活性的升高，而SIADH时肾素分泌被抑制。

（5）肾功能及肾上腺皮质功能正常　肾功能衰竭时尿钠排出可增加而造成低钠血症；肾上腺皮质功能不全也可出现低钠血症，所以诊断SIADH应除外这些因素。

3. 治疗　包括纠正低钠血症和根治原发病。

（1）限制水分摄入　常可奏效。每日水分应限制在500～800ml，使水分处于负平衡，减少尿钠丧失。

（2）输入高渗盐水　一般不用，因输入的钠仍在尿中排出。仅在水中毒严重、血钠＜110mmol/L时可考虑。

（3）去甲金霉素　可治疗肺癌引起的低钠血症。

（4）盐类固醇激素　疗效说法不一，醋酸去氧皮质酮（DOCA）20mg/d，或9－氟可的松3～8mg/d可试用。

（5）治疗原发病　如肿瘤切除后，或放疗、化疗有效后，低钠血症即可纠正。

（蔡柏蔷）

脂肪栓塞综合征

脂肪栓塞综合征（fat embolism syndrome，FES）是脂肪微滴栓塞肺微血管和其他器官微血管床而造成的一种临床综合病症，主要临床表现是呼吸衰竭、脑功能不全和皮肤淤斑。脂肪栓塞综合征常为骨盆和长骨创伤性骨折后的一种早期并发症，尤其好发于股骨骨折。长骨骨折后发生脂肪栓塞综合征的可能性为2%～25%，这与诊断标准有关。

1. 诊断　创伤性骨折后72小时内，如出现以下几种临床表现中的任何一种，均应考虑该综合征的可能性。①不可解释的呼吸困难、心动过速、低氧血症以及胸像出现的双肺弥漫性浸润阴影；②不能解释的昏迷或其他脑功能不全的征象；③上半身皮肤淤斑，包括腋部、结膜和口腔粘膜。如果以上三种情况都存在，脂肪栓塞综合征的诊断则可肯定，如伴有视网膜绒毛性渗出以及不可解释的发热，则进一步支持该诊断。如果在创伤后72小时之后出现肺功能不全的症状和体征，更可能的原因为肺水肿，此与大量输液、吸入性肺炎、败血症或静脉血栓有关。目前尚无诊断脂肪栓塞综合征的实验室检查指标。然而，支气管肺泡灌洗以及灌洗液中细胞的中性脂肪染色也许有帮助。在典型的脂肪栓塞综合征患者的灌洗液中，在细胞内可发现大量的脂肪微粒。然而，在正常人或其他原因所致的呼吸窘迫患者的肺泡灌洗液中，细胞内罕见有脂肪微粒。利用Swan－Ganz导管，在测定肺毛血管楔压的部位抽取血液，在显微镜下检查脂肪微粒，这是另一种用于诊断脂肪栓塞综合征的方法。

2. 发病机制　从阻塞肺微血管的脂肪微粒中释放出脂肪酸可造成血管内皮损害，并使微血管的渗透性增加以及液体漏到肺间质中。但是造成肺损伤的原因尚有其他涉及血栓、炎症介质和炎性细胞的各种产物。脑部的脂肪栓塞，是旁路通过肺微血管床或通过右向左的心内分流来实现的。近来经食管超声心动图研究表明：在手术治疗长骨骨折时，脂肪微粒可通过卵圆孔形成反向栓塞。低氧血症可解释部分病例的脑功能不全，另外脑部症状可能与脂肪栓塞后造成的出血或坏死有关。

3．治疗　主要是支持疗法以及维持适当的动脉血氧饱和度。吸氧后可使氧分压保持在大致正常的范围内，即75～90mmHg。如必要可行气管插管和呼吸机治疗，使用PEEP后可降低吸氧浓度。其次应限制液体摄入，如果体循环的血流灌注能维持，可应用利尿剂使肺内体液的累积降到最低量。皮质激素的应用尚有争论，但是短期内使用激素能阻断该综合征的进展（如甲基泼尼松龙1.5mg/kg，q8h，静脉滴注），也可试用低分子右旋糖酐500～1000ml静脉滴注，以改善微循环。脂肪栓塞综合征的死亡率<10%。

（蔡柏蔷）

第十章 临床病例病理讨论

一 发热、反复口腔溃疡、皮疹——

病历摘要

患者女性，34岁，因反复口腔溃疡伴发热14个月，于1986年9月22日入院。患者于1985年7月始发口腔溃疡，其特点为多发、点状分布、疼痛明显、反复出现。同年9~10月伴发脸肿、眼涩，我院门诊检查发现结膜充血，下颌部结节红斑，左颈部黄豆大淋巴结一个，肝脾均肋下1cm，质中。眼科检查诊断为复视，左眼下直肌、外直肌不全麻痹，右眼底出血。怀疑白塞综合征。病人在外院服泼尼松（15~20mg/d）及中药治疗，复视及结节红斑消失，但口腔溃疡仍反复发作。1986年7月口腔溃疡加重，伴发热，开始为低热，后体温升至38~39℃。全身皮肤散发红色丘疹，外院做颈淋巴结活检，病理报告“良性反应性增生”，继续用泼尼松抗炎并抗结核和抗真菌治疗无效而转我院诊治。病程中无外阴溃疡、皮肤针刺反应及关节痛。否认肝炎、结核病史，有青霉素过敏史。

入院查体：T 38.9℃，右耳后及躯干见大小不等、新旧不一的红色丘疹，按之不退色。眼球活动好，结膜不充血。颈、颌下、锁骨上、腋下、滑车上、腹股沟及腘窝均可及黄豆大小淋巴结。口腔软、硬腭处及两侧颊粘膜见多个斑点状溃疡，粘膜充血。心肺未见异常，肝肋下 2cm，质中、无压痛，脾肋下未及，无移动性浊音。入院诊断：发热、口腔溃疡原因待诊；白塞病？结核待除外。

实验室检查：Hb 90 ~ 110g/L，白细胞、血小板及尿常规正常。OT 试验（-），血培养（-），口腔溃疡分泌物多次培养出粘质沙雷杆菌，痰中未找到抗酸菌。血沉、血糖、电解质、肌酐均正常。SGPT 正常 ~ 1100nmol · s^{-1}/L，胆红素正常。蛋白电泳：A 48.3%，γ 30.9% ~ 34.6%，A/G 2.8 ~ 3.2/2.6 ~ 3.3，PT + A：13.4 ~ 15.1s，47% ~ 64%。AKP 2.8 ~ 3.3μmol · s^{-1}/L。GGT 正常。HBsAg、HBsAb、HBeAg、HBeAb、HBcAb 均阴性。IgM 430 ~ 5500mg/L，IgA、IgG 及 IgE 基本正常。RF 阳性 1：(32 ~ 128)，ANA、SMA、AMA、HRA 抗体及抗 DNA、ENA、SSA、SSB、Sm、RNP 抗体均阴性，PEG 207 ~ 350（正常 88 ± 66）。CH_{50}、C3 正常。胸片、腹平片、全消化道造影正常。肝、胆、脾、胰、肾 B 超及 γ 显像未见明显异常。ECG：窦性心动过速，$ST_{II、III、aVF}$ 略低，$T_{II、III、aVF}$ 双相。UCG：心包积液，心包穿刺液为漏出液。颈淋巴结病理：慢性淋巴结炎。肝穿刺组织病理：不除外早期慢性活动性肝炎，中度脂肪变性，维多利亚蓝染色阴性。

住院经过：入院后继续用泼尼松治疗（12.5mg/d），先后予抗菌、抗真菌治疗，但一直有不规则发热，高达 40℃。反复口腔溃疡，间有面部、躯干结节红斑、睑结膜充血。1986 年 11 月 8 日至 12 月 18 日先后予环磷酰胺治疗 5 次，每次 200mg 静脉给药。用后出现全血细胞减少，Hb 88g/L，WBC 3 × 10^9/L，血小板 60 × 10^9/L。12 月 21 日开始出现口腔粘膜广泛渗血，全身皮肤淤斑，静脉穿刺处出血不止，并有全身皮肤、巩膜黄染，四肢压痛明显，嗜睡，腹腔积液形成。查 SGPT 2700 ~

3167nmol^{-1}/L，总胆红素248～265μmol/L，直接胆红素222.3μmol/L，A/G 1.9/2.5，血氨63.8μmol氮/L。3P试验及优球蛋白溶解时间无异常。血浓缩片可见网状细胞，骨髓检查二次见恶性组织细胞，分别为15%及5.5%，骨髓活检未见瘤细胞。临床考虑恶性组织细胞病引起多脏器损害，予大剂量（1g/d×3）甲基泼尼松龙治疗，合用长春新碱及丙亚胺（AT_{173}），辅以输血等其他对症支持治疗。出血及意识情况好转，半个月后复查骨髓，恶性组织细胞消失，肝功能亦有所恢复，相隔2个月后SGPT、总胆红素恢复正常，但白蛋白水平一直较低（2.3～2.8g/dl），腹腔积液及全身水肿渐重（腹腔积液为漏出液），仍然反复发热、口腔溃疡，日趋衰竭。1987年3月发现病人在左颧部形成一浸润性实性肿物，约4cm×5cm大小，较固定，无压痛。全身浅表淋巴结肿大，花生米大小。左乳房及右腰部皮下分别出现指头大小肿物，边界欠清，质中，柯－瓦鼻窦像及体层像未见肿瘤及骨性破坏，右腹股沟淋巴结病理为反应性增生。乳房像不满意。动员其行乳房及腰部肿物活检并切除左颧肿物，病人及其家属不同意。于1987年4月8日自动出院。出院诊断：①免疫性血管炎；②慢性活动性肝炎及肿瘤待排除。出院后，患者全身衰竭明显，呕吐少量咖啡样物，意识逐渐不清，于1987年4月15日死亡。

临床讨论

李德高医师（血液科）：患者住院期间3次骨髓检查，前两次均见组织细胞，细胞大小不等，核染色质粗，核仁较大，胞质有空泡，个别有吞噬物，就细胞形态而言，恶性程度较高，但是否恶性组织细胞病，应结合临床来判定。

董怡医师（风湿免疫科）：本患者34岁，从发病到死亡共计 22 个月。整个病程可分为四个阶段，各具特征。第一阶段有类似白塞综合征的症状：即反复口腔溃疡、结膜炎、眼底出血、结节红斑；第二阶段为组织细胞血症，有黄疸、腹腔积液、全身出血、白细胞和血小板减少，骨髓出现恶性组织细胞，甲基泼尼松龙冲击治疗后病情有好转；第三阶段是在身体不同部位出现浸润性、非炎性肿块，并有淋巴结进行性肿大；最后阶段是患者日渐衰竭，并在自动出院后 1 周死亡。病程中始终贯穿着不规则发热、口腔溃疡、全身逐渐衰竭。关于第一阶段的病变，我有以下看法：①患者的口腔溃疡与常见白塞综合征的不完全一样，即溃疡间的粘膜不正常、较厚、高低不平，而白塞综合征溃疡之间的粘膜是正常的；②整个病程中患者并无外阴溃疡，仅有阴唇炎；③白塞综合征的眼损害为眼色素层炎和视网膜血管炎，患者只有眼底小片出血，是否是视网膜血管炎引起的很不肯定；④患者的眼肌麻痹可用小血管病变受损来解释，但白塞综合征有诊断意义的是中枢神经受累而非周围神经病变，因此这种周围神经损害亦不是白塞综合征的特点；⑤患者的结节红斑发生于脸部、头皮，与白塞综合征的多发生在下肢的不同；⑥白塞综合征有高热的不多见，如出现多并存有严重内脏损害（如中枢神经系统）或继发感染，本患者长期不规则发热，尤其是第一阶段期间并未找到原因。现将最近日本修订的白塞综合征的诊断标准列出，以资比较：主要条件为口腔溃疡，阴部溃疡，眼色素层炎或视网膜血管炎，皮肤结节红斑或皮肤血管炎或毛囊炎；次要条件为关节炎，附睾炎、肠道病变尤其是回盲部病变，血管栓塞或动脉瘤，中枢神经病变。凡符合三项主要条件者或二项主要及二项次要条件者可以诊断为白塞综合征。因此患者的第一阶段病变是不足以诊断为白塞综合征的。患者第二阶段的病变是反应性组织细胞增生症还是恶性组织细胞病（恶组）呢？从病情在治疗后得以缓解来看似乎支持反应性组织细胞增生症。因为我们以往见的恶组多在出现黄疸后很快死亡。患者入院时肝穿刺病理曾怀疑为慢性活动性肝炎，是否因环磷酰胺的应用而加重肝脏病变所致？但考虑到病人在很短时间内出现全身浸润性肿块，继而迅速衰竭死亡，因此我认为整个病程是一个病所致，最为可能的是恶性肿瘤。根据骨髓中出现15%的恶性组织细胞，所以很可能为恶性组织细胞病。我以前曾见过恶组患者出现口腔溃疡、外阴（阴囊、阴茎）溃疡和皮肤结节病变。其他白血病患者出现口腔溃疡或口腔炎者更为多见，因此本患者早期出现的类似白塞综合征症状仍以恶组浸润粘膜后引起病变为可能。

潘家崎医师（血液科）：同意董大夫分析，诊断恶组而不是反应性组织细胞增多。后者常见于结缔组织病、肝炎、结核等感染性疾病，中性粒细胞碱性磷酸酶积分及其他组织化学染色对二者的区别有帮助。恶组临床表现类似非霍奇金淋巴瘤，但进展更快，多样化，无特征性诊断依据，很难取得病理证据，往往延误治疗，死后病理可以确诊。目前认为，恶组是组织细胞淋巴瘤的亚型，由于阿霉素等化疗药物的应用，恶组的治疗有所改观，68%可获得缓解，已有5年存活的病例报道。故我个人认为治疗上应持积极态度。如有长期发热，进行性肝脾肿大或大小随体温变化，黄疸，进行性全血细胞减少、出血、出现异常吞噬细胞等临床线索，并能除外其他引起组织细胞增生的疾病，则可试行化疗。治疗时应进一步寻找病理证据，否则错过治疗时机，只能重复临床病理回顾性分析。

盛瑞媛医师（感染病科）：患者入院后肝穿病理报告不除外早期慢性活动性肝炎。但肝组织病变较轻，仅有少量点状灶性坏死，肝窦内及汇管区散在炎性细胞或淋巴细胞浸润，而且病初一年多肝功能一直大致正常，故由肝病引起反复发热及肝外表现可能性不大。后期肝功能急剧恶化，出现黄疸，虽经激素治疗后好转，但病人一般情况反而更差，亦不能用慢性活动性肝炎解释，似与环磷酰胺应用有关。但从整个病程来看，可能存在恶组或其他恶性疾病，肝脏病损仅是其中的一部分。

张乃峥医师（风湿免疫科）　①关于白塞综合征诊断的认识问题　a. 白塞综合征亚洲较西方多见，有人称之为丝绸之路病。典型病例以反复口腔溃疡、生殖器溃疡、皮肤病损、眼睛病变最为多见（几乎所有诊断标准均列此4项为主要诊断条件），诊断多无困难。但临床上不典型病例较多见，有的病例日本称之为不完全型，事实上如只根据日本标准，我们会看到一些不完全型的不完全型。由于本病无特异的实验室诊断方法，故只能立足于临床诊断，主要依靠病人的临床表现及临床医生的经验综合分析判断。b. 白塞综合征随着不同地区、不同种族其临床表现不完全相同，故世界各地不同作者根据各自经验，提出了不同的诊断标准，其侧重点不完全一致。如在日本，导致眼睛失明的疾病中据称白塞综合征居首位，而其他国家包括我国白塞综合征引起失明者并不多见。日本诊断本病眼征条件包括眼前部、后部两方面，而英国 Manson 及 Barnes（1969）标准只提及眼前部的病变。Hewitt（1969）标准中则包括发热、淋巴结肿大、睾丸炎、附睾炎以外的泌尿系表现。Ehrlich 1972 年制订的标准无球后部病变及附睾炎，1979 年补充修订标准增加了此二项，说明随着人们对白塞综合征认识的加深，诊断标准亦不断完善。日本标准中未包括进去的，不意味即不可发生。例如所有标准中皆未包括心脏方面损害，事实上白塞征也可发生心包炎［中华内科杂志，1988，27：302］，当然本例心包积液也可能由低蛋白血症引起。文献中有报道 15% ~20% 白塞征可有心脏的不同表现，如发生这些情况，我们也不能完全加以忽略，或也可算是一个次要条件。土耳其的 Dilson 分析总结了 300 多例白塞综合征，提出他的诊断标准，强调皮肤针刺反应（pathergy）对诊断本病有很强的特异性，因之他提出如 pathergy 阳性，再有一项主要表现或一项次要表现即可诊断。他的标准中肺表现算为一项次要表现，而其他标准皆未如此（我科病房中现即住有一白塞综合征患者有肺炎及胸腔积液，经激素及免疫抑制剂治疗后阴影消失），这都说明不能孤立地、死板地看待任何一个标准。c. 白塞综合征的临床谱很宽，已如上述。仅就某一项体征来说，轻重表现也有很大差异。皮肤表现结节红斑最多见也最多被引用，但患者也有其他样的皮疹。再以眼为例，结膜炎、虹膜睫状体炎、球后部的视网膜炎，包括动静脉栓塞、眼底出血、视网膜剥离、视神经萎缩、黄斑水肿等都可发生。所有这些都不是特异性的，不一定同时出现。口腔溃疡以及结节红斑本身并无独特的鉴别意义。总之，白塞综合征的诊断一要综合分析，二要排除其他疾病。②本患者的诊断问题：根据此患者有口腔溃疡、结节红斑、皮疹、结膜炎、眼底出血、淋巴结大、神经病变、心包积液（浆膜炎）、发热［中华内科杂志，1988，27：281］等表现而又除外其他疾病，无论哪一标准，主次要条件皆具备不少，故我认为即是一例白塞综合征，并不是发病一开始即是恶组，恶组的病程如未经治疗一般不超过半年。本患者入院前已有17个月的口腔溃疡病史，但血象正常，我不认为口腔溃疡是恶组的表现。后一阶段患者病情有变化，全身出现浸润性实体肿块，骨髓又找到恶组细胞，我认为患者死前确有恶组发生，是两种病并存，而不是一个病。恶组发生反复口腔溃疡、阴部溃疡、眼病者并不多见［中华内科杂志，1988，27：224］。③白塞综合征与恶性肿瘤的关系：我个人认为本患者恶组是在白塞综合征基础上发生的，已如上述。事实上所有自身免疫性疾病，无论是干细胞的缺陷或T细胞调节的异常或B细胞的高度活化、增殖，都有可能导致恶性变，干燥综合征是一突出的例子。我国文献中已不止一次报道白塞综合征患者最后发生急性粒细胞白血病、急性淋巴细胞白血病以及红白血病[中华内科杂志，1988，27：195]。故本例发生恶组也是完全可能的。④治疗：本例发生的白细胞、血小板减低以及随之而来的黄疸、肝功能异常，我认为都是环磷酰胺的药物反应，因而停用，以后也未敢再用。总量仅1g，故白塞综合征、恶组皆不可能得到控制，最后病人衰竭死亡。

病理报告与讨论

杨得忠医师（北京军区总院病理科）：34岁的女性尸体，全身躯干及四肢多处散在皮下结节，双下肢水肿，颈部及腹股沟等多处浅表淋巴结肿大，气管分叉处、双侧支气管周围及肺门淋巴结和肠系膜淋巴结肿大，舌及食管粘膜多处表浅糜烂，胸腔积液（右侧1100ml，左侧500ml）、心包积液（140ml）和腹腔积液（100ml）均为非血性。肝大，重1650g，超过正常重量约250g。脾大，重270g，超过正常重量约100g。镜下检查主要发现大量分化程度不同的组织细胞增生、浸润，伴有吞噬现象及组织坏死，累及骨髓、肝脾、肠系膜淋巴结、心肺、膀胱外膜、皮下脂肪（包括乳房肿块）。病理诊断：①全身性恶性组织细胞病；②弥漫性心肌炎伴心包积液；③双侧胸腔积液伴胸膜纤维素性粘连，腹腔积液；④慢性活动性肝炎伴中度脂肪变及肝内淤胆；⑤舌粘膜慢性炎症伴糜烂，食管粘膜糜烂；⑥慢性淋巴结炎（气管分叉处、支气管周围及肺门共7个肿大淋巴结）。死亡原因：全身衰竭。

单渊东医师（血液科）：恶组的典型临床特点已为大家所熟悉，但少数病例可有较特殊的临床表现：①经治疗病情波动，病程迁延长达数年，甚至10余年。此例可能为恶组的某些亚型。我院2例以皮肤损害为主，伴高热、肝脾肿大的恶组病程已超过

10 年仍存活，其中 1 例已停止治疗 5 年余，并恢复正常工作。②出现肿块。恶组一般为弥漫性浸润，除淋巴结、肝脾中度肿大外很少形成肿块，并以此和组织细胞型非霍奇金淋巴瘤相区别。但也有少数临床及实验室符合典型恶组的病例，同时伴有瘤块形成。我院一例尸检时在腹膜后发现一 10cm×5cm×2cm 大小的肿块，内有大量恶性组织细胞浸润。③恶组浸润造成的脏器肿大或其他肿块未经治疗可暂时自行缩小。我院一例每于高热时即脾肿大，数周热退后，脾即明显缩小。死后脾穿刺找到大量典型的恶组细胞。④血象正常。部分病人至晚期才出现某系血细胞或全血细胞减少，个别病人至临终其血象仍大致正常。上述少数不典型的临床表现为确诊增加了难度。本例即有诸多不典型表现。今后遇有不典型临床表现的病例，仍应提高恶组的警惕性。

董怡医师：本例临床病理讨论主要涉及恶组和白塞综合征两种疾病，其相似之处在于均无有助于诊断的特异性检查。本例的讨论结果提示我们应在临床工作过程中，提高警惕性，力求综合分析、判断而作出正确的诊断。

（陈维政　整理）

发热、乏力、口干、蛋白尿——

病历摘要

患者男，54 岁。1989 年 9 月 12 日无明显原因发热，体温 38℃，伴乏力、出汗、口干。9 月 26 日体温达 39℃，伴尿频、尿急、尿痛。用庆大霉素及氟美松后，体温下降。10 月 4 日，以发热待查、肾盂肾炎收入某院。当时尿蛋白（+），WBC 7～8/HP，RBC 1～2/HP。血象：Hb 124.8g/L，WBC 22.5×10^9/L，中性分叶核 0.76。血清白蛋白 24.8g/L。给予青霉素、氨苄青霉素治疗。10 月 7 日，出现双肘双臀及双下肢出血性皮疹，伴双膝关节剧痛、腹痛、腹泻、鲜血便。尿检大量 RBC，蛋白（++～+++）。给予甲氰咪呱及止血定对症处理。4 天后皮疹消失，消化道出血控制，关节痛缓解，但仍有低热，体温 37.5℃，尿蛋白（++），RBC 仍大量，血清白蛋白降至 17g/L，并出现下肢水肿。至 11 月初，感头晕，Hb 88g/L。用多种抗生素及抗结核药治疗无效，改用激素治疗后，体温下降。外院检查血、尿淀粉酶正常，血甲胎蛋白、康华反应均（－），癌胚抗原、抗链 O、β 微球蛋白等均正常，肥达反应 H 1∶160～1∶320（3 次），O 1∶80～1∶160。OT 试验 1∶2000（－）。腓肠肌活检：间质中小静脉扩张充血，伴间质轻度水肿。肾图：双肾分泌及排泄功能明显延缓，提示双肾功能轻度受损。为进一步诊治于 1989 年 12 月 22 日收入我院。发病以来，体重下降 24kg。既往史：25 年前患关节痛，20 多年前有肾脏疾病（具体不详），否认肝炎、结核及药敏史、家族史，母亲 20 多年前患淋巴结核，腹膜炎。妻患肺结核。

入院查体：T 36.5℃，R 16 次/分，P 80 次/分，BP 140/70mmHg。贫血貌，左颈部可触及蚕豆大小淋巴结，质软活动。双肺散在干啰音，肝肋下 2cm，双下肢轻度水肿。

实验室检查：血象：RBC 2.34×10^{12}/L，Hb 66～82g/L，网织红细胞 0.003～0.004。尿 RBC 持续大量，蛋白定量 42g/24h，后转为微量。尿镜检：RBC 形态异常，尿圆盘蛋白电泳：混合型。清洁中段尿培养，尿抗酸杆菌均（－）。IgG 23.8～36.8g/L，IgA、IgM 正常，抗核抗体（ANA）、抗双链 DNA 抗体（抗

dsDNA）、抗核可提取性核抗原（ENA）抗体（+），抗Sm抗体、抗RNP抗体、抗SSA抗体、抗SSB抗体、类风湿因子均（-），免疫电泳未见异常沉淀弧，血脂、钙、磷、AKP均正常。逆行肾盂、全消化道造影，胸头颅正侧位X线片及肾和肠系膜上动脉造影均未见异常。肾活检：全片所见8个肾小球中，1个肾小球呈纤维性新月体，2个肾小球细胞数增生，呈分叶状，系膜区增宽，系膜基质增多，系膜细胞增生，毛细血管袢受压及管腔变窄，毛细血管袢与包曼囊壁粘连，部分肾小管扩张，浊肿，可见透明管型，间质水肿，以小淋巴细胞为主的炎症细胞浸润。免疫荧光显示：肾小球基底膜（GMB）、IgG、IgA及C3颗粒沉积分别为（+++）、（++）及（+）。骨髓涂片：粒红比值、形态大致正常，浆细胞占0.04。

入院诊疗经过：给予泼尼松40mg/d后，体温渐正常，后渐减量至20mg/d，尿蛋白也减少，但仍有大量红、白细胞。2月8日，加大激素为50mg/d，同时以环磷酰胺冲击治疗，400mg/w。尿蛋白（+），WBC（-），大量RBC，患者仍乏力，贫血未纠正。

临床讨论

杨嘉林医师（风湿免疫病科）：本例为中年男性，间断发热5个多月，伴蛋白尿和体重减轻，有一过性出血性丘疹，伴关节剧痛、血尿、消化道出血和肝大，后出现贫血和肾病综合征。既往有结核接触史、可疑肾炎史；经多种抗生素（包括短期抗结核治疗）治疗无效，糖皮质激素和免疫抑制剂治疗后好转。现分析如下。

1. 感染　患者病初有尿路刺激症状，经庆大霉素治疗症状消失，故可能有一过性泌尿系感染，以后尿中出现蛋白和红、白细胞伴随发热，应与肾盂肾炎鉴别，唯多次清洁中段尿培养均（-），尽管已有局灶性肾炎，但逆行肾盂造影无异常，可排除肾盂肾炎。本例有明确的结核接触史，要警惕结核病，但多次查尿抗酸杆菌均阴性，OT 试验 1∶2000（-），短期抗结核治疗无效。糖皮质激素和免疫抑制剂治疗病情不仅无恶化，而且有好转，不支持肾结核。患者肥达反应阳性，是否存在沙门菌属感染，发热长达 5 个月，血嗜酸粒细胞不少，抗生素治疗无效，可除外。

2. 非感染性病变　肿瘤生长迅速而坏死时可发热。本例有贫血、出血性丘疹、肾损害、血 IgG 增高、血沉快。骨髓浆细胞增多，要警惕多发性骨髓瘤，但患者无骨质破坏、血钙、尿酸不高、骨髓涂片浆细胞仅轻度升高，未见瘤细胞，故可除外。本例发热、贫血、便血，曾有颈部无痛性淋巴结肿大，要注意与恶性淋巴瘤鉴别。但入院后肿大淋巴结消失，腹部 B 超及胸像均未见肿大的淋巴结，应行腹部 CT 检查，进一步除外。另患者有长期发热、关节痛、贫血、出血性丘疹、便血、肾损害、ESR 增快，IgG 升高，抗 ENA 抗体阳性，因此倾向于存在风湿性疾病，分类应属于弥漫性结缔组织病，肾受累最常见于系统性红斑狼疮（SLE），但本例临床表现不典型，抗核抗体阴性，可基本排除 SLE。多动脉炎，亦称结节性多动脉炎，系由免疫复合物沉积在中小动脉壁引起的坏死性血管炎，临床上因受累部位不同，表现各异。本例经肾动脉和肠系膜上动脉造影未见血管扩张和血管狭窄，腓肠肌活检也未见异常，不支持该病。过敏性紫癜多发生于儿童和青少年及感染后，常反复出现对称性皮肤紫癜，伴关节痛、消化道出血、血尿等，部分可并发肾病综合征。本例已 54 岁，出血性丘疹为一过性，且持续高热，可排除。原发性干燥综合征（SS），是自身免疫性疾病，可表现为发热、关节痛、出血性丘疹、消化道出血和肾损害、血沉增快、

γ球蛋白高、抗ENA抗体阳性。该病诊断需要有口干燥征和干燥性角结膜炎，并且排除其他结缔组织病。本例口干为主要症状之一，应尽快行口、眼的相应检查除外。

李学旺医师（肾内科）：只要具备血浆白蛋白 <30g/L，及24小时尿蛋白排出 >3.5g，两个主要条件即可诊断肾病综合征，该例符合。至于原发性抑或继发性肾病综合征，鉴别如下：①原发性肾病综合征时，浆细胞合成免疫球蛋白能力下降，故多表现为低丙种球蛋白血症。而本例多次的蛋白电泳显示γ球蛋白显著高于正常，IgG也高于正常，故可排除。患者在尿蛋白已微量、血清白蛋白已正常情况下仍有贫血，也不好用原发性肾病综合征解释。②继发性肾病综合征：a. 多发性骨髓瘤，骨髓瘤性肾病的显著特点是在肾小管内可见大量蛋白管型及继发性淀粉样变。但本例未见蛋白管型。b. SLE：光镜及免疫荧光镜病理检查，一半以上的SLE患者肾脏显示特异性病理改变，如苏木精小体，“银耳环”，“满堂红”的免疫荧光，早期补体成分阳性、沿小管基底膜及间质的免疫荧光等，但本例均缺如，可除外SLE。c. 过敏性紫癜，肾活检标本未见肾小球系膜上显著的IgA、IgG、C3等沉积，故不支持。此外，成人的紫癜肾病病情不易控制，这也与该患者情况不符。d. 肿瘤：肿瘤相关抗原与相应抗体形成的免疫复合物沉积于上皮下，形成细小的均匀免疫荧光沿肾小球基底膜分布，可见钉突，一般无系膜增殖，该例与此不符。本例用激素及免疫抑制剂治疗有效，也不支持恶性肿瘤。e. SS可引起肾小球肾炎，也可表现为肾病综合征，该例应做有关检查，另SS肾病往往有肾小管酸中毒，目前患者临床表现不明显，可做滤过碳酸氢盐排泄分数、氢化钙负荷试验等，在病理上，SS肾间质损害要较肾小球损害更为明显，而该例肾小球损害明显，间质病变较轻。

潘家绮医师（血液科）：从血液病角度作如下考虑：①过敏

性紫癜：患者年龄较大，在长达5个月的病史中，只出现过一次皮疹，分布及皮疹性质均不符合。②多发性骨髓瘤：患者表现为血尿，而多发性骨髓瘤多以蛋白尿为主，血尿少见，除非合并感染；骨髓中浆细胞仅轻度增高，无形态异常，IgG虽高但免疫电泳检查无异常，显示多克隆IgG增高。本例血沉150mm/第一小时末，有贫血、肝大等临床表现，但无骨质破坏，上述几点均不符合骨髓瘤。③反应性浆细胞增多症：骨髓浆细胞<0.01，又无形态异常，需考虑为反应性。慢性感染、免疫系统疾病或造血系统肿瘤均为常见原因。④淋巴瘤：浅表淋巴结无明显肿大，为慎重起见，可做腹部CT扫描以排除。

张乃峥医师（风湿免疫科）：患者有皮疹、口干史，而且牙齿不好，这在SS比较多见。SS 90%有高丙球蛋白血症，本例亦高。所谓高丙球蛋白血症紫癜至少半数以上实际为SS，本例也有紫癜，肾活检不但肾小球、肾间质也有病变，如淋巴细胞浸润，在SS常见，也称假性淋巴瘤。患者抗ENA抗体阳性，而抗Sm、抗RNP抗体阴性，结合临床表现，肯定不是SLE、硬皮病或多发性肌炎，抗ENA抗体中很可能仍是抗SS抗体，应再仔细检查抗SSA、SSB抗体。本例倾向于SS引起的肾炎－肾病期。建议再做氯化铵负荷试验，或多次查尿pH。

杨嘉林医师：已证明EB病毒可能是导致SS发病的起始原因之一。可对本例的肾脏标本行EB病早期抗原的检测，以寻找新的依据。

患者在临床病例讨论后检测：唾液流率0.09ml/min，IgA 12U/ml。唇腺活检示：慢性炎症性改变，符合SS。滤过碳酸氢盐分数13%，提示近端肾小管酸中毒（Ⅱ型）。本例经泼尼松50mg/d加环磷酰胺400mg/w治疗，体温及尿常规均恢复正常，血清白蛋白升至35g/L。

（李雪梅　杨嘉林　整理）

发热、呼吸困难、肺部阴影——

病历摘要

患者女性，22岁。因胸闷8个月，反复发热2月余，加重伴咳嗽10天，于1989年4月17日住院。

患者于1988年8月妊娠16周时觉胸闷气短，继之食欲不振。1989年2月5日妊娠36周因羊膜早破在当地医院侧切分娩。产后4小时头晕、心悸、胸闷加重，继之发热，体温39℃。查体：P 150次/分，端坐呼吸，双肺湿啰音，肝肋下3cm，双下肢水肿。胸像：两肺多发斑片结节状阴影，双侧胸腔积液（图1）。胸腔积液涂片：可见大量淋巴细胞。经支气管镜肺活检：肺泡上皮增生，散在淋巴细胞浸润，细胞较幼稚。经强心利尿抗感染效果不佳。3月2日疑为多发性肺梗死，用清栓酶治疗10天，并多次抽胸腔积液。4月初，体温降至正常，胸闷缓解出院。但4天后又有发热、胸闷、咳嗽、咳黄痰，来我院诊治。既往史无特殊。

入院查体：T 38.5℃，P 150次/分，R 28次/分，BP 90/60mmHg。神清，慢性病容，平卧位。颈后及右颌下各可触及一1.5cm×1.5cm×2.5cm大淋巴结，质中，较固定。巩膜黄染，口唇发绀。右胸肩胛下角线第八肋间以下叩浊，两中下肺可闻干湿啰音。心率150次/分，呈奔马律。肝肋下6cm，脾肋下5cm，均质中，有压痛。双下肢水肿，右下肢有4cm×4cm皮肤坏死，右足面皮肤发紫，皮温高，有触痛。

实验室检查：Hb 124g/L，WBC 5.5×10^9/L。血沉正常。尿绒毛膜促性腺激素（HCG）、血 HCG 及 β－HCG 均正常。SGPT 76U/L，A/G 1.5/2，血清总胆红素 51.3μmol/L，直接胆红素 41.0μmol/L，HBsAg（－）。血 pH 7.47，PaO_2 46mmHg，$PaCO_2$ 28mmHg。血及痰培养均阴性。骨髓涂片和活检无异常。胸像：两肺多发斑片状阴影，两膈影不清。B 超：肝脾大，脾梗死不除外，左肾下极外缘见有肿大淋巴结。多普勒超声：肝大，下腔静脉肝段狭窄。超声心动图：中等量心包积液。下腔静脉造影：下腔静脉内可能有血栓形成。肺 V/Q 核素显像：两肺多发放射性缺损区。胸腔积液：细胞总数 6.52×10^8/L，白细胞 1.49×10^8/L；分类：单核 0.61，多核 0.39，蛋白 9g/L，比重 1.020，查结核杆菌及瘤细胞均阴性。

住院经过：先后用氧哌嗪青霉素、头孢唑啉钠、复达欣治疗，体温降至正常，咳嗽、咳痰减轻。自 4 月 18 日始抗凝治疗，效果不佳。5 月初，患者下肢水肿加重，胸腔积液增加快，并有腹腔积液和黄疸，于 5 月 20 日出现休克症状，终因循环呼吸衰竭死亡。

临床讨论

杨宁医师（放射科）：胸部 X 线检查发现：①两肺多发斑片结节状阴影，边界不清；②两肺间质性纹理增重，模糊；③两侧纵隔肺门阴影增宽；④心影逐渐增大，心缘僵直；⑤两侧肋膈角变钝，进而闭塞。患者两肺广泛分布实质和间质的浸润，渐加重。纵隔、肺门多发淋巴结肿大。胸腔、心包积液。由上考虑如下疾病：①感染性胸内疾患，因持续时间长，故考虑到无反应性肺结核或曲霉菌病之可能；②绒癌胸内转移不能除外；③临床怀疑肺梗死，普通 X 线检查不能肯定和排除这一诊断，应行肺血管造影检查；④不除外胸内淋巴系统的恶性肿瘤和（或）血液病。

路刚医师（核医学科）：患者肺吸入与灌注显像均显示为肺野内放射性分布不均匀，呈多发缺损区。由此我们倾向于肺内转移瘤。因瘤栓可累及肺血管和相应气道，表现为双肺散在，大小不等，部位在吸入和灌注显像相一致的缺损区。而肺梗死的诊断则不很支持。

杨秀玉医师（妇产科）：患者产后胸闷加重，肺部阴影，不能除外妊娠合并绒癌，但患者尿、血 HCG 及 β－HCG 均正常，故不支持绒癌。复习文献，迄今国外报道 2 例患者病理为绒癌以滋养细胞为主，多次监测 β－HCG 也为阴性，故此患者若是绒癌也属于极少见的以滋养细胞为主的绒癌。

李龙芸医师（内科）：本例特点：①农村女性，妊娠 36 周早产，羊膜早破；②妊娠 4 个月时气短，胸闷，产后 4 小时胸闷加重，伴高热。外院抗感染及抗凝治疗，病情有缓解，但半月后又有胸闷、咳嗽、脓痰、伴高热，逐日加重；③胸腔积液增长极快，外院胸腔积液内发现有淋巴细胞增多。纤维支气管镜肺活检示肺泡上皮增生，有散在淋巴细胞浸润，细胞较幼稚。多次查痰瘤细胞，胸腔积液瘤细胞均阴性。考虑有如下疾病可能：①绒癌广泛转移，但经检查已排除；②肺化脓性感染：患者产后高热、气短，金黄色葡萄球菌败血症不除外，但血培养多次阴性，抗炎疗效不好，且肺部病灶出现太快，不好解释；③淋巴瘤：本例肝脾明显增大，表浅淋巴结及腹腔淋巴结肿大，但胸腔积液未见瘤细胞，骨髓活检、涂片均阴性，故也得不到诊断依据；④肺内原发肿瘤或其他脏器肿瘤肺转移也曾考虑，但因病情危重，无法做深一步检查；⑤肺内多发阴影有无可能在某种原发病基础上造成高凝，加之妊娠分娩，盆腔血流缓慢，致下肢深静脉血栓形成，产生肺动脉栓塞，发生肺梗死。由肺

V/Q 显像及下腔静脉造影结果，考虑有肺梗死，故进行了抗凝治疗。但肺梗死也有不支持点，如患者气短在妊娠 4 个月时即发生，产后 4 小时摄片双肺已有多发阴影，且不能解释肝脾肿大。最后本例诊断：①肺内阴影待查，肿瘤待除外，肺动脉栓塞？肺梗死？②肝脾肿大待查；③右下肢静脉炎，下腔静脉血栓形成？

病理解剖结果

薛辉医师（病理科）：女性尸体，胸腹腔内有大量积液，心包内有中等量积液，淡黄透明。肺动脉、下腔静脉、门静脉等未见血栓形成或栓子栓塞。肺重 1670g，肺膜面有片状灰白色区。切面：肺各叶内可见多数大小不等、形状不一的灰白色区域，均质致密，边界不清，最大病变为 8cm × 4cm × 3cm。肺门、气管及支气管旁淋巴结高度肿大，最大者 4.5cm × 3cm × 3cm，切面灰白色，有大片坏死。另于后纵隔、腹膜后主动脉旁均有肿大淋巴结。左肾肾门及外侧缘皮质内有二个直径分别为 0.6cm 及 1.0cm 的灰白色结节，性质同肺门所见。脾肿大，重 415g，表面及切面可见 5 个黄色球形结节，为较陈旧的梗死，直径 1 ~ 3cm。肺内病变为大量不正常的淋巴细胞浸润，瘤细胞以肺大、中、小动脉及静脉为中心弥漫浸润肺组织，广泛浸润并破坏血管壁，造成管腔狭窄或堵塞，部分血管内有瘤栓及血栓形成。瘤细胞包括小淋巴细胞及各种转化的淋巴细胞，核大，不规则，染色质粗块状，核仁不清，胞质稍多，弱嗜酸性，部分为免疫母细胞，并可见散在多核或分叶核的瘤巨细胞，尚有多量不同分化程度的组织细胞及浆细胞浸润。肺膜及肺小叶间隔均有瘤细胞及炎细胞浸润，残留肺组织呈水肿及透明膜形成。淋巴结及左肾病变同肺内所见。脾内部分小动脉壁内可见上述瘤细胞浸润。骨髓正常。肝重1950g，镜下为重度脂肪性变及淤血。病理诊断：①淋巴瘤样肉芽肿病（亦称血管中心性淋巴增生性疾病），累及两肺、淋巴结（肺门、气管、支气管旁、纵隔及腹主动脉旁淋巴结）、脾及左肾；②肺水肿及透明膜病；③脾多发性陈旧性梗死；④肝高度脂肪性变；⑤巨量胸腹腔积液及心包积液。

病理讨论与小结

刘彤华医师（病理科）：淋巴瘤样肉芽肿病（LYG）是一种少见的恶性淋巴瘤。Liebow 于 1972 年首先报道，LYG 主要侵犯两肺。亦可累及皮肤、肾脏、神经系统、淋巴结、脾及肝等。死亡率可高达 63.5%～85%，平均存活 14 个月。肺部 X 线特点为双肺多数圆形致密区，很像转移癌。单纯根据 X 线所见，临床很难确诊为肺的原发瘤。肿瘤的组织学特点：①以血管为中心分布；②肿瘤广泛浸润和破坏血管壁，造成大小不等的梗死样坏死灶；③瘤细胞多种多样，有小淋巴细胞、各种转化的淋巴细胞、免疫母细胞以及多核和分叶核的瘤巨细胞，没有典型的 R－S 细胞；④多量炎细胞如浆细胞、组织细胞、嗜酸粒细胞等的浸润。组织细胞胞质内可吞噬有核碎片或红细胞。总的说来 LYG 的病理形态像 Wegener 肉芽肿加上淋巴瘤。部分 LYG 的病例可发展为大细胞淋巴瘤。免疫组织化学证实 LYG 为 T 细胞性。

De Remea 等 1978 年提出 LYG、多形性网织细胞增生症、中线恶网三者为一种病的不同临床表现。LYG 主要侵犯肺，而多形性网织细胞增生症和中线恶网主要累及鼻咽、腭及鼻旁窦等。三者均可发展为血管中心性淋巴瘤。Jaffe（1986 年）把三者归入来自胸腺后 T 细胞的淋巴瘤，称之为血管中心性免疫增生性病变。1987 年 Nathwani 改良的 WHO 淋巴瘤分类中将三者称为血管中心性淋巴增生性疾病，属于高度恶性的淋巴瘤。

本例尸检所见完全符合淋巴瘤样肉芽肿病。

李龙芸医师（内科）：有关淋巴瘤样肉芽肿病，国内报导甚少，国外有大量病例报道。LYG 需与肺部其他血管炎及肉芽肿病鉴别，目前认为属于这组疾病的还有：①Wegener 肉芽肿；②过敏性血管炎性肉芽肿病；③坏死性肉瘤样肉芽肿病；④支气管中心性肉芽肿病。前三者原发于血管炎；第四种病病变主要围绕小支气管及细支气管。而 LYG 是由小淋巴细胞和其他多种多形性细胞浸润引起的病变，属淋巴增殖性疾病，偏向恶性肿瘤。本组疾病各有临床及病理学特点，发病机制及转归不一致，其中 LYG 的预后差，目前还没有很好的治疗方法。

朱元珏医师（内科）：本例患者经病理检查确认为淋巴瘤样肉芽肿病。本病较为少见，若不经病理检查是难由临床表现确定的。该例生前曾一度考虑到恶性淋巴瘤的可能，但因缺乏正面诊断依据，而注意力又较多地放在肺血栓栓塞病上了。尸检结果又一次教育我们对实验室检查结果的解释与评价必须客观，必须结合临床。对 LYG 本身我们的认识甚少，从胸科的角度，一般教科书、参考书上仍把它分类在血管炎和肉芽肿病中，但也均指出它与其他肉芽肿病的不同，如侵犯脏器、病变的细胞成分等。同时 LYG 患者中相当一部分发展为恶性淋巴瘤。目前，LYG 与中线恶网、LYG 与恶性淋巴瘤间的关系尚无最后定论，有待于进一步探讨。

（李明喜　李龙芸　整理）

7 发热、胸痛、呼吸困难——

病历摘要

患者男性，27岁。因发热、胸痛8月余，胸闷气短5个月，加重1周，于1989年7月19日入院。

患者自1988年12月始不规则发热，最高达39℃，伴咳嗽、胸痛，右侧为主，无咯血。外院检查血WBC高（具体不详），用抗生素无效，渐有胸闷、气短。1989年3月胸像示：右侧肋膈角消失，右下胸致密阴影，上缘呈外高内低之弧线形，诊为结核性胸膜炎，予异烟肼、利福平及乙胺丁醇治疗2个月。复查胸像示右侧胸膜粘连，纵隔增宽，并向右侧凸出。5月初体温正常，但出现皮下结节，直径1～2cm，自大腿渐向躯干和上肢蔓延，胸闷、气短加重，夜间不能平卧，明显消瘦。6月初左眼渐突出，伴颈、腋、腹股沟淋巴结肿大。皮下结节活检报告为淋巴肉瘤。7月初出现发绀、端坐呼吸而来我院门诊。血象：Hb 140g/L，WBC 10×10^9/L，未做分类，血小板（BPC）90×10^9/L。胸透：纵隔增宽。超声心动图：纵隔、右室及心包肿物，伴心包积液。左肘静脉压27cmH_2O，遂于7月19日收入院。既往个人及家族史无特殊。

入院查体：T 36.2℃，P 108次/分，R 30次/分，BP 92/70mmHg。一般情况差，端坐呼吸，神清。胸背、四肢有散在皮下结节，直径1～2cm，略高出皮面，呈暗紫色，无压痛。颌下、锁骨上、腋下、腹股沟均有2～3个黄豆至蚕豆大小淋巴结，质硬、无压痛。左眼球凸出，球结膜水肿，睑裂小，巩膜无黄染。口唇发绀，颈静脉怒张。胸骨轻压痛。右下肺叩浊，呼吸音低，双肺底可闻湿性啰音。心界向两侧扩大，心率108次/分，律齐、未闻病理性杂音，无奇脉。腹平软，无压痛，肝肋下6cm，质硬、无触痛、肝颈静脉回流征（-），脾未及，移动性浊音（-）。双下肢有可凹性水肿。

入院诊断：纵隔、心包肿物，性质待查；淋巴瘤？

入院后予以吸氧、利尿、强心、抗感染等治疗。血象：Hb 150~140g/L，WBC（11.2~13）$\times 10^9$/L，BPC（78~83）$\times 10^9$/L，血片分类，第一次报告中性分叶核0.23，淋巴0.27，淋巴瘤细胞0.5；第二次杆状核0.05，中性分叶核0.14，淋巴0.22，原粒0.53，早幼粒0.05，中幼粒0.01。骨髓象：增生明显活跃，原粒0.805。过氧化物酶染色阳性率80%。皮下结节及浅表淋巴结活检印片可见原粒，其形态和骨髓一致，过氧化物酶染色阳性率80%。上述活检病理切片见多量淋巴样细胞，疑为白血病细胞浸润。胸腹部B型超声探查：心包积液、双侧胸腔积液及胸腔内实性占位病变、肝大、双肾弥漫性病变及左膈下积液。两次B超下定位胸穿进针，均无明显穿破感，而为穿入实性物感，仅抽出极少量血性物，由于量少已凝固无法送细胞学检查。经多次会诊，于7月22日始以三尖杉酯碱、阿糖胞苷、泼尼松、长春新碱（HOAP）方案联合治疗。治疗后皮下结节明显缩小，但呼吸困难呈进行性加剧，7月25日出现意识障碍、高热，次日呼吸、心跳停止。

死亡诊断：①纵隔、胸腔、心包肿物，原粒细胞瘤？非血液系统肿瘤？②急性粒细胞白血病；③心包填塞；④肺部感染？⑤呼吸衰竭。

临床讨论

姜小兵医师（放射科）：患者床旁胸像示①纵隔增宽，以右上纵隔为主。②心影增大。③两侧胸膜增厚，密度增高，右下肺野密度增高。④右肺门影增大。上述征象结合临床有急粒，考虑为肿瘤侵犯纵隔、心包、胸膜及右肺门。

张伯龙医师（内科）：本例特点：①青年男性；②病程8个月，相继出现发热、胸腔积液、纵隔增宽、皮下结节、左眼凸出、浅表淋巴结肿大、心包积液及两侧胸腔内实性占位病变；③病程晚期外周血涂片分类有原粒，骨髓原粒达80.5%；④皮下结节活检，外院诊为淋巴肉瘤，本院皮下结节及淋巴结活检，印片见和骨髓形态相同的原粒，病理切片疑有白血病细胞浸润；⑤对化疗有一定反应。

本例病程末期周围血及骨髓有大量原粒，且过氧化物酶染色阳性，故可诊为急粒。急粒患者虽可有全身脏器广泛的白血病细胞浸润，但一般不形成瘤块，本例胸腔、皮下组织、左眼均有肿块，且病理证实皮下结节由可疑的白血病细胞浸润，故考虑为急粒合并原粒细胞瘤（myeloblastoma）。这是一种少见的特殊临床征象，我院曾报道14例［中华内科杂志1984，23：223］，占同期430例急粒的3.25%，其中以青少年居多。肿块发生部位多与骨密切相关，其中以侵犯眼眶发生单侧或双侧突眼最为多见，但骨骼X线检查大多无阳性发现。本例符合上述特点，唯外院皮下结节病理诊断为淋巴肉瘤，本院也报告为多量淋巴样细胞浸润，此可能因病理上对较原始的血细胞辨认甚为困难，所谓的淋巴肉瘤细胞或淋巴样细胞有可能是真正的原粒。

本例在鉴别诊断方面还应考虑：①恶性淋巴瘤合并急粒。

其病程中有发热、纵隔增宽、浅表淋巴结肿大，院外病理报告为淋巴肉瘤、本院血片中曾报告有淋巴肉瘤细胞，因此要考虑有恶性淋巴瘤并发急性白血病的可能。中国医学科学院肿瘤医院报告536例非霍奇金淋巴瘤，4%出现皮下结节，2%侵犯眼眶，其中淋巴细胞型者10%并发白血病，以急性为主［邓家栋主编. 临床血液学. 上海：上海科学出版社，1985，744］；②严重感染所致的类白血病反应。播散性结核病变可累及全身，但本例皮下结节及淋巴结活检未发现结核的佐证，抗结核治疗也无效。

李龙芸医师（内科）：本例诊断有如下可能：①急粒累及皮肤、心包、肺、胸膜、肾、眼等。文献报道肺受累为10%～60%，侵及纵隔为50%。肺受侵涉及肺泡壁、间质，肺泡内及小支气管内有多量粒细胞浸润，X线表现为肺纹理增多，粟粒样、片状或结节样阴影，经纤维支气管镜肺活检将有助诊断；②结核性病变。肺结核血行播散可累及肝、肺、脑、皮肤，但本例皮肤活检未见结核，且在抗结核治疗后病情继续恶化，故可排除；③合并机会性致病菌感染。如卡氏肺囊虫病、真菌病。合并肺炎的白血病患者尸检发现4%～8%由卡氏囊虫所致。

陆慰萱医师（内科）：同意上述各位的分析。虽白血病患者因免疫功能低下，易并发结核，但患者的胸腔病变难以用结核来解释，双侧胸腔积液在结核少见。此外，B超显示双侧胸腔、心包内有实性占位病变，而X线却显示胸廓缩小，因此不符合典型的肺癌胸膜、心包转移，也不像胸膜间皮瘤，因病变范围太广泛。总之可能为急粒浸润所致。

李德高技师（内科）：患者的皮下结节，淋巴结印片和骨髓涂片中均可见到多数原粒，该细胞较常见的急粒的原粒胞体大、核大、染色质稍粗、胞质量少，呈淡蓝色，有较多细天青红颗粒，并可见大小不等的少数空泡，和分化较好的副原始粒细胞十分相似，但和急淋 L_3 型细胞具有受色深、染色质较粗、有核膜的特征不同，又与淋巴肉瘤细胞具有核切迹、胞质中无颗粒的特征不同，且此两种细胞的过氧化物酶染色均为阴性。综上所见，结合临床符合原粒细胞瘤的诊断。

病理解剖结果与讨论

薛辉医师（病理科）：尸检躯干及双下肢皮下有广泛的稍隆起于皮表的紫色小斑块，浅表淋巴结黄豆至花生大小。左眼巩膜有 1cm×0.8cm×0.6cm 的肿块。

整个胸腔脏器成为一坚实的瘤块，冠状切面可见以前纵隔为中心，心肺等脏器被弥漫的肿瘤组织所包裹。肿瘤累及整个脏、壁层胸膜，两侧胸腔完全闭锁。瘤组织侵入肺叶间隙，并挤压肺组织，致肺体积变小。肺切面有少量粉色泡沫样液体。肺门及支气管旁淋巴结肿大，直径为 1～1.5cm。肿瘤侵及心包及心外膜，仅于心尖部留有少量腔隙。肿瘤还部分侵及心肌，致心肌变厚。肿瘤组织呈灰绿色，均质细腻，呈鱼肉状，未见出血、坏死。腹膜后及肠系膜淋巴结肿大，直径为 0.5～2cm。双侧肾稍大，色变浅，皮质表面有数个直径 0.2～0.5cm 的小白点。肝重 1800g，脾重 140g。余脏器未见异常。

镜下：骨髓组织高度增生，其中大部分为瘤细胞，胞体较大，核呈圆形、凹形、马蹄形或分叶状，染色质较细，无核仁，胞质中等量，为不同成熟程度的粒细胞。髓内红系细胞及巨核细胞明显减少。大体所见胸腔内之灰绿色肿块镜下见瘤细胞形态与骨髓相同，其中有少量异形瘤巨细胞及多核瘤巨细胞。瘤细胞广泛浸润肺膜、肺叶间隔及肺小叶间隔。肺内中小血管周围及支气管、细支气管周围瘤细胞呈袖套状浸润。部分肺泡腔内有蛋白性液体。心包膜、心包腔及心外膜也被瘤细胞广泛侵犯，致脏壁两层心包高度增厚。瘤细胞也广泛侵及心肌与部分心内膜，心肌纤维呈不同程度变性萎缩及消失，部分血管内可见瘤栓，冠状动脉未受侵。气管、支气管旁、肺门及腹膜后等淋巴结之结构大部已被破坏，皮髓质内均有大量瘤细胞浸润。免疫组织化学染色：瘤细胞呈抗溶菌酶抗体染色强阳性。抗 κ 及抗 λ 轻链阴性，抗 T 淋巴细胞单克隆抗体 UCHL－1 及 MT_{19} 抗 B 淋巴细胞单克隆抗体 $4KB_5$ 及 MB_2 均为阴性。

肾包膜、皮质、肾盂脂肪组织内有瘤细胞浸润。另于主动脉周围软组织、胃肠道浆膜及粘膜下、肝窦内及汇管区、脾窦脾索内及小梁周围、胰腺周围脂肪组织、肾上腺周围软组织、前列腺间质内、睾丸及附睾包膜下等均有不等量的瘤细胞浸润。皮肤真皮层小血管、汗腺周围及皮下脂肪组织也有瘤细胞浸润。左眼巩膜结节为上皮下大量瘤细胞组成的肿块。

病理诊断：急性粒细胞白血病广泛浸润胸膜、肺、心包、心、肝、脾、肾、腹膜后软组织、大小肠浆膜及粘膜下、睾丸及附睾包膜下、前列腺、左眼巩膜、皮肤、淋巴结（腹膜后、气管支气管旁、肺门等）；全胸腔巨大原粒细胞瘤形成；肺水肿。

刘彤华医师（病理科）：本例骨髓形态为典型白血病。各处瘤组织经免疫组织化学染色证实为粒细胞白血病。本例生前院外病理曾诊断为淋巴肉瘤，在没有临床病史（特别是无血象及骨髓象结果）、病理未做免疫组织化学染色前，原粒细胞瘤与淋巴瘤单从形态不能鉴别。一些 T 细胞淋巴瘤的形态可与之相似。此外，一般原粒细胞瘤中应有幼稚嗜酸粒细胞，而本例缺如，所以本例生前活检诊断为淋巴肉瘤是完全可以理解的。

侯虞华医师（内科）：这是 1 例少见而复杂的病例。原粒细胞瘤多发生在急粒或急性单核细胞白血病。根据浸润的部位不同临床出现不同征象，侵及眼眶及附近软组织可致眼球凸出；

侵及肋骨、锁骨、肩胛、胸、颅骨等可出现相应部位肿块；侵及脊椎硬膜可压迫脊髓出现截瘫。我院报道的病例尚可侵及乳房、外阴等软组织。本例胸腔巨大肿瘤呈绿色，故为绿色瘤。绿色的产生是由于原粒的胞质中含有一种卟啉蛋白，称之胆绿蛋白（chloroglobin），这种物质含量的多少和肿瘤是否呈绿色及绿色的深浅有关。绿色瘤暴露在日光或空气中很快退色，如将取出的肿瘤立即置入甘油中保存可使绿色不消退。

（单渊东　薛　辉　整理）

反复发热、右上腹痛、黄疸——

病历摘要

患者男性，67岁。因反复右上腹痛、发热、黄疸52年，加重10个月，于1990年8月4日再次入院。

患者15岁起，反复右上腹绞痛、寒战、高热、皮肤黄染。于38年前我院诊断胆囊炎，行胆囊－十二指肠吻合术。术后仍反复腹痛和高热，偶伴黄疸。11年前症状加剧。逆行胰胆管造影（ERCP）示胆囊结石？总胆管及左肝管扩张。B超右肝内有6cm×4cm×3cm不典型暗区，性质不明。手术探查腹腔广泛陈旧性粘连，肝外胆管扩张，壁稍厚，未扪及结石，左肝外段缩小如拳伴纤维化，右肝未见异常。胰头稍硬。遂切除胆囊和左肝外段，行胆总管－空肠吻合术。术后病理：左肝传染性肝炎及间质性肝炎改变，慢性胆囊炎，未见结石。第二次术后1年，腹痛小发作仍有10余次，同位素肝扫描见右肝内直径4cm放射性稀疏区，为排除硬化性胆管炎或先天性胆管扩张症，再次行ERCP，因吻合口开放，右肝未能显影，肝外胆管显影仍扩张，左肝管远端呈囊状。胃肠造影可见胆管-十二指肠吻合口返流。印象：肠内容返流引起胆道感染。予以对症和抗炎治疗后，病情一度稳定。10个月前突发弛张高热，体温波动于37~39℃，明显乏力，食欲减退，1个月内体重下降6kg。入院时发现肝肋下5cm，有叩击痛。血ALT正常，胆红素53.0~37.6μmol/L，A/G=27.0/41.0。AKP 4.74μmol·s^{-1}/L，γ-GT 180U。蛋白电泳γ-球蛋白33.5%，血淀粉酶172~364 U/L，甲胎蛋白(-)，CA 199>120U。B超及腹部CT见右肝后叶两个强光团，疑为血管瘤，前叶一个4.5cm×3.8cm低回声（密度）区，可能为肿瘤或感染。1周后病情一度恶化，BP 9.33/6kPa，血培养大肠杆菌生长，诊断为感染性休克，经抢救好转。PTC抽出白色脓汁，培养为绿脓杆菌；造影示右肝前叶Ⅱ~Ⅲ级肝管局限性扩张，呈囊性变，总肝管及胆总管僵硬，稍窄。肝细针穿刺未见肿瘤细胞。1个月前病情再度恶化，全身黄染并迅速加深，尿黄，粪灰白，以梗阻性黄疸再次入院。

入院查体：消瘦，慢性肝病病容，巩膜及皮肤明显黄染。心肺未见异常。腹壁未见静脉曲张，触诊肝缘肋下5cm，质硬无触痛，脾未及。未扪及腹部包块，腹腔积液征(-)。

入院后查血ALT正常，胆红素470.3~324.9μmol/L，A/G=34.0/44.0，AKP 3.06μmol·s^{-1}/L，γ-GT 113U。HBsAg阴性。入院第五天行PTC，因深部组织坚硬，阻力过大未成功。术后患者发热，腹胀，血压一度降至50/0mmHg，经抢救好转。入院2周出现下肢水肿，阴囊肿痛，查体发现中等量腹腔积液，血肌酐123.8~256.4μmol/L，BUN 2.9~55.9mmol/L。第3周突然解柏油便数次。胃镜见食管静脉重度曲张，无血痕，粘液池大量咖啡性液体，胃底后壁0.5cm浅溃疡。诊断为应激性溃疡出血。经静脉滴注甲氰咪呱、垂体后叶素及孟氏液口服，便血减少，但周身情况差，血钾最低1.8mmol/L。伴腹胀，肠鸣音消失，四肢无力，呼吸困难，吞咽困难和烦躁。血 WBC 15～8.8 $\times 10^9$/L，NO 0.83～0.92。血 Hb 54g/L。血气分析：pH 7.251，$PaCO_2$ 17mmHg，$PaO_2$104mmHg（吸氧中），标准碱过剩 -19.1mmol/L。血 Cr 及 BUN 增高，利尿后尿量 1400～700ml/24h。血白蛋白 20g/L。第 6 周神志不清，躁动。BP 60/40mmHg，呼吸不规则。经抢救无效死亡。

临床讨论

洪建明医师（内科）：本例病史 52 年，但出现持续梗阻性黄疸仅 10 个月。在此之前主要为反复右上腹绞痛和寒战高热。虽间断出现过黄疸，但经过抗炎和手术可获改善。各种影像学检查的共同结论是胆管扩张，但梗阻的原因一直不甚明确，因而临床考虑引起胆汁排泄障碍具有动力性因素；先天性胆管扩张症或硬化性胆管炎以及吻合口肠内容物反流等。其依据是病人起病年龄早，又有胆管扩张和囊性变以及管壁僵硬等改变。但由于长期反复胆道感染、管壁结构破坏和周围组织粘连、牵拉等因素，鉴别甚为困难。

病人近 10 个月的病情变化快，表现更为复杂。主要特点是：①原有症状加重，黄疸加深。几度出现败血症和感染性休克；②发现肝肿大、食管静脉曲张和腹腔积液，影像学检查提示肝内多发性占位病变；③病人明显乏力、消瘦和贫血以及相继出现全身衰竭，其中败血症和感染性休克是感染进一步加重所致，临床认为急性化脓性胆管炎合并胆管周围脓肿的可能性最大。黄疸的加深既是感染加重的原因，也是原发病发展的结果，说明梗阻进一步加重，很可能是胆管炎性肝硬化或肝癌。

肝内占位病变的发现可追溯到11年前。B超右肝内6cm×4cm×3cm不典型暗区，但恶性肿瘤病史不会这么长，因此一直考虑和感染有关。近10个月肝肿大，肝内占位病变的数量增加到3个。影像学报告提示可能有不同性质的病变共存。临床讨论时比较偏重于原有炎症病灶合并肝癌的可能。只是B超下肝细针穿刺和PTC都没有找到瘤细胞。

长期胆管炎症或胆汁淤积均可造成肝的间质损害，刺激纤维增生，最终导致肝硬化。二者区别在于前者刺激因素是炎症，后者是胆盐。本例黄疸持续时间不长，而早在第二次手术中已发现有明显的间质性肝炎和纤维化，加上近期出现腹腔积液和食管静脉曲张，可以诊断胆管炎性肝硬化。此种类型对肝细胞直接破坏较小，故ALT可以正常，但肝细胞再生也不活跃，一旦进入失代偿期则预后很差。本例在反复感染促使下发生肝功能衰竭并导致肝－肾综合征。由于缺乏凝血因子和应激引起消化道出血。长期禁食导致低血钾，而肝糖原的大量消耗和组织中蛋白质分解过盛，细胞内钾储备严重不足，使补钾也难以纠正。低钾引起呼吸肌麻痹，为增加可挥发酸的排放，过度换气又可导致外周性呼吸衰竭。总之，相继出现的多脏器功能衰竭是病人死亡的主要原因。

徐光医师（超声诊断科）：病人10个月前在我科多次超声检查。起初检查肝脏不大，回声不均，表面尚光滑。右肝后叶两个强回声区，边界清。大小分别为3.2cm×2.6cm×2.1cm及0.9cm×0.8cm。右肝前叶见一个6.9cm×4.6cm×4.3cm稍低回声区，其内和周围管道扩张，结构紊乱。门脉右支内可见不规则低回声区，门脉主支1.7cm，管腔欠清晰。肝内胆管局限性扩张0.8cm，内有强回声，无明显声影。胆囊已切除。胰腺增大，表面不平，胰头3.6cm× 3.8cm，体1.8cm，尾1.4cm，回声减低，胰管0.2cm×0.4cm，呈不规则扩张。以后的1个月内复查右肝前叶低回声区较前次缩小，为2.8cm×2.4cm。门脉管腔内变清晰。这段时间内科采取了积极抗感染治疗。但右肝前叶仍可见局限性胆管扩张，宽约1.4cm，内可见多个强光团，最大者0.5cm，后方伴声影。肝外胆管0.6cm。因此我们考虑右肝后叶的两个强回声区为肝血管瘤，前叶低回声区有缩小，以炎症可能性大。但前叶肝内胆管扩张，其原因可能为炎症或结石，不排除肿瘤的存在。另外，从胰腺弥漫性增大和胰管不规则扩张来看，病人患有慢性胰腺炎。

唐伟松医师（基本外科）：患者1979年ERCP显示肝内外胆管均有扩张，但未发现胆道结石。当时手术证实总胆管扩张，最宽处达2.5cm。肝胆管也有不规则扩张，左肝外侧叶明显萎缩和纤维化。考虑为胆管反复感染所致。胆道反复感染常因结石或狭窄引起，但手术探查肝内外胆管及胆囊均无结石。根据本例病史，ERCP及术中所见，可以诊断先天性胆管扩张，在此病理基础上反复发生急性胆道感染。

患者曾两次手术，第一次做了胆囊－空肠Roux－Y吻合。此种手术对解除胆道梗阻的作用不大，近已被摒弃。手术后症状并未缓解。1979年做了第二次手术，切除胆囊，改做空肠－总胆管端侧吻合。此种手术虽比胆囊－空肠吻合好，但也存在缺点：因为留置的总胆管远端可能形成结石和反复感染，甚至可因长期炎症刺激发生癌变。因而第二次手术仅做空肠－总胆管端侧吻合也不理想。对总胆管扩张、总胆管远端梗阻的治疗应做总胆管－空肠Roux－y吻合，并将总胆管远端尽可能切除，如不能切除也要将其闭锁，以避免残留的远端总胆管成为感染灶。

本例死亡的基本原因为胆道感染，因胆道畸形，排空不畅，可能合并结石梗阻和胆管周围脓肿而难以控制。患者晚期出现肝硬化，抵抗力明显降低。而死亡前2周内有消化道出血，处于严重贫血状态。此外还存在肠道菌群失调。死亡前3周腹泻多达18次/日，是造成营养不良、电解质紊乱的重要因素，也是促使病情加重及死亡的附加因素。

周志超医师（内科）：患者B超和CT检查都发现肝内多发占位病变，开始考虑血管瘤，但核素显像血池扫描不支持，诊断为实性占位病变。患者有肝炎史，AKP和γ－GT都明显增高，虽然甲胎蛋白阴性，但结合临床还是要考虑肝癌。值得特别注意的是患者血CA199＞120U，明显高于正常（正常值＜37U）。CA199是一种新的肿瘤标志物，本院总结的材料表明在胆管癌、胰腺癌中阳性率约占80%。本例有多年反复胆道疾病，在此基础上有合并胆管癌的可能。结合本例巩膜、皮肤明显黄染，血胆红素以直接胆红素升高为主，有梗阻性黄疸表现。造影示局限性肝管扩张，而肝内有明显占位病变。病程又较长、血CA199明显升高。诊断有可能是胆管细胞性肝癌，当然，确诊还要做肝穿（最好是多部位）病理检查。

病理解剖结果及讨论

薛辉医师（病理科）：死者为老年男性，双下肢中度可凹性水肿。腹腔内有3500ml黄色透明液体。食管及胃底未见静脉曲张。贲门下方粘膜面有一直径0.4cm浅溃疡，表面有血块附着。肝门周围重度粘连，空肠与胆总管上部吻合，十二指肠与空肠吻合，吻合口均无狭窄，胆囊缺如。壶腹部开口无狭窄，胆总管粗大，周径2.5cm，其中未见结石。肝脏重1965g，左叶已被切除，右叶后部明显增大，切面有两个大脓肿，约8cm×7cm×5cm。此外还有十几个较小的脓肿，Ⅱ～Ⅲ级胆管扩张，壁增厚。肝门部有一巨大实变区，约10cm×8cm×6cm，其内部肝内胆管壁增厚，管腔狭窄。另于胆总管下段可见肿瘤浸润，致使管腔狭窄。于肝右叶后部有一直径3cm的瘤结节。在一段肝内胆管内发现一直径0.4cm的黑褐色不规则形状的结石、未见泥沙样结石。门脉扩张，周径4.5cm，未见血栓形成或癌栓。镜下，胆总管壁内有中分化腺癌浸润。肝内实变区增厚之肝内胆管壁中有大量腺癌浸润，伴有坏死及脓肿形成。少量残存肝组织内以中央静脉为中心，形成大片肝细胞缺血性坏死，毛细胆管内有胆栓形成。汇管区小胆管增生、间质中纤维组织增生，少量淋巴细胞和中性粒细胞浸润。部分胆管内有脓栓。脾重615g，体积增大4~5倍，切面有数个黄色球形结节，镜下为贫血性梗死及脓肿形成，小血管内可见栓子。双肾肿大，左肾250g，右肾240g，髓质淤血。镜下肾皮质内肾小球毛细血管丛中红细胞明显减少，Bowen囊腔扩大，其中有蛋白性絮状物；部分肾小球Bowen囊上皮呈肾小管上皮化生；肾曲管扩张，其管腔内和集合管管腔内均有透明管型和胆色素性管型；近曲小管上皮细胞退变和脱失；髓质内毛细血管扩张淤血，有较多白细胞淤滞。胰及肾上腺等未见异常。病理诊断：慢性及急性胆管炎，胆管扩张，管壁纤维化；肝内胆管结石；肝胆管细胞癌，侵及胆总管及部分肝内胆管；肝淤胆；肝内脓肿；肝组织大片缺血性坏死；急性脾肿胀，多发性脾贫血性梗死及脓肿形成；肾脏病变符合急性肾功能衰竭；腹腔积液；双下肢水肿；胃浅表溃疡。

此例有52年病史，尸检发现急慢性胆管炎，肝内胆管结石，肝脓肿及肝胆管细胞癌。临床提出有无硬化性胆管炎？这是一种病因不明的疾病，常合并溃疡性结肠炎、克隆病及肺间质纤维化等，因而被认为是一种自身免疫性疾病。其病理主要是胆管狭窄和纤维化，淋巴细胞浸润。病变可同时累及肝内外胆管。汇管区小胆管常消失，代之以增生的纤维组织和淋巴细胞浸润或肉芽肿形成。晚期可导致胆汁性肝硬化。本例胆管狭窄和纤维化是腺癌浸润的结果，在非肿瘤区小胆管是扩张的。汇管区小胆管增生，死者亦无溃疡性结肠炎等疾病，故不符合硬化性胆管炎的病理改变。长期胆道感染可导致胆管纤维化，造成感染的原因之一可能是肝内胆管结石。胆管细胞癌可能因胆道长期受到炎症刺激引起。肿瘤压迫门脉系统可引起门脉高压，产生腹腔积液。同时，腹腔积液也和肝功能受损引起低白蛋白血症有关。

臧旭医师（病理科）：本例病程长达50多年，而尸检只是最后的结果。尸检中发现的肝内广泛而严重的病变破坏和掩盖了一些病变。对本例早期病变只能结合病史和病理所见作一些推论。本例有长期胆管炎，引起胆道狭窄和不规则扩张。根据发病在十几岁和胆管高度扩张的程度，推测本例很可能有先天性胆道发育畸形。在畸形的基础上发生胆汁淤积和继发感染，这可能也是肝左叶萎缩的原因。多年胆管炎可引起胆管炎性肝硬化。长期反复胆管炎和胆汁及其代谢产物刺激可导致胆管细胞癌变。肝门部的胆管细胞癌及伴随的纤维组织牵拉和压迫，引起肝内胆管狭窄并在其近端部扩张、胆汁淤积和结石形成；合并胆道感染可形成多个大小不等的脓肿。脓性渗出物进入血流形成败血症，造成脾内脓肿；肝门部癌肿压迫门静脉，导致急性脾肿胀淤血、大量腹腔积液和下肢水肿，因时间短尚未引起食管下段静脉曲张。总之，本例是一个在长期反复胆管炎和淤胆条件下发生胆管细胞癌的实例。

张建希医师（基本外科）：病人反复发作胆管炎几十年，后期进行性梗阻性黄疸。从外科角度首先考虑肝内胆管结石合并胆汁性肝硬化的可能。这在我国是常见病、多发病。其次，从后期胆道造影所见还曾考虑原发性硬化性胆管炎。但是，病人从开始反复发作胆管炎至1979年再次手术已历时31年之久；术前ERCP和手术探查仅发现胆总管扩张和肝胆管扩张，未见结石；左肝外侧段切除标本亦未发现结石。其所见也不支持原发性硬化性胆管炎。病人15岁开始发病，多次手术及ERCP都见有胆总管和肝胆管扩张，没有结石，反复发作胆管炎，后期进行性梗阻性黄疸，应考虑先天性胆管囊肿合并肝胆管癌的可能。先天性胆管囊肿在此例可能属肝内外胆管纺锤状扩张的IV_A型，原因不明。近年来认为与胰管胆管合流异常胰液反流有关，10%~15%合并肝胆胰系统恶性肿瘤。理想的术式选择是将囊肿切除，正常肝管与空肠吻合。如果切除确有困难，应做胆管端与空肠侧的Roux-y吻合术。仅囊肿小肠吻合因缺乏正常胆管上皮、加上与小肠吻合容易发生吻合口狭窄、并且胰液反流仍将存在等原因，小肠内肠激酶反流入囊肿使胰液中的溶蛋白酶活性增高可加重胆管上皮损害。反复炎症刺激可造成上皮癌变。此病人很可能由于反复胆管炎而癌变，这种病在术前或尸检前很难确诊。

关于死亡原因：梗阻性黄疸病人由于肠道缺乏胆盐，经肠道吸收入门静脉的内毒素增加，同时由于肝网状内皮细胞清除内毒素功能也受到损害，因此梗阻性黄疸病人内毒素血症高达54%，其中60%的病人有肾功能损害。肾脏对内毒素十分敏感，从而使肾血流减少、肾血流再分配，肾小球滤过率降低、微血管栓塞以及肾小球和肾小管周围纤维素沉积导致肾小管和肾皮质坏死。病人PTC后一度出现感染性休克也可引起肾损害，以后又发生上消化道出血进一步损害肾功能。梗阻性黄疸病人发生胃出血达11%~24%，一般在2~4周内发生。往往与黄疸的深度成正比。动物试验表明，应激状态下梗阻性黄疸的动物胃粘膜电位差、血流量以及能量释放均较对照组动物明显降低，说明胃粘膜防御功能的明显减弱是引起应激性溃疡、上消化道出血的主要原因。但是此病人死亡的主要原因是急性肾功能衰竭。

（洪建明　薛　辉　整理）

7　发热、关节痛、贫血及肝脾肿大——

病历摘要

患者男性，49岁。因持续发热3月余，于1991年10月17日入院。患者6月底无诱因发热，伴腰骶部酸痛及乏力、多汗。曾查ESR 40mm/第一小时末，多次尿蛋白（+～++）。7～10月中旬住外院期间，仍无规律发热，体温最高达40.3℃。用氟哌酸治疗4天后腰骶部酸痛消失。以后又出现指/趾小关节疼痛，伴晨僵、体重下降约12.5kg。血象：Hb 90～41g/L，WBC（6.6～9.8）$\times 10^9$/L，分类正常，血小板（120～45.0）$\times 10^9$/L。多次血培养阴性，空腹血糖12.7mmol/L。A/G＝24/49g/L。蛋白电泳γ 30.8%～50.9%。双手指关节像见囊状影。骨γ像示所有关节均有放射性浓聚区。腹部B超示脾大。骨髓穿刺2次为干抽，骨髓活检1次示造血细胞分布不均，有片状出血及成纤维细胞增生，骨髓增生明显低下，主要为粒系造血细胞，可见原粒、杆状及分叶核细胞，血片中性粒细胞碱性磷酸酶染色（NAP）积分增高。先后按"结核病"正规抗结核3周、按"类风湿性关节炎"用泼尼松（60～40mg/d）和雷公藤多苷片及使用多种抗生素抗感染治疗均无好转。因诊断未明，于1991年10月17日转入我院。

入院查体：T 36.6℃，P 108次/分，BP 110/70mmHg。平车推入，神清，重度贫血貌。皮肤粘膜无黄染，双上肢散在出血点，左下肢内侧可见淤斑，浅表淋巴结不肿大。口腔粘膜可见白色斑片状物。胸骨无压痛，心肺无异常。腹软、肝脾未及。各关节无红肿及压痛，双足背重度可凹性水肿，双侧大小鱼际肌及四肢肌肉萎缩。肛检阴性。神经系统检查无异常。

入院诊断：①发热待诊：a. 肿瘤性疾病可能性大（血液病？肾肿瘤?）；b. 类风湿性关节炎？②糖尿病2型。

入院后继续抗感染与支持治疗，泼尼松由40mg/d逐渐减量至15mg/d，并间断静注环磷酰胺（CTX）。患者病情一度平稳，体温恢复正常。经内科大查房，认为肿瘤性疾病应高度考虑。血象：Hb 50～80g/L，WBC（8.1～11.0）$\times 10^9$/L，血小板98.0 $\times 10^9$/L。血尿酸214μmol/L。腹部CT和磁共振检查示左肾下极占位病变，多次B超示左肾小囊肿。肾血流图示双肾轻度增大，但灌注及功能正常。静脉肾盂造影未见异常。会诊外院骨髓片见可疑恶组细胞。本院骨髓穿刺2次（包括骨髓活检1次）及外周血涂片均未见恶组细胞及肿瘤细胞。12月26日晨患者突然神志模糊，经查空腹血糖考虑与低血糖相关，输液中血糖为2.2mmol/L。对症处理后神志好转，但一般情况无改善。12月29日始出现黄疸、腹胀，B超示腹腔积液、肝脾大、双肾增大及少量胸腔积液。腹腔积液穿刺为渗出液，腹腔积液淀粉酶＜20U/L。血总胆红素86～137μmol/L，直接胆红素41～120μmol/L。血胰岛素正常。1992年1月2日开始少尿至无尿，意识丧失。1月3日血象：WBC 19.0 $\times 10^9$/L，血小板75.0 $\times 10^9$/L。1月4日上午出现呼吸、循环衰竭，经积极治疗无效，于同日下午死亡。

死亡诊断：①发热待诊肿瘤性疾病（恶性组织细胞病？胰腺肿瘤？肾肿瘤?）；②多脏器功能衰竭。

临床讨论

张涛医师（放射科）：外院双手像不符合类风湿性关节炎改变。腹部CT示左肾有一个低密灶，直径约1cm，边界清楚，CT值10Hu，增强扫描病灶密度无变化，符合肾囊肿表现。本院头颅正侧位像和CT、静脉肾盂造影、胃肠气钡造影及钡灌肠均无异常。胸腰椎像和骨盆像中见骶椎腰化，与骶骨形成假关节，骨质结构未见异常。双手放大像显示腕关节和掌指、指间关节端骨质明显疏松，关节间隙不窄，提示为急性、继发性改变。膝关节和踝关节像则无异常。总之，该患者放射学检查没有发现特异性改变。

路刚医师（核医学科）：肾血流显像表明，双肾轻度增大，未见肾内占位病变；肾血流灌注及排泄功能均正常；输尿管无梗阻。

张缙熙医师（超声诊断科）：B超检查：肝、胆、脾、胰的大小及形态未见异常，双肾回声增强，结构紊乱，需除外肾弥漫性病变。12月10日复查B超：双肾稍大，结构紊乱，回声增强；左肾下极有一低回声区，约为2.4cm×2.4cm×1.7cm大小。提示为：双肾弥漫性病变，左肾小囊肿。12月31日再次B超检查：右肾13.6cm×7.8cm×5.6cm、左肾13.5cm×7.9cm×6.5cm，结构模糊；皮质回声增强；双肾盂增宽0.6cm；左肾下极仍可见3.1cm×2.9cm×1.8cm无回声区；肝剑突下3.7cm，右肋缘下1.2cm，回声欠均；胆囊壁稍增厚为0.4cm；胰腺头1.9cm，胰体1.1cm，胰尾1.2cm；脾厚5.4cm，肋下2.8cm；平卧腹腔积液5.6cm。B超诊断：①双肾增大，符合弥漫性病变；②左肾小囊肿；③肝、脾肿大；④胆囊壁增厚；⑤腹腔积液。

邓国华医师（内科）：本例特点：①中年男性；②病程6月

余，以发热、贫血、消瘦、肝脾肿大为主要临床表现；先后伴发腰骶部和指（趾）间关节痛；③反复蛋白尿、高γ球蛋白血症及血糖增高，临终前出现低血糖与血胆红素增高；④双手放大像示骨质增生及部分疏松；⑤5次骨髓检查（2次同时活检）的前3次中，1次见到可疑恶组细胞，2次为“干抽”；⑥激素和CTX治疗可暂时减轻症状。

本例属发热待诊中的疑难病例，诊断与鉴别诊断如下：①类风湿性关节炎：典型病例有指（趾）间关节病变及关节外多系统受累表现，对激素和CTX治疗有一定效果，但本例双手放大像和血清类风湿因子效价不支持；治疗中病情呈进行性衰竭，也与其自然病程及转归不相符合；②肿瘤性疾病：包括实体性肿瘤和血液系统恶性疾病，均可由于瘤细胞的浸润或转移引起本例临床过程。曾多次反复行各脏器的影像学检查未发现实体瘤。经多次骨髓检查未提示有白血病和浆细胞病。恶性组织细胞病为单核-巨噬细胞系统的恶性疾病，多数病程短而病情进展快，晚期常合并黄疸，本例临床特征不排除这一疾病；但重复性骨髓检查及NAP积分增高的特点难以使该诊断确立。复习本例全过程，某些少见类型的白血病如低增生急性白血病、骨髓增生异常综合征、浆细胞白血病等也有引起此例临床表现的可能，但多次骨髓检查结果不支持；③感染性疾病：本例有糖尿病存在，易致反复感染或感染不易控制，但不能以此解释全过程。

死亡原因考虑为恶性疾病所致的进行性衰竭、继发性感染及多脏器功能障碍。

唐福林医师（内科）：该病人病情复杂，诊断困难。病程中虽有指趾关节痛，但从未出现关节肿等滑膜炎的表现，而且类风湿因子效价低（1∶16），其病情发展过程也难以类风湿性关节炎解释。根据本例多系统损害的特点，要警惕结节性多动脉炎。该病以中小动脉坏死性炎症为主要特征，可以有血管内膜增殖，纤维样坏死、血栓形成，发生缺血、梗塞等病理变化，不同阶段的血管炎和不同部位的血管炎造成复杂的临床相，使诊断甚为困难。确诊有赖于病理组织检查。本例生前有明显的血小板减少，且在激素和免疫抑制剂治疗中病情反日趋恶化，不支持本病。因此，病人反复高热、全身衰竭要考虑肿瘤等恶性疾病。

郑法雷医师（内科）：患者有轻度蛋白尿（+ ~ ++，以低分子蛋白为主）、轻度血尿、管型尿、双肾增大等表现，符合肾小管-间质损害的特点，而不支持肾小球肾炎的诊断，但轻度肾小球损害也不完全除外。低蛋白血症、轻度水肿主要与慢性消耗有关，而不是肾病综合征的表现。结合患者有发热、肝脾大、贫血、出血等表现，故肾间质损害以继发于恶性血液病或其他肿瘤的可能性较大。

张伯龙医师（内科）：本院2次骨髓穿刺仅见数量在正常范围内的原始细胞，外周血白细胞计数一直不高，直至临终前才有轻度增高，血片中一直未发现原始细胞，不支持典型的急性白血病。但临终前2个月内未再重复骨穿，不排除病情变化的可能。本例为不明原因的发热，有血象变化、肝脾肿大、临终前出现黄疸，且激素治疗中仅在一段时间内有效，应考虑恶性组织细胞病的可能性。

向红丁医师（内分泌科）：本例骨质疏松可能与长期大量使用皮质激素有关，也可继发于糖尿病、恶性肿瘤骨转移或血液病。糖尿病可能是原发性，属非胰岛素依赖性。引起本例严重低血糖的因素包括：①一般情况恶化，体内糖原及其他营养物质不足；②肝肾功能差，糖原异生障碍，可引起口服降糖药或胰岛素代谢清除异常，半衰期延长；③恶性肿瘤或血液病，是本例应首先考虑的因素。其原因有二：其一是恶性肿瘤细胞消耗大量的糖份；其二是恶性肿瘤细胞分泌大量具有胰岛素活性的物质，如胰岛素、胰岛素原、胰岛素原裂解产物、胰岛素样生长因子（IGF－Ⅰ、Ⅱ）等，可致严重的低血糖。根据病史、症状及体征，胰岛素瘤的可能性不大。

宋宗禄医师（泌尿外科）：本例各项影像学检查不支持肾肿瘤。肾功能不正常在发病前1周才开始出现，也不像是肾肿瘤所致，可能还是与原发病引起的全身衰竭有关。总之，用泌尿外科疾病很难解释本例发病的全过程。

张晓军医师（神经内科）：患者12月26日突然意识不清，经急查空腹血糖和对症治疗后神志恢复，结合腰穿结果和头颅CT所见，考虑为低血糖脑病表现，但不能完全除外内科疾病引起的继发性神经系统损害。

病理解剖结果及讨论

王志永医师（病理科）：尸检仅限于胸腹部。死者为一中年男性，全身皮肤、巩膜中度黄染。腹腔内有750ml草黄色液体。肝剑突下5cm，右肋下4cm。重2750g，切面可见弥散分布的灰白色点状结节。脾左肋下1cm，重1070g，切面红白髓界线不清。胰腺及胰周组织中有散在粟粒大小的灰黄色结节。左肾下极可见0.7cm×0.6cm×0.4cm的囊肿，内含清亮液体。肋骨、胸椎切面灰红色。心脏、肺大体未见特殊。

镜下：骨髓中有大量原始及早幼粒细胞，呈灶性浸润。细胞呈圆形，体积较大，胞质淡染，核圆形，核仁1～2个，分布密集，其中可见较大的瘤细胞。肝、脾、肾、消化道、胰腺、膀胱、睾丸等脏器内均可见大量白血病细胞浸润；胰腺内有灶性出血及坏死，胰腺周围脂肪内可见散在钙化灶。

病理诊断：急性粒细胞白血病，广泛累及脾、肝、肾、肺、消化道、胰腺、膀胱、睾丸等脏器；亚急性出血坏死性胰腺炎；先天性肾囊肿。

崔全才医师（病理科）：本例尸检根据组织形态以及免疫组织化学检查［MAC（++），UCHL（±），CD20（-）］诊断为急性粒细胞白血病。全身多脏器浸润，其中以肝脏、脾脏、肾脏、肺脏、消化道为重，致使患者肝肾功能衰竭，伴发黄疸、消化道出血以及亚急性出血坏死性胰腺炎。最后患者死于全身衰竭。

武永吉医师（内科）：尸检证实死者是急性粒细胞白血病，病变广泛。生前虽经多方检查未能明确诊断。

患者的外周血白细胞计数始终不高，多次分类均未见到幼稚白细胞，属“非白血病性白血病”。此种类型约占急性白血病的10%，并不多见，而且有如此广泛而严重的髓外浸润，这在此类白血病中也实不多见。白血病是原发于造血组织的恶性疾病，主要发源地是骨髓，但白血病细胞可以在被累及的器官组织中增殖，形成髓外白血病细胞增生病灶。据统计，70%以上的急性白血病患者死于感染或出血，死于白血病细胞浸润引起脏器功能衰竭者只占15%，其中肾脏浸润虽在尸检中可达50%左右，但临床上出现肾功能不全者仅占5%左右。本例的死亡原因为不常见的白血病细胞广泛浸润所致的多脏器功能衰竭。

本例的临床表现有一定的特殊性，诊断的确比较困难。如能多次重复骨髓检查，尤其在临终前2周贫血和血小板减少明显加重时进行骨髓检查，仍有可能明确诊断。

（邓国华　王志永　整理）

发作性喘憋加重、伴意识丧失——

病历摘要

患者男性，35岁，因发作性喘憋9个月，加重伴意识丧失约2小时，于1987年12月20日急诊入院。

患者于1987年3月起出现咳嗽、咳痰，以后渐出现喘憋，反复发作，喘憋发作严重时夜间不能平卧。在当地医院曾诊断为支气管哮喘，用氨茶碱、舒喘灵、氟美松等治疗均无效。1987年12月16日起喘憋明显加重，并多次发生晕厥及意识丧失，经用肾上腺素注射后稍缓解。12月19日来我院急诊室，体检双肺可闻哮鸣音。经吸氧和氨茶碱、肾上腺素、氢化可的松治疗，效果不佳。12月20日晨患者喘憋突然加重，大汗淋漓，发绀明显，双肺满布干啰音及哮鸣音，并且出现神志不清、意识丧失、躁动不安、瞳孔出现不等大（左>右）。急查血气：$PaCO_2$ 103.1mmHg，PaO_2 288.6mmHg，pH 7.037，BE -3.8。立即收住院做进一步诊断和治疗。患者既往体健，无明确过敏史。

体检：T 36.4℃，R 32次/分，P 150次/分，BP 170/90mmHg。神志不清，意识丧失，躁动不安，口唇发绀，呼吸急促，左侧瞳孔直径约3mm，右侧约2.5mm，对光反射存在。胸廓对称，有明显的“三凹征”，双肺可闻干啰音及哮鸣音，呼气音明显延长，胸骨上窝附近可闻及风箱气流样呼吸音。心率150

次/分，律齐，未闻及器质性杂音。

诊治经过：入院后立即行经鼻气管插管，使用机械呼吸机给予间歇正压通气，同时运用氨茶碱静脉滴注，$PaCO_2$ 渐恢复到正常水平，呼吸性酸中毒得到纠正，发绀明显减轻；但患者仍处于半昏迷状态，烦躁不安。使用呼吸器时双肺干啰音及哮鸣音消失，但是脱离呼吸机后又复出现。摄床旁高电压胸部 X 线片，示胸腔入口处正气管内有一直径约 3cm 大小的阴影。印象正气管内肿瘤可能性大。急请耳鼻咽喉科会诊，做紧急气管切开，插入直径 6mm 的气管插管，插管从正气管肿瘤之旁侧通过。气管切开时，因暂时停用呼吸机，患者突然呼吸、心跳停止。经心肺复苏恢复心跳，遂继续运用机械呼吸机辅助呼吸。心肺复苏后，患者处于深昏迷状态，球结膜高度充血水肿，考虑有并发脑水肿的可能性，即给予脱水治疗。1 天后患者逐渐清醒，神志恢复，表情安然，球结膜充血水肿消失。于 1987 年 12 月 24 日行气管肿瘤切除术，手术过程顺利。术后一般情况好，呼吸平稳，稍咳，吐少量白痰。术后第三天即拔除气管插管。于 1988 年 1 月 25 日出院，出院后继续在门诊做放射治疗。

临 床 讨 论

蔡柏蔷医师（内科）：本病例有如下特点：①男性患者，35 岁；②发作性喘憋 9 个月，加重伴意识丧失约 2 小时；但因病史不详，患者喘憋发作的具体情况不明；③神志不清，躁动不安，发绀，瞳孔不等大，有吸气性呼吸困难（三凹征）及呼气性呼吸困难（呼气音明显延长），双肺干啰音及哮鸣音，胸骨上窝有风箱气流样呼吸音；④血气检测示 $PaCO_2$ 明显增高，pH 7.037，提示严重酸中毒，通气功能严重受损；⑤高电压胸部 X 线片示正气管上端有一直径 3cm 的肿块影；⑥发病后曾用氨茶碱、肾上腺素、氟美松等治疗，效果均不佳；⑦既往体健，无明确过敏史。

根据上述特点，本例可诊为正气管内肿瘤。原发性气管肿瘤不很常见，据“原发性气管癌 61 例临床病理综合报告”一文统计（中华结核和呼吸系疾病杂志，1983，6：179），61 例原发性气管癌中，以腺样囊性癌（19 例）及鳞癌（20 例）两者占多数。本例术前考虑到腺样囊性癌（圆柱瘤）的可能性较大，术后病理证实为该病。腺样囊性癌是一种缓慢生长的低度恶性肿瘤，主要好发于气管、大支气管及隆突部位，当肿瘤占据气管管径 1/2 以上时，才往往出现明显的喘憋和呼吸困难。有些病例直到呼吸困难极度严重，病情危急时才被临床医师诊断，本例就是典型的一例。文献也报道，气管肿瘤常被误诊或漏诊。总结我院 1976～1987 年 11 例正气管腺样囊性癌，病史中有误诊记录者 7 例，误诊时间最长为 4 年，最短约 1 年。其中误诊为气管炎 2 例，哮喘 3 例，支气管扩张 1 例，肺结核 1 例。本例发病以来也一直按“哮喘”治疗，直到病情危重、出现极度呼吸困难、意识丧失、瞳孔不等大时才转到我院。在当时条件下诊断很困难：①病史不详，资料不全；②病情危重，无法做某些特殊检查；③处理上困难，应用呼吸器治疗后缺氧可改善，但神志无好转，躁动更明显；停用呼吸器后即出现呼吸困难、发绀、双肺哮鸣音。根据本病例的临床表现，我们当时即认为不支持支气管哮喘的诊断，其理由如下：①病史不典型，发病时间仅 9 个月；②本次喘憋发作季节为冬季，而在北京地区哮喘持续状态多见于夏末秋初，其他季节少见；③体征上不支持，有明显的吸气性呼吸困难及风箱气流样呼吸音；④对皮质激素、支气管扩张剂治疗反应极差。由于当初考虑到患者有气管内肿瘤的可能性，摄床旁高电压胸部 X 线片后即发现了气管内肿物。

X 线检查为发现气管内肿瘤的有效方法，其中以气管断层最为理想，高电压胸片也能发现肿瘤。常规后前位胸片因气管被纵隔遮盖，只能隐约看到一个轮廓，侧位胸片由于气管显示清楚，常能发现肿瘤。我院 11 例正气管腺样囊性癌 X 线所见如下：①胸部正位片：正气管内圆形致密影 2 例，一侧肺不张 3 例，肺内转移瘤 1 例；②气管体层片：气管内团块状影 5 例，正气管狭窄 3 例，一侧主支气管阻塞 3 例；③食管造影：食管呈弧形受压 2 例；④胸部高电压片：正气管内团块影 1 例。根据 X 线所见，肿瘤位于气管上端 5 例，中段 1 例，气管下端近隆突部位 5 例（其中 3 例阻塞左支气管）。纤支镜检查为诊断气管内肿瘤不可缺少的手段。该 11 例中有 6 例通过纤支镜活检而得到病理学诊断。本例因病情危重，术前未做纤支镜检查。

秦树林医师（内科）：术后我们又追问了病史。患者自 1987 年 4 月起出现刺激性干咳，觉气管内有异物，活动后喘憋，进餐时喘憋更显著，如低头且做吞咽动作时喘憋可缓解。同年 12 月喘憋加重，曾 8 次重度发作伴意识丧失，大小便失禁。从上述病史看，本例气管内肿瘤的临床表现较为典型。回顾我院正气管腺样囊性癌 11 例的临床表现，计有呼吸困难 10 例，咳嗽 7 例，咯血或咳血丝痰 4 例，声嘶 3 例，异物感 2 例，晕厥 1 例。主要体征为三凹征 5 例，干啰音及哮鸣音 6 例，一侧肺呼吸音消失或减弱 3 例，风箱气流样呼吸音 1 例。

本例胸部 X 线片可发现气管大部分已为肿瘤占据，故临床上有极度吸气性呼吸困难。如有分泌物阻塞气管或粘膜水肿，随时可发生窒息死亡。另外气管狭窄也可造成呼吸道分泌物引流不畅，发生肺部感染。如感染导致气管粘膜或病灶毛细血管受损，血管破裂可引起咯血或咳血丝痰。声嘶的原因与气管上端肿瘤侵及声带、或肿瘤向管腔外生长压迫喉返神经有关。气管下端肿瘤如阻塞一侧主支气管，则造成肺不张，可有一侧肺叩浊、呼吸音消失等体征。

正气管内腺样囊性癌易漏诊或误诊，其原因有：①因气管横径较粗，伸缩性较好，肿瘤较小时症状不明显；只要气管直径还大于4mm，且心肺功能正常，一般不常出现呼吸困难；②临床医师对气管内肿瘤认识不足，往往满足于支气管哮喘或喘息性支气管炎的诊断，未做进一步检查；③病程早期胸透或胸部X线正位片常无异常表现，纤支镜检查又不易为患者所接受。为达到早期诊断，临床医师必须提高对本病的认识。

孙成孚医师（胸外科）：我院自1965～1985年共做支气管肺肿瘤手术460例，其中气管、支气管内肿瘤为20例，占同期收治支气管肺肿瘤的4.3%。原发性气管、支气管低度恶性肿瘤包括腺样囊性癌、类癌、粘液表皮癌。腺样囊性癌和粘液表皮癌归属于支气管腺样癌。国外文献报道类癌占这三类低度恶性肿瘤的80%～90%，腺样囊性癌占10%左右。但是根据我院资料，腺样囊性癌占多数，为46.1%，类癌38.5%，粘液上皮癌16.4%。腺样囊性癌的特点是：①好发于气管及主支气管；②早中期临床表现多为胸闷、刺激性咳嗽；③晚期症状为进行性呼吸困难、憋喘；④病程中可有同一侧肺部反复发作的感染，有些患者可有反复咯血。诊断明确时，病程往往已属晚期。本病例就是典型一例。有时需急诊手术。腺样囊性癌除手术切除外，亦可在术前、术后辅以放射治疗，肿瘤对放疗有一定敏感性。气管腺样囊性癌术后5年生存率为60%左右，我院为71.4%。提高本病远期疗效的关键在于早期诊断。

张连山医师（耳鼻咽喉科）：原发性气管肿瘤患者来我科就诊的原因有两个：①声音嘶哑：与肿瘤影响声带或肿瘤压迫喉返神经有关；②呼吸困难：主要为吸气性呼吸困难（三凹征），也可有呼气性呼吸困难及混合性呼吸困难，有时可闻及风箱气流样呼吸音。原发性气管肿瘤误诊率高达74%，误诊时间平均为17.6个月，最长达5年。本病例来我院时病程已属晚期，是在特急情况下行气管切开插入气管插管的。在这种特殊情况下，插管是有一定危险的。如气管插管可引起肿瘤出血，致使呼吸困难加重，甚至窒息；另外也可导致肿瘤脱落，进一步阻塞气道，同样也能造成窒息死亡。但本例气管切开、插管是成功的，为进一步手术治疗争取了时间。

刘鸿瑞医师（病理科）：本病例切除标本大体上呈灰褐、灰黄色软组织，大小约2.5cm×2.2cm×1.3cm。切面质地均匀，较硬，呈灰粉色。镜下所见与涎腺发生的圆柱瘤形态学相似，主要特点为肿瘤呈腺管状、团块状、筛状结构，瘤细胞由星形和多角形细胞组成，染色深，围成一个管状腺腔，腺腔内有粘液，PAS染色（+）。间质有两种：纤维间质多一些，主要是胶原纤维；还有一些是粘液变，为酸性粘多糖，故用奥新蓝染色阳性。肿瘤没有包膜，呈浸润性生长；常向管腔内生长，对管壁也浸润；主要生长在局部，也可有淋巴管转移。镜下如见核分裂多，则恶性程度高一些。现在一般认为，这是一种低度恶性的肿瘤，也可有远处转移，主要是肝脏、肾脏，其他脏器的转移较少。过去把类癌、腺样囊性癌及粘液表皮癌总称为支气管腺瘤。1982年世界卫生组织肺肿瘤组织分类法（Am J Clin Pathol，1982，77：123）已将类癌归入来源于支气管上皮的一种类型，腺样囊性癌和粘液表皮癌归入支气管腺体癌。

朱元钰医师（内科）：本例除了临床表现不符合哮喘持续状态外，还有患者虽有极度呼吸困难，CO_2明显潴留，但是经鼻插管行机械通气后不到1小时，$PaCO_2$即降到正常水平，缺氧情况得到改善。然而被迫中断机械通气后，又立即出现严重缺氧及CO_2潴留，并且开始机械通气治疗时气道压并不高（$<20cmH_2O$），患者的呼吸状态很容易被呼吸器所控制，这与顽固的哮喘持续状态、气道广泛痉挛、呼吸器必须克服较大的

气道阻力才能完成通气过程的情况很不相同。所以从机械通气的反应来看，也提示本例并非“哮喘”。一般而言，哮喘持续状态合并低氧血症及高碳酸血症时，是机械通气的适应证。但本例是上气道梗阻引起的急性呼吸衰竭，在这种紧急情况下及时应用机械通气是完全适当的。不仅在当时治疗了急性呼吸衰竭，而且也为正确诊断和手术治疗争取了时间。

陆慰萱医师（内科）：国外文献报道，当气管发生阻塞，其内径＜8mm，患者运动时就可出现临床症状；如＜4mm，即可在胸骨上窝闻及风箱气流样呼吸音。所以，如气道阻塞较轻，可无症状和阳性体征。我院朱元珏等于1984年报道了12例上气道阻塞时的流速－容量图的改变，该项检查可与纤支镜、胸部X线片一样有意义，同为诊断上气道阻塞的检查手段。上气道有固定性梗阻，流速－容量图显示用力呼气时，当呼气流速上升到一定程度即明显受限，呼气环在高肺容量部分呈平坦直线不再上升，吸气环曲线可显示相似的平台段。

李龙芸医师（内科）：本病例因正气管病变引起了吸气性呼吸困难，现已证实为气管内肿瘤所致。此外，吸气性呼吸困难还可由导致正气管狭窄的其他内科疾病所致，如复发性多软骨炎，因气管软骨环损伤而引起正气管突然塌陷，造成窒息。我院已报道的7例中有3例正气管狭窄，但正位胸部X线片却正常。气管淀粉样变也同样能产生正气管狭窄，形成吸气性呼吸困难。内科医师如熟悉正气管的这些疾病，结合病史和体格检查，往往可较早作出正确诊断，而不至于延误治疗。

（蔡柏蔷　秦树林　整理）

活动后心悸、气短加重，伴发热、盗汗、呼吸困难

病历摘要

患者女性，23岁。因活动后气短7年余，心悸、发绀3年，上述症状加重并伴发热、盗汗2个月，于1991年6月17日入院。

患者于7年前干重活时感气短，休息后自行缓解，无心悸、发绀等症状。此后症状渐加重。3年前出现活动后心悸、发绀，休息后仍能缓解，一直未医治。近2个月无诱因出现乏力，午后发热，体温37.5～38℃，并有盗汗。在当地按“肺结核”予利福平、乙胺丁醇、吡嗪酰胺及青、链霉素治疗1个月，无效。症状进行性加重。曾在当地拍X线胸片示双肺野大片密度不均阴影，边缘模糊，伴散在纤维条索影，拟诊为“双肺弥漫性间质病变并肺实质病变，原因待查”。予红霉素、氨茶碱、氟美松治疗，效果不佳。住院期间行经皮肺活检（病理不详）。穿刺过程中致右侧气胸，行闭式引流。6月15日来我院急诊。当时查体发绀明显，双肺呼吸音粗，血气：pH 7.387，PaO_2 33mmHg、$PaCO_2$ 42.1mmHg。给予吸氧、氨茶碱、头孢唑啉静滴。当时曾怀疑肺水肿或呼吸窘迫综合征（ARDS）。入院当天如厕排便时晕倒伴全身抽搐，约2分钟后自行缓解。患者曾有农药及霉草接触史。

体检：T 37.8℃，R 24次/分，P 130次/分，BP 120/

70mmHg。神清，面部发绀，呼吸困难。浅表淋巴结无肿大。胸廓对称，右下肺呼吸音弱，左肺及右上肺呼吸音粗。心界不大，心率130次/分，律齐，未闻及病理性杂音，神经系统检查未见异常。

诊治经过：入院后血常规Hb 150g/L，WBC 8.8×10^9/L。便常规曾有一次潜血（++），两次找到蛔虫卵、鞭虫卵。血沉35mm/第一小时末，ANA、抗-dsDNA、抗ENA、RF均阴性。多次痰找结核杆菌及瘤细胞均阴性。血气：pH 7.391，PaO_2 36mmHg，$PaCO_2$ 39mmHg。入院后体温多在38℃左右，气短明显。予吸氧、氨茶碱、西力欣及皮质激素等治疗，症状无改善，SaO_2曾降至37%。6月25日在高频通气下行纤维支气管镜检查，由于喘憋明显不能耐受未成功，但取出的气管分泌物非常粘稠。因考虑到有肺泡蛋白沉积症的可能，6月27日在全麻下行纤维支气管镜肺活检，术后呼吸困难，SaO_2最低达40%，立即行气管插管，以900B呼吸机辅助呼吸。

临床讨论

许文兵医师（内科）：患者有以下临床特点：①青年女性，病程7年，起病隐匿；②活动后气短7年余，加重伴发绀、呼吸困难、发热2个月，曾有晕厥；③查体呼吸困难，口唇、指端发绀，右下肺呼吸音低，双肺呼吸音粗；④X线胸片示两肺弥漫性病变，下肺明显，病变为实质浸润影，粟粒状，边缘不清，多处融合呈絮状。经抗炎抗结核治疗无效。患者病情危重、复杂。据其临床表现及胸片曾考虑：①粟粒性肺结核：患者为青年，来自农村，发热、气短，胸片双肺弥漫性粟粒样影，故可能为本病。但患者病程7年，气短、发绀明显，肺内病变相对粗大，边缘模糊，多处融合成絮状，抗结核治疗无效，用结核病不好解释；②肺间质纤维化：患者为青年女性，气短明显，两肺弥漫病变，抗炎抗结核治疗无效，应考虑该病。但该病病程相对较短，胸片以间质纤维化为主，仅合并感染时可见片状影；而患者肺内为实质浸润，间质病变不明显，故不支持；③肺水肿及 ARDS：患者胸片示双肺弥漫病变，呈云雾样片状影，双肺门及下肺明显，呈蝶状，背影模糊，故应考虑肺水肿或 ARDS。但两者病情危重，均有一定诱因。肺水肿可分为两类：心源性和肺源性，心源性多有心脏疾病，胸片心脏扩大，肺内可见 Kerly B 线；而肺源性可因感染、有毒气体吸入等引起。该患者病程长，无这方面依据；④肺泡癌：肺泡癌以气短为特征，少见于青年，胸片可呈双肺弥漫性病变，痰查瘤细胞阳性率高。该患者从病程及辅助检查所见均不支持；⑤肺泡蛋白沉积症：虽然此为罕见病，但从患者病程 7 年，气短明显，双肺浸润影，粟粒样，边缘不清，痰为胶冻样，许多化验检查正常，应考虑该病。可经纤维支气管镜肺活检以证实。由于患者诊断不清，入院后遂在呼吸机支持下行经纤维支气管镜肺活检。

陈正光医师（放射科）：从患者近 3 个月来各时期的 X 线胸像可看到 3 个特点：①病变以肺泡实变为主，即表现为细节状边缘模糊阴影，并可能融合成斑片状或片状阴影；②在融合的阴影中可有小透亮区，其表示尚未实变而呈代偿性气肿，或残留含气的肺泡；③病变进展时可呈大片云絮状阴影。结合患者临床考虑，肺实变影可存在数月或数年。发现肺部大量实变影而临床症状很少者，应考虑到肺泡蛋白沉积症的可能。但最后诊断仍需肺活检或尸检的病理组织学检查证实。本患者即经肺活检确诊为本病。结合临床特点，从影像学上需与下列疾病鉴别：感染（包括肺结核杆菌、卡氏肺囊虫、真菌感染等）：虽然出现空洞或胸腔积液的肺泡蛋白沉积症的 X 线胸片亦多为继发感染的征象，但无论哪类感染均有其临床特点及 X 线征象。如急性粟粒性肺结核，除了明显的结核毒性反应外，其胸片则为典型的“三均”特征，故鉴别不很困难。肺泡蛋白沉积症在X线上最初表现以肺野中央部位较多，自肺门向外放射，呈蝶翼状，类似ARDS最具特征的肺泡性肺水肿合并间质性肺水肿或弥漫性肺间质纤维化。导致ARDS的病因众多，但各有其典型的临床特征，鉴别是不困难的。此外，有人曾报道X线胸片可为弥漫性纤维结节样阴影，因此需与结节病、结缔组织病、肺泡癌和矽肺鉴别。结节病特别是Ⅱ期病人从胸片上有时较难鉴别。我院曾报道的4例肺泡蛋白沉积症病人，其胸片与尸检都发现气管旁和肺门淋巴结明显肿大，与一般文献报道相反，但病理检查无特异性。当然，结节病的病理检查是有特异性的。所以，有时这两类病的确诊需要病理检查。同样，肺泡癌的鉴别也离不开病理活检。有人认为各种粉尘接触史可能为本病对化学刺激的非特异性反应，即形成所谓的急性矽蛋白沉积。至于结缔组织病的肺部表现因是全身诸系统损害的一部分，特征多而特异，易于鉴别。

刘鸿瑞医师（病理科）：从患者这次支气管肺活检病理学所见，肺泡结构完好，肺泡腔内充满嗜伊红颗粒状或云絮状蛋白性物质，过碘酸雪夫反应阳性；在蛋白性物质中含退化的单核细胞并有针样空隙，部分肺泡内有含丰富脂质的单核细胞，伴肺泡Ⅱ型上皮细胞增生；蛋白性物质粘液卡红染色及奥辛蓝染色均阴性，故可诊断肺泡蛋白沉积症。本病病因至今不明。实验性矽肺研究发现，部分实验动物肺脏改变类似该病组织学改变。有人报道急性矽蛋白沉积症组织学形态与肺泡蛋白沉积症相类似。也有人认为儿童患者可能与免疫功能障碍有关。某些血液病患者用马利兰等细胞毒药物亦可导致本病。我院曾有两例慢性粒细胞白血病患者，最后死于肺泡蛋白沉积症致呼吸衰竭，生前曾有较长时间用马利兰史。

许文兵医师：患者诊断已经明确。关于肺泡蛋白沉积症的治疗，最有效的办法是支气管肺泡灌洗，主要用纤维支气管镜和双腔管全肺灌洗。我院多用纤维支气管镜。该患者在呼吸机支持下用纤维支气管镜灌洗 450ml，回收 300ml 乳白色液体。但患者在灌洗时氧饱和度急剧下降（90%→50%），难以继续进行有效灌洗。查阅国外文献，对合并严重呼吸衰竭的肺泡蛋白沉积症患者可在体外循环和高压氧仓条件下进行灌洗。对该患者行体外循环，虽能部分代替肺进行气体交换，增加血氧饱和度，但患者经济上难以承受，维持时间仅限 2～3 小时，且循环前的手术、术后肺水肿均有很大危险。在高压氧仓中灌洗费用低，损伤小，较前者安全，但患者不能脱机，难运送。高压氧仓增减压力有一定过程，如病情有变化，开仓抢救困难，故请大家谈谈下一步治疗方案。

黄席珍医师（内科）：该患者肺泡蛋白沉积症诊断明确，回顾经过，病程缓慢；病情渐加重，曾出现致命性的低氧血症。用 Bi－PAP 呼吸机后有好转。在全麻下行肺活检后氧分压急剧下降，及时插管人工通气才脱离危险，因而是否能想个简单诊断方法。有文献报道，表面活性剂相关 35kD 蛋白即载脂蛋白 A，用单克隆抗体测病人痰中载脂蛋白 A 浓度比肺活检好，但目前我院不能开展。这次经纤维支气管镜活检对明确患者的诊断是成功的。在治疗上只有行肺泡灌洗，但我们灌的量少，最好用双腔管，一侧灌洗，另一侧肺保证供氧及足够的肺泡通气。

刘鸿瑞医师：对于怀疑为肺泡蛋白沉积症的患者，若无条件做支气管肺活检，可送痰检以帮助诊断。方法是收集病人的痰用 95% 的酒精及时固定，送病理科做石蜡包埋切片，除做常规染色外，再做过碘酸雪夫染色（PAS）、奥辛蓝及粘液卡红染色，如 PAS 染色阳性，奥辛蓝及粘液卡红染色均阴性，即可诊断肺泡蛋白沉积症。因为肺泡内蛋白性物质为脂蛋白，所以粘液卡红及奥辛蓝染色均为阴性。

姜秀芳医师（内科）：据文献报道，肺泡蛋白沉积症患者实验室检查一般均正常，但血清 LDH 可升高。由于肺泡腔内被蛋白样物质填塞，而肺泡壁毛细血管无病理改变，血循环正常，形成肺内分流。如肺内分流 > 14%，LDH 升高，结合胸部 X 线异常表现，应高度怀疑该病。故除了查痰 PAS 染色和肺活检外，观察 LDH 的改变也有助于该病的诊断。

本病例的有关治疗问题曾经多科讨论，激素治疗收益不大，并可能引起感染。肺泡灌洗也许可行，但病人有严重的低氧血症，在全麻下行肺泡灌洗有下列顾虑：①呼衰严重，长期用呼吸机辅助呼吸不易脱机，而且病人经济负担过重；②双腔管能否迅速准确插进去，以防因缺氧造成窒息；③一侧肺功能是否能代偿？这些问题需要认真考虑，并于治疗前做好充分准备。

罗慰慈医师（内科）：诊断肺泡蛋白沉积症若单靠临床资料是很难的，需要病理学的确认。本例的确诊是经过有经验的病理科医生从支气管肺活检标本检出并通过进一步染色鉴定才获得的。除了病理学的诊断方法，迄今还未有其他有价值的临床上可以采用的诊断本病的指标。至于肺泡蛋白沉积症的治疗，有的学者如 Wasserman 曾较长期地追随观察了一组（21 例）肺泡蛋白沉积症病例，每半年至一年做肺泡灌洗一次，其中有 1 例已随诊了 19 年，另 1 例在近期 13 年已不需要再灌洗，病况维持得很好。由此可见，妥善地处理这些病例，其预后还是好的。重度的病例，像我们今天讨论的这一例，做支气管肺泡灌洗时要注意严重缺氧可能因灌洗而更加重。可以试行一侧肺的部分灌洗，必要时可在双腔管的帮助下，灌洗一侧肺、另一侧肺进行通气。

肾上腺皮质激素对本病的治疗作用如何？有的学者做了一些试验观察。他设计为病人做一侧肺灌洗时，在灌洗液中加入激素，而另一侧灌洗时仅用生理盐水，结果两侧的治疗效果近似，因此认为激素对肺泡蛋白沉积症治疗无效。

许文兵医师：该患者目前情况：在呼吸机支持下行肺泡灌洗3次后症状缓解，X线胸片阴影消退；以后继续灌洗，现基本恢复生活能力。已去除气管导管，瘘口吻合，脱离吸氧后，血气正常。

（许文兵　张维强　整理）

咳嗽、胸痛、双侧胸腔积液、猝死——

病历摘要

患者男性，62岁，因咳嗽、盗汗4个月，双侧胸腔积液20天，于1992年7月14日入院。

患者自1992年3月始咳嗽，白痰，夜间盗汗明显，未诊治。6月18日劳累后，感心前区剧痛，伴左肩酸麻，胸闷，痰中带血丝，外院行ECG检查，拟诊为心肌梗死，对症治疗后缓解。1周后查胸像：双侧少量胸腔积液，6月26日始予以利福平、青霉素、链霉素和头孢唑啉等治疗。7月2日突然高热，体温达39.9℃，对症治疗无效，7月8日停药，2天后体温持续在37.5~37.9℃，胸透示双侧胸腔积液增多，为进一步诊治转入我院。

既往史：因视力减退、头痛16年，于1978年7月1日入我院神经外科，诊为垂体瘤，并行手术切除，术后病理报告为垂体嫌色细胞腺瘤。未行激素替代治疗，能胜任日常工作及参加体育活动。1985年11月初，劳累着凉后，呕吐，纳少，四肢发抖于12月13日入我院内分泌科，诊为垂体前叶功能低减危象前期，予泼尼松、甲状腺素片替代治疗好转，出院时分别用泼尼松5mg/d，甲状腺素片20mg/d至本次入院。无高血压、心脏病史。无结核及接触史。

入院查体：BP 142.5/90mmHg，T 36.7℃，P 90次/分，R 16次/分。静卧位，表情淡漠，答问切题，无呼吸困难。毛发及眉毛稀疏，无腋毛和阴毛。颈软，甲状腺不大，气管居中。双下肺叩清，呼吸音减弱，可闻及湿啰音，心界不大，心率90次/分，律齐，未闻及杂音。肝脾未及，腹腔积液征（-），下肢不肿。

入院实验室检查：Hb 84～98g/L，WBC（7.2～13.5）×10^9/L，中性0.61～0.71，尿、便常规正常。K 4.0mmol/L，Na 135mmol/L，Cl 104mmol/L，Cr 0.06mmol/L，BUN 0.49mmol/L，ALT 51U，BiL <1.0mg/d，A/G 2.8/3.6，血Ca 0.48mmol/L，P 0.14mmol/L，空腹血糖4.6mmol/L，ESR 65mm/第一小时末，T_3 71μg/dl，T_4 5.0μg/dl，TSH 0.9μU/ml。OT试验1∶10000（-）。胸液化验：细胞总数1760～2960，WBC（1.55～0.71）×10^9/L，单核0.65～0.82，多核0.18～0.35，黎氏反应（+），蛋白41～48g/L，抗酸杆菌涂片（-），培养（-）。血气：pH 7.50，$PaCO_2$ 20.1mmHg，PaO_2 99.6mmHg，HCO_3^- 15.9mmol/L，痰细菌培养1次为阴沟杆菌90%，痰抗酸菌3次（-），血培养2次（-）。肺核素灌注及下肢核素显像：肺内无明显缺损区，下肢及盆腔静脉未见血栓形成。ECG：肢导低电压，余未见异常。

抢救经过：入院后予以西力欣1.5g/d静点，口服消心痛、心痛定及泼尼松5mg/d，甲状腺素片20mg/d，次日体温达38.3℃，并出皮疹，停西力欣1天后疹退，体温持续37.5～

37.7℃，盗汗明显，但一般情况好，生命体征平稳。于7月22日给予异烟肼、利福平、链霉素治疗，当日上午，病人觉发冷，测体温为39℃，BP 110/60mmHg，神清，心肺体征同前，以物理降温，体温仍高达40.4℃，但神清，BP 118/60mmHg，心率104次/分，晚9时30分病人“咳嗽”一声，随即面色苍白，呼吸心跳停止，终因抢救无效死亡。死亡诊断：①心源性猝死。②双侧胸腔积液原因不明，结核性胸膜炎可能大，肺梗死？③冠心病，心肌梗死？心力衰竭？④垂体嫌色细胞瘤术后，垂体前叶功能低减危象？

临床讨论

于丽医师（内科）：

1. 双侧胸腔积液原因　①肺血管栓塞：病人突发胸痛、胸闷、咳血丝痰，伴胸腔积液，应疑此病，但只有大的肺血管栓塞，才出现胸腔积液，且多为血性。而本例胸腔积液为渗出液非血性，双下肢及腔静脉核素及肺核素灌注显像均未见血栓形成和肺栓塞现象。若为长期反复肺血管栓塞，由于肺动脉高压，可引起渗出性胸腔积液，但本例并未发现栓源，是否在右心房、室存在附壁血栓脱落所致？②心源性因素所致：病人有胸痛、左肩酸麻、胸闷，似心绞痛发作，但未见有心肌梗死征象，因此不考虑此诊断；③垂体前叶功能低减所致甲状腺功能低下而引起的胸腔积液：本例一般情况良好，血压、血糖、血电解质及T_3、T_4、TSH均正常，可排除；④感染性胸腔积液：最常见是结核性胸膜炎，本例有咳嗽、盗汗、低热，ESR 65mm/第一小时末，胸液为渗出液且以单核细胞为主。因此，考虑此病可能大，但结核性胸膜炎胸腔积液多为单侧，双侧很少见，而且肺内也未见有明确结核病灶。

2. 高热原因 ①感染性：入院后始终发热，痰培养1次为阴沟杆菌，故怀疑为院内感染，但抗菌素无效，血培养2次均（-），是否为特殊病原感染；②垂体前叶功能低减危象：有感染诱发因素较易引起垂体前叶功能低减危象，该病症可分为高热型、低热型、低血糖型及循环衰竭型，本例病人虽然高热，但一般情况较好，血压不低，故单纯高热型不能除外；③药物热：曾用利福平、链霉素、头孢唑啉及青霉素，体温达39.9℃持续1周，停药后2天热退，本次入院应用西力欣，次日出现皮疹，体温达38.3℃，停药后退热，故要考虑药物热的可能。

3. 死亡原因 ①心源性猝死：为猝死中最常见原因，且本例2分钟内死亡，时间短，更应考虑可能存在心脏疾病；②肺源性猝死：多见于肺大血管栓塞，但此类病人极度呼吸困难及明显发绀，多在20分钟内死亡，故可能性小。

王子时医师（内科）：心源性猝死约占猝死的90%。本例拟优先考虑心脏病变所致。病人缺乏心包疾患的症状和体征，也未闻及心脏杂音，故急性心包填塞和心瓣膜病可除外。冠心病系心脏猝死的最常见原因，达半数以上。其冠状动脉粥样硬化性狭窄常在75%以上，往往多支受累。患者1985年心电图示Ⅰ度房室传导阻滞，本次复查为肢导低电压，未见心肌缺血引起的ST段和T波改变。入院后未行冠状动脉造影及心肌灌注断层显像检查，仅凭其症状和心电图结果不足以作出冠心病诊断。鉴于一些冠心病患者心电图检查可无明显异常改变，故本例冠心病猝死尚不能除外。本例肺灌注显像示心脏向两侧明显扩大，应考虑扩张型心肌病的可能，其临床表现无特异性，其诊断需除外其他原因的心脏病。主要为呼吸困难、乏力，渐现下肢水肿和腹腔积液等心力衰竭征象，心房颤动和室性心律失常亦较常见。一般认为心脏越大预后越差。一些患者可能无心力衰竭而猝死，本例宜着重考虑。

林耀广医师（内科）：可以引起突然死亡的呼吸系统疾病有张力性气胸、上气道梗阻引起的窒息和肺梗死，本例也尚缺乏证据。故其死亡考虑与心脏血管疾病有关。胸主动脉夹层动脉瘤破裂临床不符合，病人生前是有心脏异常表现的：①1992 年 5 月 18 日出现心悸、胸闷、乏力、不能行走等症状，经丹参治疗和休息后症状缓解；②6 月 18 日又出现胸闷、心前区痛、左肩部酸麻；③核素显像心脏扩大。因此患者虽未做超声心动图，仍表明有心脏疾病存在，猝死原因是心律紊乱还是其他原因目前尚难判断。患者有胸腔积液，化验符合渗出液，临床不除外结核性胸膜炎，但与心脏疾患的关系也不能除外。发热较急骤，是上呼吸道感染或其他原因尚难肯定，但与胸腔积液无明确关系。

常欣医师（超声诊断科）：病人住院期间曾在我科检查两次，结果为双侧胸腔积液。从声像学特点分析，没有发现胸膜增厚，从胸腔积液的透声性分析，胸腔积液透声性良好，其内未见明显增强回声光条（纤维沉积），而大部分结核性胸腔积液是具有以上声像学特点的。因此超声检查不支持因结核性胸膜炎引起的胸腔积液。

路刚医师（核医学科）：双下肢深静脉核素造影正常，可除外双下肢深静脉血栓脱落导致肺栓塞的可能性。患者右肺下叶两个肺段为放射性减低而非缺损，但其形态不同于肺栓塞中常见的楔形缺损，另外由于胸液压迫肺组织也可使肺血流灌注减少，胸液本身对射线也有吸收作用，这些因素都与放射性分布减低有关。本例按照核医学肺灌注/通气显像诊断肺栓塞的可能性来判断，属低度可疑肺栓塞，即肺栓塞的可能仅约为 10%，即右肺存在血流灌注减低区，不能完全除外肺栓塞。另外，心脏扩大，且双侧性，是否存在扩张性心肌病或心包积液等病变。

病理解剖结果及讨论

王志永医师（病理科）：死者老年男性，消瘦，毛发稀少，结膜甲床苍白，皮肤无出血点，表浅淋巴结无肿大。尸检仅限胸部。胸膜轻度粘连伴双侧胸腔积液（左：600ml，右：300ml）。心脏290g，心脏向两侧扩张，双侧心腔扩张明显，左室尤为明显；左、右室壁未见肥厚，右心室近心尖处可见附壁血栓形成。双肺未见出血性梗死灶，双下肺及右肺上叶明显实变；右肺中叶，肺段动脉内有一血栓栓子。镜下：心肌纤维呈不同程度的变性，左、右室壁心肌中有小灶状肌纤维变性，部分区域内有散在小纤维瘢痕，部分心肌纤维萎缩，部分心肌肥大；间质轻度水肿，有散在淋巴细胞浸润，部分心内膜纤维增厚。肺血管内可见多发性小血栓栓子，部分肺组织肺泡萎陷、纤维化，肺泡上皮增生，部分肺组织充血，肺泡内充满蛋白性液体。

病理诊断：扩张性（充血性）心肌病，右心室附壁血栓。肺多发性血栓栓塞，部分肺萎陷、纤维化及肺水肿。

陈杰医师（病理科）：本例的尸检所见主要为扩张型（充血型）心肌病，心腔明显扩张，部分心内膜增厚，部分心肌变性萎缩，间质有弥漫浸润性小瘢痕，部分有局灶性淋巴细胞浸润。右心室壁内可见附壁血栓，造成肺小动脉反复多发性栓塞而导致部分肺萎陷、纤维化。本次住院前以咳嗽、胸腔积液等呼吸系症状为主。这可能与新近肺小动脉栓塞造成的肺部炎症反应有关。扩张型心肌病，亦称充血型心肌病。它与肥厚性和阻塞性心肌病不同，主要以各心腔的扩张、收缩末期容积增加以及全身静脉系统充血为主要表现。其原因尚不完全清楚。文献中认为部分病例与酗酒、病毒感染及妊娠有密切关系。近来的研究表明：心肌炎可逐步演变成扩张型心肌变性，在儿童病例中尤为常见。肠病毒感染与心肌炎和扩张型心肌病的关系亦很密切，国外研究中有近半数的急性心肌炎病人有肠病毒的感染。慢性心肌炎病人中的肠病毒抗体（EV－IgM）可持续存在多年。用原位杂交或缝隙杂交方法在心肌炎病人和扩张性心肌病病人中可检查到肠病毒的存在，而其他类型的心脏病无此病毒感染。肠病毒感染除直接损害心肌外，可导致自家免疫反应而进一步引起心肌损害而造成扩张性心肌病。本例激素替代治疗有可能影响机体的免疫系统，而加重病毒感染的可能。遗憾的是此例尚未来得及在临床上进行病毒血清学的检测。

朱文玲医师（内科）：肺栓塞病人的症状和体征非常特异，又缺乏特异的实验室检查，故对诊断带来一定困难。该例有原因不明的胸痛、咯血和呼吸困难，应考虑肺栓塞的可能。确定肺栓塞的同时应寻找栓子的来源，国外报道75%来自下肢深静脉血栓，少数来自右心，即右心附壁血栓或三尖瓣赘生物；本院90例肺梗死的尸检资料表明41%来自下肢、下腔或盆腔静脉，而右房附壁血栓，右室附壁血栓和三尖瓣赘生物分别为15.2%、6.5%和7.6%。基础心脏病有风心病（16%），高血压动脉硬化性心脏病（15%），肺源性心脏病（2.2%），心肌病（1.1%）。本例经同位素检查未发现下肢静脉血栓，则应考虑栓子来源于右心，患者无风心病或肺心病的症状和体征、无感染性心内膜炎、三尖瓣赘生物的证据，若分析肺栓塞来源于右心附壁血栓，最大可能为原因不明的心肌病，即扩张性心肌病。血栓栓塞是扩张性心肌病的主要并发症之一。日本一组资料：57例扩张性心肌病，栓塞和心腔内血栓的发生率分别为18%和32%，其中尸检的17例中，栓塞发生率为35%，心腔内血栓检出率为41%，心功能愈差，心腔内血栓发生率愈高。左右房室均可有血栓形成，而以左室为多。国内一组40例扩张性心肌病的临床分析7例发生栓塞，其中肺栓塞2例。为诊断扩张性心肌病和心腔内附壁血栓，最简便的方法是做超声心动图，为提高心腔内血栓检出率，特别是发现心耳内血栓，可做经食管超声心动图检查。

（于　丽　王志永　整理）

咳嗽、气喘、神志淡漠——

病历摘要

患者女性，87岁，因反复咳嗽10年，加重伴气喘、神志淡漠2周，两便失禁2天，于1985年4月22日急诊入院。10年前始反复咳嗽，冬季易复发，经用抗生素及祛痰药物治疗可缓解。入院前2周因受凉咳嗽再次加重，伴气喘和神志淡漠。入院前2天神志淡漠加重，定向力差，伴大小便失禁。我院急诊查周围血白细胞4.2×10^9/L，疑肺部感染入院。既往有高血压30年，最高曾达240/120mmHg，常不规则使用降压药。

体检：T 36.6℃，P 108次/分，R 24次/分，BP 160/80mmHg。发育正常、营养中等，表情淡漠，只能回答简单问话。高枕卧位，喘息状呼吸，口唇及肢端发绀。皮肤、巩膜无黄染，未能及肿大淋巴结。双侧瞳孔等大，对光反应灵敏。颈无抵抗，颈静脉无怒张。桶状胸，双肺可闻及散在哮鸣音，双肺底有少量湿啰音。心脏向左扩大。腹部无异常发现。四肢无水肿，生理反射均减弱，双侧可引出病理征。

实验室检查：Hb 152g/L，WBC（15~22.3）×10^9/L，分类

中性 85%。空腹血糖 13.18mmol/L，BUN 14.6mmol/L，肌酐 221μmol/L，血电解质正常。尿糖及酮体阴性，动脉血气分析多次呈呼吸性碱中毒、低氧血症。床旁 X 线胸片显示双肺纹理增厚，双肺有斑点状模糊阴影，以双下肺野为主。

入院第三天体温增高，血压下降，颈有抵抗，左上肢肌张力增高，双下肢肌张力降低。立即行腰椎穿刺术，胸脊液压力 230mmH_2O，外观无色透明，蛋白（++），余均在正常范围；生化：蛋白 1.9g/L，糖 9.29mmol/L（同时测血糖 21.9mmol/L），氯化物 125mmol/L。细菌培养、病理及涂片找抗酸杆菌均阴性。第四天呕吐咖啡色样物，左足背动脉搏动消失，局部发凉和发紫。经积极抗感染、控制血糖、纠正酸碱平衡，扩血管、脱水降颅压及相应的对症治疗，病情无好转，呼吸性碱中毒及低氧血症更加重；呼吸加快，意识明显障碍，陷入深昏迷，血压下降至 40/？mmHg；继之心率减慢，呼吸不规则，终因呼吸循环衰竭，于 1985 年 4 月 26 日死亡。

临床讨论

严洪珍医师（放射科）：除上述病史报告外，X 线胸片还见纵隔阴影增宽，可能为主动脉粥样硬化所致主动脉迂曲延长，但不能除外纵隔肺门内占位性病变的存在。一张前后仰卧位 X 线胸片能够发现的病变是有限的。从胸片看肺内感染的征象并不十分严重，难以解释感染性休克的发生。

李龙芸医师（内科）：入院时患者临床表现有如下特点：①年迈；②慢性咳喘 10 年；③本次入院神志淡漠，定向差，呈喘息状态，双肺底有湿啰音，生理反射低下，双侧病理征阳性；④高血压 20 年伴左心扩大；⑤X 线胸片显示支气管肺炎；⑥血糖、BUN 及肌酐增高，为氮质血症期；⑦动脉血气分析为呼吸性碱中毒，低氧血症。入院诊断：慢性喘息性支气管炎合并感染；高血压动脉硬化性心脏病并肾动脉硬化及氮质血症；稳定型糖尿病并周围神经炎。可是，患者的神志改变以及其他神经系症状和体征又如何解释呢？①肺性脑病虽然早期可出现表情淡漠、精神恍惚、记忆力减退，并随病情发展可出现尿失禁、腱反射消失及锥体束征，但肺性脑病是由呼吸功能衰竭所引起的高碳酸血症、低氧血症及酸碱平衡失调的结果。因此，在肺性脑病一般 $PaCO_2>70mmHg$，$pH<7.25$。本例动脉血气分析不支持肺性脑病。②肺部感染虽可加重糖尿病，出现酮症酸中毒，但此时血糖应在300mg/dl以上，尿酮体阳性。本例随病情加重，血糖无明显上升，尿酮体仍阴性，因此不考虑有糖尿病酮症酸中毒。③本例血电解质均正常，故可除外电解紊乱产生的精神改变。④是否存在闭塞性脑血管病变呢？由于入院时未见局灶性病理征，因此可能性不大。⑤脑动脉硬化并有感染、低氧血症时，往往可使老年人的精神症状及神经系体征明显。本例年迈，长期高血压，因此这种可能性最大。入院第三天患者突然出现右侧偏瘫，腰椎穿刺显示压力增高，脑脊液蛋白明显增高，细胞正常，呈蛋白细胞分离现象。次日又出现足背动脉消失。据上述，考虑患者发生了多发性栓塞，栓子的可能来源：①重度动脉粥样硬化基础上形成血栓的脱落，或主动脉和其大分支的粥样斑块脱落而产生的栓塞。脑发生栓塞时，脑脊液内蛋白也可增高。因较大血管发生闭塞后，远端可有蛋白渗出。但据臧旭医师1977年报道，16例脑栓塞中仅有1例是粥样斑块脱落所致；②本例表现为精神、智能的改变，双侧锥体束征阳性：不仅右侧偏瘫，双下肢及左上肢肌张力也增高，推测颅内存在着较弥漫的病变；再者脑脊液呈现蛋白细胞分离，故要考虑恶性肿瘤的转移或癌栓的栓塞。尤其腺癌最易发生颅内转移，如肺腺癌的颅内转移可达18%，其次如乳腺癌、消化道肿瘤及卵

巢肿瘤等，本例由于病情危重，无法进一步检查证实；③风湿性心脏病、慢性房颤和心肌梗死所产生的心脏内附壁血栓的脱落或细菌性心内膜炎赘生物脱落，是动脉栓塞的常见原因。因本例无上述疾病临床证据，故不予考虑；④肿瘤晚期可并发无菌性心内膜炎，赘生物常常可脱落引起多脏器栓塞。本例肿瘤证据不足，因此这种可能性也较小。总之，本例引起栓塞的原因不明。随着病情加重，患者出现休克、白细胞增高、高热及低氧血症，因此死亡直接原因可能为肺部感染、感染性休克。

杨蜀莲医师（神经内科）：本例入院前2周有神志淡漠，后伴二便失禁；入院后第三天在体温升高、血压下降之际有意识不清，双眼向右凝视、麻痹和右足背动脉栓塞。结合过去有长期高血压和血糖升高历史，首先考虑有闭塞性脑血管病，以脑栓塞可能性大。特别是在血管本身病变如动脉粥样硬化的情况下，再加上栓子的脱落，易发生脑栓塞。至于栓子的来源，一般来自心脏和血管，以前者更为多见，而且以主动脉瓣脱落的栓子较多。本例除有神经系局灶体征外，尚有颅内压增高，脑脊液蛋白增高，考虑颅内有肿瘤之可能。由于病人意识障碍仅2周，左侧偏瘫体征于入院第三天才出现，很难考虑是原发性脑瘤。应更多考虑转移癌。转移癌占颅脑肿瘤的10%～20%，其中50%来源于肺癌和乳腺癌。

病理解剖结果与讨论

邱敏茹医师（病理科）：本例尸检体表检查无特殊。左上肺舌段局部胸膜凹陷，此处可见3.4cm×2.4cm×2.6cm的肿物，其切面呈灰白色，细颗粒状与周围组织分界不清。镜下可判断为中分化腺癌，与小支气管关系密切。肺内之小血管内有瘤栓。胸膜、心包、横膈、肾上腺、骨、锁骨上淋巴结及肺门淋巴结均有转移性腺癌。双肺支气管扩张，伴肺气肿。右下肺动脉内有新鲜栓子。心脏体积明显增大，左室厚2cm，右心房梳状肌及右心室腱索之间有暗色的附壁血栓。主动脉瓣膜的心室面之游离缘上有灰白色、颗粒状的赘生物多枚，最大者直径0.5cm，最小0.2cm，易脱落。镜下心肌内见小灶性的梗死灶，部分心肌纤维肥大，心内膜下心肌间及心外膜下的小血管内可见部分机化的栓子。脑呈重度萎缩，尤以额叶为主。左颈内动脉及左大脑中动脉内有易脱落的暗红色栓子。右小脑局部软化并有空洞形成，空洞达1.5cm×1.6cm。左大脑中动脉供血区之皮质和髓质分界不清，内有散在出血；镜下见该区和小脑的蛛网膜下腔及白质中的小动脉内有新鲜的、部分机化的栓子。皮质及白质中有多发散在的出血性及缺血性的早期梗死灶。小脑区伴有大片陈旧性软化及液化空洞形成。基底核处小动脉壁呈现高血压脑病改变。双肾体积缩小，表面呈颗粒状；镜下见肾中小动脉管壁有纤维素性增厚，部分肾小球萎缩。

病理诊断：左上肺舌段周边型腺癌，转移至左肺下叶、右肺、胸膜、心包、横膈、肾上腺、骨、肺门及锁骨上淋巴结；主动脉瓣无菌性血栓性心内膜炎；脑动脉多处栓塞、脑多发性陈旧梗死；心肌小动脉栓塞，陈旧性灶性心肌梗死，右心房及右心室内附壁血栓；右下肺动脉栓塞；高血压性心脏病，高血压性脑病；肾小动脉硬化，脑动脉高度粥样硬化；支气管扩张，老年性肺气肿，肺水肿，灶性肺出血。

臧旭医师（病理科）：本例诊断为左肺上叶腺癌伴广泛转移。由于主动脉瓣膜上无菌性赘生物脱落，栓塞了左侧颈内动脉和大脑中动脉、冠状动脉小支及左足背动脉，造成了右侧偏瘫、小片心肌梗死及左足背动脉搏动消失。据尸检，肺内及其他脏器无明显炎症，因此致死原因不是感染性休克。患者病程中出现神志淡漠，是由于脑内多发、小片梗死所致。后来又再次发生左颈内动脉和大脑中动脉栓塞，引起了右侧偏瘫，合并肺水肿。在脑卒中发生肺水肿是常见的，达70%～80%。再加上肺动脉栓塞，引起患者严重呼吸衰竭而致死。

关于栓塞的问题，我国动脉粥样硬化患者的病情一般比外国人轻得多，因此很少有粥样斑块脱落引起脑动脉栓塞者。根据我院的尸检材料，胃癌、乳腺癌、结肠癌、胰腺癌、肝癌、食管癌及宫颈癌的发病率虽然较高，但很少转移到颅内，因为这些癌的瘤栓转移到脑，必须经过肺的滤过；且瘤栓很小，不会堵塞较大的动脉，引起神经症状。因此癌症患者晚期出现神经症状，应多考虑无菌性心内膜炎的存在。由于赘生物脱落，可引起脑动脉栓塞。

李龙芸（内科医师）：无菌性血栓性心内膜炎（NBTE）的临床及病理描述已有很多文献报告，绝大部分是尸检的报告，检出率为0.71%。我院3481例尸检中，确诊为NBTE者16例，占尸检总数的0.46%。赘生物常发生于主动脉瓣及二尖瓣。基础疾病以肿瘤多见，且以腺癌为主（常见为胰、肺、乳腺、胃、卵巢及前列腺癌），其次是淋巴瘤和血液系肿瘤。NBTE也可发生于非肿瘤性疾病，如风湿性心脏病、心肌病、肝硬化、肾小球肾炎及各种感染性疾病。过去把风湿性心内膜炎上的赘生物，都归入亚急性细菌性心内膜炎。现代由于广泛应用抗生素，心内膜炎上的赘生物中很少看到细菌，因此凡无细菌发现的心瓣膜炎现也归入NBTE。由于赘生物极易脱落，可发生多脏器栓塞。栓塞的第一靶器官是脑，其次是心脏。因此临床表现往往以神经系症状主诉多见，常呈亚急性发作，少数有突然偏瘫及精神紊乱，或心肌缺血、心律紊乱及心源性休克。心脏杂音仅1/3病人可听到。凝血机制异常约占22%，其中部分病人有弥漫性血管内凝血及血栓性静脉炎。死亡原因多见于脑卒中、心肌梗死、肺梗死及支气管肺炎。

NBTE生前诊断一般是较困难的，但由于二维超声技术的发展，目前可以检出心瓣膜上2mm大小的赘生物。因此结合病史、凝血机制等检查，有可能使部分病人在生前得到诊断。及时抗凝，取栓子，有可能延长病人的生存期。尤其对良性病者，及时诊断更为重要。通过本例的讨论也得到如下的启示，对凡有肿瘤和（或）合并血栓性静脉炎者，应警惕NBTE存在的可能。一旦发现有NBTE及栓塞时，也应积极寻找肿瘤。

潘家绮医师（内科）：至于为什么肿瘤易发生NBTE？许多作者已对癌症病人的凝血象进行了研究，结果约92%患者有凝血机制的异常，表现为纤维蛋白降解产物（FDP）增高，血小板增多，高纤维蛋白原血症，凝血酶原时间及凝血酶时间延长，提示有慢性弥漫性血管内凝血（DIC）的存在。目前已证明血浆纤维蛋白肽A（FPA）是慢性DIC的敏感指标，60%肿瘤病人在明确肿瘤诊断时FPA已增高。肿瘤组织本身能分泌一些促凝物质，如促血小板聚集物质、多种糖蛋白及血浆素原激活剂等，使机体处于高凝状态，具有高血栓形成倾向，故在静脉壁及心瓣膜上形成赘生物。

严洪珍医师（放射科）：在临床病理讨论中，经常出现临床诊断与病理诊断不一致，这与影像诊断有重要关系。病理上的病变能否形成影像，与很多因素有关。本例产生误诊的原因很多。就影像诊断分析，患者生前只拍摄了一次卧位X线胸像，难以真实地反映出纵隔与肺内的实际情况；若进行胸部CT扫描，就有可能发现肺内肿瘤，因为CT的空间及密度分辨率要比普通胸片高得多，而且还可显示胸片的隐蔽区。磁共振成像设备更能检查出目前影像检查所不能显示的病变。因此，当一种检查方法未能发现病变，或不能解释症状和体征时，应尽可能进行其他一些必要的影像检查，以最大限度地减少漏诊。

朱文玲医师（内科）：用超声心动图检查瓣膜赘生物，是对心内膜炎诊断的一大进展。我们最近经二维超声心动图检查，发现几例二尖瓣或主动脉瓣赘生物，后追问病史有较长时间发热史，住院后经检查诊为典型的感染性心内膜炎，且血培养阳性。二维超声心动图可了解赘生物的部位、大小、形状和活动性。赘生物好发部位以主动脉瓣最多，占39%；二尖瓣次之，占35%。赘生物的心动图表现为不规则的团块回声。它通常附着在一个瓣叶上，与瓣叶一致运动；也可通过一个柄附着在瓣叶上，或赘生物的一部分支持较松弛，而随血流自由地活动。当然超声心动图诊断赘生物也有局限性：①小于2～3mm者不易发现。②超声对赘生物仅为形态学诊断，并不能判断其是感染性或无菌性。

金兰医师（内科）：为什么赘生物较多发生在二尖瓣及主动脉瓣上，这可能与血流动力学有关。尤其在高血压患者及老年人，其心瓣膜常有非特异性胶原纤维变性，加之上面已述及的凝血机制的改变，故易在心瓣膜上有血小板及纤维素聚积，从而形成赘生物。由于赘生物很小，往往听不到心脏杂音，或听到的杂音非常柔和，甚至误诊为亚急性细菌性心内膜炎。因NBTE生前诊断困难，思想上还没有引起足够重视。通过本例讨论，今后对肿瘤或非肿瘤消耗性疾病，应警惕本病的可能。

（李龙芸　整理）

反复呼吸困难、心脏明显扩大——

病历摘要

患者男性，64岁。因高血压15年，胸闷、气短6年，心悸、气短、不能平卧5个月，于1988年6月7日第9次入院。

缘于1973年因头晕、头痛，测血压180/110mmHg，间断服药后，血压控制在160～170/100mmHg。1982年始出现胸闷、气短，劳累后加重。1982年9月5日，于情绪激动后在骑车过程中突觉胸闷、气短、头晕、心悸伴大汗淋漓及意识丧失，半小时后清醒，无心前区疼痛，首次住我院，当时不能平卧、咳白色泡沫痰，心尖及主动脉瓣区均有Ⅱ～Ⅲ级收缩期吹风样杂音，两肺多数水泡音，诊为“高血压病，动脉硬化性心脏病，左心室扩大，急性左心衰竭。”给予西地兰、呋塞米（速尿）后缓解。X线胸片：心脏略向左移位，中度肺气肿。住院过程中心电图示阵发性房颤、室早及二联律，左室肥厚及完全性左束支传导阻滞。心肌酶谱正常，治疗好转后出院。口服地高辛0.25mg/d，间断服用双氢克尿塞、消心痛、心痛定等药物，可做轻家务劳动，但上述症状经常发作。1984年10月心电图：心房纤颤。超声心动图：左房、左室增大，主动脉瓣狭窄及关闭不全。1985～1987年曾因多次心衰在我院住院7次，经常口服地高辛、开搏通（captopril）、双氢克尿塞、消心痛等药物，血压控制在140/80mmHg。1984年后第二主动脉瓣区出现Ⅱ级舒张期吹风样杂音。1988年1月以来，上述症状日益加重且不能平卧，多种药物不能控制，于1988年6月7日第9次入院。以往有慢性咳嗽、吸烟史40余年。

入院查体：T 36.7℃，P 80次/分，R 24次/分，血压110/70mmHg。一般情况差，神清、端坐位，呼吸急促，口唇轻度发绀，颈静脉充盈。心界向左扩大，心律绝对不齐，心音强弱不等，心前区Ⅱ级收缩期吹风样杂音，左下肺可闻及细湿啰音。肝肋下2cm，剑下4cm，质尚软，有触痛，脾未及。腹腔积液征（－），双下肢不肿，周围血管征未有记载。

入院诊断：①高血压动脉硬化性心脏病，左房、左室扩大、心房纤颤、心力衰竭。②慢性支气管炎。

治疗经过：入院后常规检查，肝功能、电解质、肌酐基本正常。尿素氮 7.14 ~ 12.5mmol/L。多次查血气：呼碱失代偿。胸片：心影普遍扩大，以左室为著，肺纹理粗。心电图：心房纤颤。二维超声心动图：左房左室进行性扩大，左室壁运动普遍减低，左室收缩功能差，主动脉瓣右冠瓣及左冠瓣增厚，开放受限。脉冲多普勒：主动脉瓣关闭不全和二尖瓣关闭不全。入院后给予强心、利尿、抗感染等治疗，症状稍有改善。7 月 5 日后心衰加重，经静点硝普钠、哌唑嗪后一度好转，7 月 29 日，病情又转重，8 月 3 日始血压 53 ~ 90/60 ~ 70mmHg，加用多巴胺 100mg + 多巴酚丁胺 200mg 静点，间断静点琥珀酸氢化可的松 200mg，8 月 26 日出现剧烈右上腹痛，血压一度降至 0，抢救后血压回升至 100/60mmHg，查血清淀粉酶 35U/dl，9 月 2 日上午再次出现躁动，大汗淋漓，憋气，血压、脉搏测不到，心率 140 次，心律绝对不齐。心电图：室性快速心律失常，经多方抢救无效，于晚 8 点 45 分死亡。死亡诊断：①缺血性心肌病、高血压动脉硬化性心脏病，心脏扩大、心房纤颤、心力衰竭。②老年性主动脉瓣病变，主动脉瓣关闭不全。③慢性支气管炎。死亡原因：心力衰竭，心源性休克。

临 床 讨 论

沙力进医师（放射科）：患者胸片可见胸椎轻度向右侧弯，两肺淤血，双上肺静脉影及肺门区血管影增粗模糊，右肋膈角区可见 KerleyB 线，心影明显增大，呈二尖瓣 - 普遍增大型，以左心室、左房增大为主。左心缘向左向下延长，右心缘可见双房影，升主动脉未见明显迂曲增宽。

依据心脏像的改变结合临床心脏听诊及其他检查资料，首先考虑风湿性心脏病、二尖瓣、主动脉瓣联合病变以关闭不全为主，合并左心功能衰竭、双肺淤血、肺水肿。

徐竞英医师（核医学科）：患者于1985年7月6日在核医学科做门控心血池心功能检查，分别做了静息状态下心功能与运动试验后心功能测定，取前后、左前斜45°、60°体位照像，观察左心室功能。结果：左心室明显增大，左室各壁运动功能减弱，心尖部无运动，未见明显的矛盾运动，测左心室射血分数33%（静息），运动后射血分数为35%。诊断：①左心室普遍增大，室壁运动明显减弱，心尖部无运动；②左心功能差。

朱文玲医师（内科）：本例临床特点：①男性，64岁；②1973年起出现高血压，1982年9月到1988年9月病故血压均在正常范围；③1982年9月起多次发生急性左心衰竭。左心功能进行性恶化至死于泵衰竭，历时6年；④无心绞痛史，无心肌梗死史；⑤慢性咳嗽及吸烟40余年，X线示轻度肺气肿，血气分析二氧化碳分压正常；⑥1982年9月心尖部及主动脉瓣区Ⅱ～Ⅲ级收缩期吹风样杂音和舒张期吹风样杂音的记录，当时血压19.2/9.33kPa，未记载周围血管征。1986年以后直至死亡心脏听诊未再闻及舒张期吹风样杂音；⑦辅助检查：心电图示完全性左束支传导阻滞、左室肥厚，心房纤颤。1985年6月心脏三位像示左室大，放射科未报告有风湿性心脏病。1988年7月床边胸像报告心影大，左心功能不全，超声心动图如病史所述。核素心血池造影射血分数低。

本例左心衰竭的病因：①高血压性心脏病，患者有高血压史多年，心电图左心肥厚为符合点。但1982年后血压一直正常，心脏却进行性增大，心衰也进行性加重，6年后死亡。因此，除高血压性心脏病外可能尚有其他原因；②瓣膜病，患者曾有主动脉瓣区双期杂音，超声心动图有主动脉瓣狭窄及关闭不全，杂音出现于一位60岁的老年人，故考虑系老年性瓣膜钙化所致。

本例主动脉瓣关闭不全不甚严重，在心衰加重后心脏杂音消失，瓣膜病一直未引起临床重视；③缺血性心肌病，患者有高血压史，心电图左室肥厚，完全性左束支传导阻滞，应考虑冠心病诊断。由于心肌严重缺血坏死，虽临床未确诊心肌梗死，很可能有多次小灶性心肌梗死造成左室高度扩大，室壁运动普遍减低，顽固心力衰竭，短时期内死于泵衰竭。实际上是一种缺血性心肌病。因未做冠状动脉造影，难以与扩张性心肌病鉴别。该例已有瓣膜损害、高血压等引起心脏病的病因，故不考虑为原发性心肌病。

周玉淑医师（急诊科）：患者多年高血压史，劳累、呼吸道感染后反复出现胸闷、心悸、肺内湿性啰音，左心室扩大，心尖部、主动脉瓣区杂音及心电图、超声心动图所见，诊断高血压动脉硬化性心脏病，心力衰竭是肯定的。但病情逐年加重，心功能逐渐恶化，故病人虽否认冶游史，梅毒血清试验阴性，也仍应警惕有无同时合并梅毒性心脏病的可能。

纪宝华医师（内科）：病人主动脉瓣区有Ⅱ～Ⅲ级收缩期和舒张期吹风样杂音，超声心动图证实有主动脉闭锁不全，但病人无冶游史，梅毒血清反应阴性不支持梅毒性心脏病。而患者有多年高血压史，结合临床符合高血压动脉硬化性心脏病。此外，门控心血池心功能检查提示有心室壁运动障碍，心电图示完全性左束支传导阻滞，临床上虽无急性心肌梗死史，仍不能除外有过心肌梗死。因为完全性左束支传导阻滞可掩盖急性心肌梗死的心电图改变，心肌酶谱检查由于抽血时间错过了高峰期也可造成漏诊。

其死亡原因，除了极度心力衰竭外，肺动脉和（或）其他动脉栓塞也要考虑。

戴玉华医师（内科）：患者 1982 年以后心脏病症状加重，当时虽无典型急性心肌梗死和心绞痛的表现，但不排除有动脉粥样硬化所致的慢性反复发作的灶性心肌缺血及纤维化形成的缺血性心肌病存在的可能。至于瓣膜损害超声心动图已证明。但瓣膜损害是左心衰竭的原因，还是左室扩大的后果（即相对性狭窄和关闭不全）？还是相互作用呈恶性循环？有待病理证实。

死亡原因，除了泵衰竭可能合并的肠系膜血栓形成外，患者右上腹剧痛后随即血压测不到，是否还有夹层动脉瘤的可能。

李龙芸医师（内科）：同意朱文玲医师的分析，患者于1982年9月在骑车中突感胸闷、气短、头晕、心悸、大汗淋漓即时意识丧失，以后又有类似发作，应考虑合并肺动脉栓塞之可能，反复的肺动脉栓塞可加重心功能的损害，进而发展为泵衰竭。但本例缺乏肺栓塞的心电图，X线表现、临床也无明显肺动脉高压及右心衰竭之征象，若早期做通气/灌注（V/Q）核素显像对诊断将有所帮助。此外，患者有房颤，心腔内很可能有附壁血栓形成。本例的右上腹剧痛不能排除肠系膜动脉栓塞。

朱元珏医师（内科）：同意李龙芸医师的意见，本例应除外肺栓塞和（或）肠系膜血管栓塞，由于栓子大小、发生频数等，在不同病例或同一病例的不同时间差异很大，造成错综复杂的临床表现，诊断往往非常困难，本例未提供下肢深静脉炎，心腔附壁血栓或赘生物（心脏超声心动图检查）及肺动脉高压或右心负荷增高（心电图）等证据，以致在患者生前临床上未考虑到栓塞性病变的可能。

孙成孚医师（外科）：从胸外科的角度提二点看法：①我国瓣膜疾病的外科治疗近10年来已有明显进展，在心脏外科手术中，主动脉瓣替换已经是一种低死亡率的常规手术，术后早期死亡率在3%～5%，明显低于二尖瓣置换，年龄超过50岁不是手术禁忌证；②主动脉瓣关闭不全病人，瓣膜置换术后血流动力学即可得到明显改善，远期栓塞的发生率亦较低，今后这类病人可考虑换瓣手术。

病理解剖结果

张慧信医师（病理科）：尸体为一老年男性，下肢轻度水肿，心包膜光滑，心包腔内有微黄色透明液体约100ml。心脏体积明显增大，重达1240g，左右房室腔内充满凝血块，除去凝血，心脏净重800g。心房室腔普遍扩张，左心房、左心室扩张尤为显著，梳状肌及乳头肌扁平。左室壁厚1.4cm，右室壁厚0.4cm。左心耳梳状肌间有一附壁血栓1.3cm×0.5cm，血栓已部分机化，表面有薄层内皮细胞覆盖。主动脉各半月瓣明显增厚，尤以闭锁缘为显，瓣叶僵硬缩短，失去弹性，各瓣叶联合处粘连，以致主动脉瓣明显狭窄及闭锁不全。镜下瓣膜呈纤维性增厚，结节状，未见钙化。二尖瓣增厚，瓣叶间粘连，闭锁缘处较明显，弹性差，瓣膜口周径约5cm，腱索增粗缩短，部分粘连融合，与后乳头肌连接的腱索病变较明显。前、后乳头肌明显增粗肥大。左心室及左心房内膜不规则增厚。心肌纤维肥大，室间隔及左心室前壁心肌有早期缺血性波浪状改变。左室壁有灶性急性心肌梗死，散在的心肌纤维化区及灶性心肌间质淋巴细胞浸润。室间隔及左心室壁心肌血管周围有少量小型不同阶段的典型风湿小体（阿少夫小体），个别风湿小体内有纤维素样坏死。风湿小体均位于血管一侧，部分小血管周围纤维组织增生。主动脉及冠状动脉均显中度粥样硬化。

双肺共重1440g，暗红色，切面有粉色液体溢出，肺内肌型小动脉管壁增厚。肝重1210g，呈慢性阻性充血改变。其他病变有慢性肾盂肾炎，全身小动脉硬化及结节性甲状腺肿。

病理诊断：急性及慢性风湿性心肌炎及心内膜炎；主动脉瓣、二尖瓣狭窄及关闭不全；左心耳附壁血栓；高血压动脉硬化性心脏病；心房室腔扩大；左心室肥大；主动脉及冠状动脉中度粥样硬化；肺水肿；肝慢性阻性充血；全身小动脉硬化；慢性肾盂肾炎；结节性甲状腺肿。

病理讨论与小结

刘彤华医师（病理科）：该例心脏重800g，远远超过单纯由高血压引起的心脏扩大，心脏外观像梅毒的牛心，但主动脉和心脏各处切片均未找到梅毒性病变，如梅毒性主动脉炎、树胶样肿或心肌弥漫性淋巴细胞和浆细胞浸润。光镜下意外地在心肌内找到阿少夫小体。加上主动脉瓣和二尖瓣的增厚变形，本例可确诊为高血压性心脏病同时合并有风湿性心脏病。

阿少夫小体一般作为诊断急性风湿性心脏病的标志，但有些病例在临床急性期后，心肌和心内膜内的阿少夫小体可持续存在很长时间，有的甚至无急性发作的病史，心内亦可找到阿少夫小体；但是慢性风湿性心脏病患者之心脏很少能找到阿少夫小体。据统计只有20%的慢性风湿性心脏病尸检可找到阿少夫小体，根据我们尸检的经验，临床确诊为慢性风湿性心脏病的病例并有典型的瓣膜病变如二尖瓣高度狭窄（鱼口），尸检也很难找到阿少夫小体。阿少夫小体一般分渗出（早期）、增生（肉芽肿）和愈合期，但不同期阿少夫小体可存在于同一心脏，风湿性内膜炎最常累及二尖瓣，其次为二尖瓣和主动脉瓣，同时累及二尖瓣、主动脉瓣和三尖瓣三个瓣膜者很少见，女性患者二尖瓣狭窄较重，而男性患者则主动脉瓣狭窄较重，原因不明。

老年性瓣膜病主要为瓣叶和瓣膜环的钙化，与本例有明显的不同。

金兰医师（内科）：1960年以来，文献报道没有心脏瓣膜病变的老年人随着年龄的增长，可出现三种瓣膜病变：即主动脉瓣增厚钙化，二尖瓣环增厚钙化和二尖瓣前叶粥样斑块，其中以主动脉瓣叶增厚钙化常见，在60岁以上的老年人中约占10%，这种老年性瓣膜退行性变是因瓣膜长年活动摩擦引起，由于左心承受的冲击摩擦较右心重，故主动脉瓣为最常见，其次为二尖瓣。其病理改变为瓣膜结缔组织变性，胶原内中性脂肪浸润，随后钙化，病变由窦部扩展至根部、体部。通常瓣膜游离缘活动正常，联合处无融合，不产生狭窄和关闭不全。但严重者，可有瓣膜体增厚、僵硬、粘连，可引起主动脉瓣狭窄和（或）关闭不全。若钙化扩展至传导系统，常可引起左束支传导阻滞或（和）房室传导阻滞。本例病理证明并非是老年性瓣膜病，尸检除主动脉瓣病变外尚有二尖瓣（包括腱索和乳头肌）的病变，证实系风湿性联合瓣膜病。从该病例中应吸取以下教训：①要提高对体格检查重要性的认识，心脏听诊对某些心脏病的诊断十分重要，先进的仪器是不能完全替代临床物理检查的。②超声心动图遇老年患者有主动脉瓣病变引起血流动力学改变，应仔细检查二尖瓣，从各个切面观察瓣叶、腱索和乳头肌，以鉴别老年性瓣膜退行性变和风湿性心瓣膜病。

（单渊东　张慧信　整理）

头晕、心悸、腹痛、呕吐——

病历摘要

患者女性，75岁，因头晕、心悸40小时，右上腹痛、呕吐

30小时，于1990年3月14日急诊入院。

患者于1990年3月12日下午1时无明显诱因出现头晕、心悸、恶心，伴全身冷汗，当晚9时来我院急诊。查体：神清，血压100/90mmHg，心率100次/分，律不齐。心电图示窦性心动过速、频发房性早搏、短阵室上性心动过速等。予以心律平150mg，3次/日口服，并予复方丹参静脉点滴，症状未见明显缓解。次日晨出现右上腹痛，伴频繁恶心、呕吐，且12小时无尿，血压渐升至210/190mmHg，心率120次/分。全腹平软，无明显压痛。血白细胞2.2×10^9/L，尿蛋白（+++），尿糖（++），尿酮体（-），血糖12mmol/L（输5% GS液时抽查），血肌酐200μmol/L，血尿素氮10mmol/L。B超发现右肾囊肿，肝胆胰脾未见异常。给予10%硫酸镁10ml肌注及口服巯甲丙脯酸25mg，30分钟后血压降至150/100mmHg，3小时后血压高低不稳，80/50～120/80mmHg。患者嗜睡，四肢湿冷，体温37.8℃，心率110次/分。经输液扩容，西地兰0.4mg静注之后，血压一度平稳在120/80mmHg。于3月14日2、6和7时先后3次突然一过性意识丧失，伴双上肢抽搐，尿失禁，血压测不出。心率>140次/分。每次发作1～2分钟，5～10分钟后血压可恢复至（150～170）/（90～100）mmHg，心率120次/分。复查心电图示V_2～V_4导联R波极小，S波加深，ST段抬高，V_4～V_6导联的ST段压低，以不除外急性前壁心肌梗死，于3月14日12时急收入我院CCU病室。

既往有“心律不齐”史10多年（具体不详），常服心得安。有“胆囊炎”病史5年，间断发作。近1年来有发作性头晕、恶心、大汗等症状，未测血压，症状自行缓解。

入院检查：体温36.6℃，血压120/80mmHg，神志清楚。四肢湿冷、巩膜未见黄染。双肺呼吸音清晰。心界不大，心率160次/分，律不齐，未闻及病理性杂音。全腹平软，中上腹深压痛，无肌紧张，无反跳痛，肝脾肋下未及移动性浊音（-），肠鸣音存在。神经系统病理征（-）。Hb 135g/L，WBC 24.3 × 10^9/L，中性92%、淋巴6%、单核2%，血钾5.3～5.5mmol/L。

抢救经过：患者入院后表现为多样的心律失常，如窦性心动过速、频发房早，阵发性房速、房颤、阵发性完全性右束支或左束支传导阻滞等。先后给予心律平、氨酰心胺等抗心律失常，用多巴胺升压及适当扩容，血压一度稳定在120/80mmHg，心率110～120次/分，律齐。至当日17:30分再度出现室上性心动过速，心率达180次/分，血压测不出，全身湿冷，经静脉给心律平及多巴胺后，心率降至130次/分，但血压仍测不出，继之出现阿-斯综合征，呼吸变浅、慢，瞳孔渐散大，光反应消失。给予呼吸兴奋剂、强心、快速扩容及加强升压，多巴胺静脉入量达［10～20μg/（kg·min）］，血压仍不升，心率进一步减慢，心电图呈室性自搏心律，经静脉给予"新三联"数次亦未见效。终因抢救无效，于1990年3月14日18:30分死亡。

死亡诊断：①心律失常及休克，急性前壁心肌梗死不除外，慢性胆囊炎急性发作，感染性休克？②糖尿病？

临床讨论

于阳医师（内科急诊）：本患者在急诊室时的病情变化主要有以下几点：①血压极度不稳，同时伴意识模糊、皮肤苍白湿冷，表现为休克；②有右上腹痛、低热和白细胞升高等炎症表现，但无急腹症体征；③心电图示心肌缺血和多种心律失常。由于急诊室的特定环境，我们只是注重于心律失常和休克的治疗与抢救，但对于患者大幅度的血压波动缺少满意的解释。当时考虑血压不稳的原因有以下可能：①老年高血压病人，使用了过强的降压药致血压过度降低；②血容量不足；③心律失常和心肌缺血，甚或有心肌梗死而致心功能不全；④不除外感染性休克的可能。出于上述考虑，在急诊室的处理主要是抗感染、扩容和扩冠治疗，并尽快将病人收入CCU。

费亚新医师（神经科）：患者有发作性神志不清，眼球固定、上翻及肢体抽动等表现，从神经科角度考虑为癫痫发作。由于本例以往没有抽搐病史，此次是在周身情况极差的情况下发作，且已是高龄，故从病因上说应属于症状性癫痫。据病史记录，患者在急诊室留观期间先后有9次明显的血压下降，其中6次血压测不到，同时伴唇绀，意识不清，出现眼球固定、上翻、肢体抽搐和尿失禁。每次发作持续1分钟左右。当血压回升时，神志随之恢复，抽搐亦停止；血压不低时，神志一直清楚，也未发生抽搐。可见本例癫痫发作与血压下降有密切的关系。血压急剧下降，导致大脑缺血、缺氧，严重影响神经细胞的能量合成和供应，使细胞的膜电位不稳定，就可出现抽搐。因此，首先考虑癫痫发作是由缺血缺氧引起。其次，患者曾疑有糖尿病，当有酮症酸中毒或高渗性昏迷等严重并发症时可出现癫痫发作，本例没有这些表现，可以除外。再其次，本例神经系统检查，除双下肢有短暂的病理征外，未发现其他阳性体征，也不支持癫痫由脑部本身病变引起。

夏朴医师（内分泌科）：本例与内分泌科密切有关的两个问题：

1. 血糖高　患者在输注5% GS时查血糖为12mmol/L，尿糖（++），这是有病理意义的。一般来说，正常人输注5% GS可使血糖上升不超过0.555~1.11mmol/L。显然，本例的血糖是异常的。但是①患者生前无糖尿病史，亦无糖尿病家族史；②在此次发病的严重应激情况下，如果是一个从未治疗过的老年糖尿病人，血糖会更高，而且多会出现糖尿病酮症酸中毒或非酮症高渗性昏迷。因此，本例糖尿病的诊断不能成立，考虑为症状性高血糖或继发性糖尿病。

2. 血压高　本例血压高的显著特点是其急剧的波动性，这也是本例最重要的特征。血压的波动在临床上是很常见的现象，如情绪紧张、高血压病早期、心绞痛发作、颅脑损伤、更年期综合征等，均可出现血压波动。但本例的血压波动除其幅度大外，还有两点是特殊的：①高血压与低血压交替出现。在血压降至0时，几分钟后即回升至高水平；②高血压与休克并存。当病人出现四肢湿冷、全身冷汗、面色苍白等休克表现时，血压却很高。这两种情况除见于嗜铬细胞瘤外，在其他疾病中一般不会出现。相反，本例的所有临床表现，诸如心悸、头晕、腹痛、低热、癫痫发作及白细胞增高等，都可以用嗜铬细胞瘤解释。所以应考虑嗜铬细胞瘤的诊断。不过本例有两点很不典型，一是年龄过大，二是体型过胖。此外，嗜铬细胞瘤95%以上位于横膈以下，本例腹部B超未见占位病变，提示可能是1例少见的特殊部位的嗜铬细胞瘤。

朱文玲医师（内科）：着重谈一谈本例的休克问题。①患者高龄，有高血压，心律失常，心电图示V_3、V_4导联R波小，ST段抬高，首先考虑不典型前壁心肌梗死引起的心源性休克。老年人急性心肌梗死，约1/3病人表现为无痛性。急性心肌梗死早期常有反射性交感神经兴奋，血浆儿茶酚胺增高，表现为血压升高，心率增快，原有高血压的病人血压升高更为显著。但在急诊留观期间血压反复波动，不符合休克前的表现，而且心电图始终无急性心肌梗死的演变，故急性心肌梗死以及心源性休克的诊断难以成立；②感染性休克：患者有慢性胆囊炎史，本次诉有右上腹痛，白细胞升高，伴低热，有革兰阴性杆菌引起的感染性休克的可能。但入院后无发热，腹软无压痛，无感染中毒症状，以及休克前的血压大幅度波动均不支持此诊断。回顾病人在急诊留观期间的表现，有发作性高血压，伴头晕、心悸、大汗、心动过速、血糖升高等现象，归纳为儿茶酚胺增多和发作性高血压两个特点，故应考虑嗜铬细胞瘤的诊断。

病理解剖结果及讨论

李和伟医师（病理科）：尸体为一老年女性，身高158cm，体重70.5kg。于胸腔后纵隔，第9、10胸椎骨前方可见一球形肿物。肿物包膜完整，表面光滑，血管丰富，与周围组织无粘连，附近未见肿大的淋巴结。肿物大小为6cm×5cm×3.5cm，重57g。切面呈分叶状，包膜完整，中央有灰褐色出血、坏死区域。镜下呈典型的嗜铬细胞瘤象。嗜铬反应阳性。瘤体内有丰富的血窦。瘤细胞异型性大，见有多核瘤巨细胞。因未见肿瘤侵犯周围组织，亦未见肿大的淋巴结，故仍属良性。

心脏肥大，重385g。左心室壁厚1.8cm，乳头肌增粗。镜下见心肌纤维肥大，胞浆丰富、红染，核大小不一。未见炎症反应及梗死灶。胰腺重70g，小叶结构清楚，腺泡完整，未见炎症反应。胆囊饱满，粘膜大部分自溶，未见结石。

病理诊断：后纵隔嗜铬细胞瘤；高血压性心脏病，左心室肥大；主动脉、冠状动脉轻度粥样硬化；肺水肿；老年性肺气肿；双肾单纯性囊肿；子宫及双侧附件缺如；多脏器充血。

李德春医师（病理科）：本例尸检主要所见为后纵隔第9、10胸椎前的嗜铬细胞瘤，电镜下见有去甲肾上腺素的分泌颗粒。因此，该例是肾上腺外嗜铬细胞瘤，其组织来源为主动脉旁的交感神经节。嗜铬细胞瘤的发生部位主要为肾上腺髓质，占75%~90%，肾上腺外占10%~15%。后者近40%为恶性，常转移到局部淋巴结与骨骼。本例肿瘤包膜完整，虽然组织学上有比较明显的细胞异型性，但无浸润和转移，因此仍为良性肿瘤。一般认为肾上腺外嗜铬细胞瘤多具有功能，有报道每克瘤组织含去甲肾上腺素4.7mg、肾上腺素0.1mg。本例正由于肿瘤大量释放儿茶酚胺，出现高血压危象，导致循环衰竭而死亡。

朱文玲医师（内科）：本例在临床上有高儿茶酚胺血症和发作性高血压的表现，但为什么生前未能明确嗜铬细胞瘤的诊断，分析其原因有：①对血压波动缺乏足够的客观认识。当时曾解释为血压下降是对降压药的反应，也曾解释为快速心律失常致血压测不清，甚或怀疑血压测量不准确，而入院后血压未再波动，故对有关键性诊断意义的血压波动现象未予重视；②对儿茶酚胺增多现象满足于用急性心肌梗死、休克或感染等疾病致交感神经兴奋来解释；③孤立地对待血糖升高现象，认为老年冠心病合并糖尿病比较常见；④对嗜铬细胞瘤表现低血压认识不足。嗜铬细胞瘤引起低血压的可能原因：①血容量不足。由于肾上腺素和去甲肾上腺素分泌过多，使血管收缩，加之出汗增多，导致血容量减少；②血管中枢因受过多的去甲肾上腺素影响，血管运动反射降低，当阵发性高血压发作终止时出现低血压；③长期高浓度儿茶酚胺引起心肌细胞灶性坏死、心肌纤维化，致儿茶酚胺性心肌炎或心功能衰竭；④由于血压急骤升高，导致肿瘤血液循环中断，肿瘤出血、坏死或栓塞，使儿茶酚胺释放迅速减少而致血压下降。

曾正陪医师（内分泌科）：通过本例的讨论，使我们对不典型的嗜铬细胞瘤有了进一步的认识。此病人因年龄大、体胖、高血压史不明确，来院急诊至死亡仅40余小时，又是以心律失常和休克表现为主，因此很容易首先考虑心脏疾患。但是，全面分析本例的各临床特点，完全符合嗜铬细胞瘤的诊断。嗜铬细胞瘤的发作可以表现为全身多系统的症状和体征，临床医生应予重视。尤其是像本例这样不明原因的高血压与低血压反复急剧的波动，伴有顽固性多变性心律失常，均应想到此病的可能。若高度怀疑本病，可使用α受体阻滞剂酚妥拉明进行试验性治疗，同时输注新鲜血液或血浆以补充血容量，积极控制大幅度的血压波动，减轻致命性的心、脑、肾等脏器的损害。有条件时测血或尿儿茶酚胺水平，并进行B超或CT检查以帮助诊断。一旦明确诊断，则视病情危重情况，可在静脉点滴酚妥拉明准备下行急诊手术，或待病情平稳后择期手术。值得一提的是，给嗜铬细胞瘤患者如单用β受体阻滞剂（心得安等）而不合用α受体阻滞剂是很危险的，可使血压进一步升高，当属禁忌。

嗜铬细胞瘤占高血压病的0.5%～1.0%，其中90%以上可手术切除肿瘤而治愈。因此在高血压病人中及时发现嗜铬细胞瘤是很重要的。肾上腺外嗜铬细胞瘤虽只占嗜铬细胞瘤的10%～15%，但其定位常较困难，可以存在于颅内、胸腔、腹部及盆腔多个部位。只要我们充分认识到嗜铬细胞瘤的多种多样的临床表现，及时想到本病，配合必要的检查手段，是不难做出正确诊断与治疗的。

（夏 朴 李德春 整理）

腹胀、食欲不振、发热、双下肢皮下结节——

病历摘要

患者女性，52岁。因腹胀、食欲不振5年，加剧伴发热、双下肢皮下结节3个月，于1989年2月28日入院。患者于1983年秋起觉腹胀，恶心，食欲不振，头晕，午后低热，未测体温。

在当地医院查肝功能、心电图正常。1988 年 4 月因头晕加剧，查肝功、心电图仍正常，胃镜示慢性胃炎。1988 年 12 月起腹胀、恶心加重，食欲差，日进食仅 1 两，伴全身乏力，心悸，消瘦，高热（未测体温）。双下肢出现多发性皮下结节，直径 2 ~ 4cm，边界清，光滑，有压痛，部分自行消退，消退后局部色素沉着。次年 2 月初起咳嗽，咳中等量白痰，盗汗严重，为确诊来我院。急诊测体温 40℃，右锁骨上淋巴结及肝脾肿大，胸片未见明显异常。血象示全血细胞减少。骨髓穿刺涂片示原粒 10.5%。右锁骨上淋巴结活检示“坏死性淋巴结炎”。

既往无肝炎、结核病史。5 年前家里养家鸽十余只。家族中无结核或类似病史。

查体：T 38.2℃，P 102 次/分，R 21 次/分，BP 100/65mmHg。慢性病容，消瘦，双颈部、左锁骨上、双腋窝均可触及绿豆至黄豆大小淋巴结，质中光滑，无压痛。双肺清，无啰音，心律齐，心率 104 次/分，心前区Ⅱ/Ⅵ级收缩期吹风样杂音。腹平软，肝肋下 4cm，质较硬，轻压痛，表面尚光滑。脾侧位左肋下 3cm，质硬，光滑，无压痛。左大腿内侧有 2cm × 2cm 皮下结节 2 个，表面呈红褐色色素沉着，双小腿中段外侧及左胫前均有多个直径 1.5 ~ 2cm 皮下结节，光滑，边界清，无融合，轻压痛，左胫前有一结节直径 2.5cm，中央液化。生理反射存在，病理反射未引出。

实验室检查：1989 年 3 月查血象：Hb 50 ~ 76g/L，RBC 2.84×10^{12}/L，WBC 2.2×10^{9}/L，中性 66% ~81%，淋巴 19% ~ 34%，血小板 55×10^{9}/L。1989 年 4 月 7 日：WBC 11.2×10^{9}/L，中性 49%，淋巴 26%，单核 5%，原始粒 12%，中幼粒 5%，晚幼粒 3%，每检 100 个 WBC 可见晚幼红细胞 8 个。尿、便常规正常。血沉 114mm/第一小时末。碱性磷酸酶、γ－转肽酶、甲胎蛋白、SGPT、胆红素、免疫球蛋白等均正常。蛋白电泳 γ 球

蛋白28.6%；Widal反应（-），布氏杆菌凝集试验（-）。OT试验1∶10000、1∶5000、1∶2000均（-）。血培养（-）。多次骨髓象均显示：增生不良，粒红之比为0.75∶1，原粒9%～11.5%，早幼粒3%～9.5%，晚幼粒细胞以下各阶段比值减低，红系增生明显，以中幼、晚幼红为主，比值明显增高，可见点彩及畸形红细胞。1989年4月4日查CD_{48}20%（正常值20%～30%），CD_4 25%～30%（正常值30%～40%）。

住院以后3月3日再次行左下肢皮下结节活检病理见"真皮及皮下肉芽肿，大片坏死，有大量中性粒细胞、淋巴细胞、浆细胞及泡沫细胞"。3月10日由内科传染组医师会诊，认为不能除外非典型分枝杆菌感染。遂请病理科复看病理切片并做抗酸染色，结果在颈淋巴结及皮下结节中均发现"大量不典型的抗酸杆菌"，但未见结核结节。3月14日再次皮下结节活检，确认了以前的发现，活检物直接涂片抗酸染色也找到了极短小的抗酸杆菌。活检物做经典抗酸培养14天后长出了黄色光滑菌落。

至此，考虑肺外非典型分枝杆菌感染诊断成立。予以利福平+异烟肼+链霉素+吡嗪酰胺（PZA）+氟哌酸治疗，1周后体温降至37.5℃，乏力盗汗减轻，食欲好转，全血细胞上升，肝脾回缩，皮下结节消退。因恶心极明显，停用利福平及氟哌酸。4天后又有新发皮下结节。

临床讨论

方国栋医师（内科）：本例有以下特点：①中年女性；②缓慢起病，三个月前呈急性进展；③以发热双下肢散在皮下结节及皮肤局部色素沉着为突出主诉；④明显消瘦、食欲欠佳；⑤体征皮下结节有液化，肝脾高度肿大，颌下、锁上、腋窝淋巴结大；⑥血沉增快，外周血全血细胞减少，"OT"各稀释度均阴性；骨髓象显示增生不良；胸片阴性；⑦淋巴结、皮下结节活检均为非特异性改变；⑧上述切片抗酸染色均找到大量抗酸杆菌，但竟无典型结核病理改变；镜下抗酸杆菌极短小；⑨皮下结节抗酸培养阳性，得到缓慢生长（2 周）的黄色菌落；⑩四联抗结核治疗［异烟肼（INH）+利福平（REP）+PZA+S. M.］+氟哌酸治疗下，体温下降，肝脾回缩，血象好转，但治疗中又有新的皮下结节产生。

非典型分枝杆菌无论按过去老分类法还是按现在国际通用方法分类均分为 4 大类，即：见光产色素－缓慢生长型；黑暗中产色素－缓慢生长型；见光不产色素－缓慢生长型和快速生长型。据国内外文献报道，非典型分枝杆菌感染以细胞内－鸟型分枝杆菌致病较多见。本例产色素显然不像胞内鸟型，可能为第二类即黑暗产色素缓慢生长型。非典型分枝杆菌感染来源及感染途径主要有①人→人感染，尚未确定；②动物→人，如猪、牛等；③外界对人的感染，如从泥土及水中传染，已发现煤矿工人、金属工人、焊接工人易患。

非典型分枝杆菌感染主要易发生于有免疫缺陷的病人，如艾滋病、毛细胞性白血病。非典型分枝杆菌引起的肺部感染很易误诊为肺结核，区别点是有人认为非典型分枝杆菌感染胸部 X 线片改变轻，而痰中抗酸菌大量，抗结核治疗效果差。

Horsburgh 等提出，播散性非典型分枝杆菌感染的诊断标准为：①至少在一处肺外部位培养得到非典型分枝菌；②与培养部位解剖学上相距很远的部位有相应组织病理变化。播散性非典型分枝杆菌感染以系统性症状为突出症状，诸如发热、消瘦，骨的病变引起局限性疼痛有时为另一类突出症状，而肺和胃肠症状则常缺如。体检则以全身网状内皮系统的改变为突出，如淋巴结肿大，肝脾肿大。皮肤和皮下结节损害为播散性感染的表现之一。这种病人大部分均贫血，而白细胞计数不一，白细胞计数的高低无助于播散性非典型分枝杆菌感染的诊断。白细胞减少常常是因其他疾病发生早于或与非典型分枝杆菌感染同时发生，也有的为非典型分枝杆菌感染的结果，可能因感染侵入了骨髓。本例骨髓涂片抗酸染色阴性。

非典型分枝杆菌与结核杆菌不同，肺外播散时主要累及全身网状内皮系统、骨或皮肤，而较少侵犯脑膜、肾、肾上腺、胸腹膜。播散途径为经网状内皮系统和血行播散。组织学检查提示机体对播散感染的反应有很大差异。Horsburgh 报告 37 例胞内鸟型分枝杆菌播散感染中，7 例多处组织标本未见抗酸菌，21 例偶见，而 8 例在组织标本中见大量抗酸菌，简直与瘤型麻风差不多。尽管抗酸菌如此大量，但机体炎症反应都极为轻微，几乎没有越过正常组织界线。本例即使在皮下结节、淋巴结中见到大量抗酸菌，但却见不到典型的结核结节。

分枝杆菌皮肤迟发超敏试验在诊断中的作用尚难评定。要鉴别结核抑或非典型的分枝杆菌最终要通过细菌学手段，因此取得合适的组织标本做培养至关重要。骨髓、淋巴结、肝、骨标本一般较能取得阳性培养。国外学者推荐骨髓培养。由于病理标本中抗酸菌并不总能找到，组织标本培养就更显得重要。

对播散性分枝杆菌感染的治疗至今未有最佳方案。Horsburgh 报告播散性胞内鸟型分枝杆菌感染不治疗可以致死，同时接受治疗的 33 例中 23 例对抗结核治疗反应良好。对肺内感染大部分学者均主张予以 4 个或更多药物联合治疗。国外学者认为第二线抗结核药物如环丝氨酸、乙硫异烟胺与第一线药物合用效果好。治疗上另一进展是，就像利福平问世以后，不仅用于抗结核，而且发现可治疗金黄色葡萄球菌败血症、军团菌感染一样，20 世纪 80 年代问世的新型口服抗生素氟喹酮类对包括结核杆菌在内的分枝杆菌感染有效。特别是其中的环丙氟酸（ciprofloxacin）和氟嗪酸（ofloxacin）对某些非典型分枝杆菌有效。现认为这些氟喹酮类可能可以用作抗分枝杆菌感染的常规治疗替代药物，或者可以加快常规抗结核化疗药物的抗分枝杆菌作用。本例试用了氟哌酸，因胃肠道反应而停药。

潘家绮医师（内科）：病人一般情况较急诊观察期间明显好转。现主要鉴别巨幼细胞性贫血合并感染致类白血病反应还是白血病前期或骨髓增生异常综合征（MDS）。根据患者：①有严重感染，三次活检都有多量抗酸杆菌；②住院1个月来贫血无加重；③发病以来无出血倾向；④抗结核治疗后肝脾回缩，胸骨无压痛；⑤治疗后外周血仍有原粒出现，但<15%，骨髓原+早幼粒细胞增多，但<20%，红系、粒系均有明显巨幼变，中性粒细胞分叶多达6~10叶，予抗结核治疗后WBC自2×10^9/L升到4×10^9/L；⑥骨髓及外周血出现左移，有原粒细胞，但未见Auer小体；⑦外周血粒细胞AKP积分104分；据上特点似更需要进一步考虑反应性粒细胞增生及骨髓增生。

巨幼细胞贫血患者（维生素B_{12}、叶酸缺乏）可使骨髓粒细胞储备下降，而严重感染则进一步消耗贮备，使粒细胞左移，常见于巨幼贫血患者合并播散性结核时。本患者长期营养不良致贫血，细胞免疫功能下降，并发分枝杆菌感染可以解释。惟一不支持处为发热已明显好转而骨髓象仍不正常，要在除外类白血病反应后才考虑MDS的诊断。目前MDS尚缺乏细胞生化、染色等资料。建议进一步查红细胞内叶酸、血清叶酸、维生素B_{12}测定，查血清铁、FEP。建议试用维生素B_{12} 200μg，隔日一次肌注，叶酸5mg 3次/天共21天，再复查骨髓。

朱元珏医师（内科）：本例最好能做细菌分型及分枝杆菌皮试。在治疗下病人仍不断有新的皮下结节出现，很可能体内有隐藏感染灶，不断造成血行播散，应进一步查明。本病人外周血淋巴细胞分型OKT_4、OKT_8的计数均低于正常，提示细胞免疫功能受损。

柯美云医师（内科）：本例使我想起20世纪70年代我院曾收治过的另一病人。一名26岁的男性，因双下肢和腹部包块伴发低热1年多入院。该患者下肢包块曾在我院门诊活检病理报告为“慢性肉芽肿”，可能系寄生虫所致。但入院后伤口分泌物涂片、包块脓液穿刺涂片均发现抗酸杆菌，脓液培养得到抗酸杆菌，淡黄色光滑型菌落，暗处呈黄色，24～37℃均生长，烟酸试验（－），硝酸盐还原试验强（＋），Tween水解5、10天均（＋），鉴定为“非致病性淡黄色分枝杆菌”。看起来这两例的非典型分枝杆菌有类似之处。该病人腹部包块还做了剖腹探查，包块在回盲部，病理报告为“干酪性结核肉芽肿”，我们予以三联抗结核治疗，但腹壁胸壁不断有包块出现，经多次穿刺抽脓并注入异烟肼后好转出院。

王爱霞医师（内科）：柯医师所说的病人抗结核治疗达2年多，1982年曾来随诊，病人1981年臀部又出现包块，穿刺有脓，再服利福平。1982年12月门诊发现左坐骨棘又有一黄豆大小包块，挤出少许白脓液，涂片抗酸菌（－），培养未见生长。本例女病人住院后我看过，由于有前面那例的经验，我第一印象就考虑要除外非典型分枝杆菌感染，经抗酸染色证实。但这例与前一例不同之处在于包块并不化脓，切开后伤口并不迁延不愈，病理镜下非典型抗酸菌大量，这在国外报道中也是罕见的。

国外报道非典型抗酸分枝杆菌病人多为胞内鸟型分枝杆菌，且其中许多人为艾滋病患者。本例我们做了HIV抗体检测为阴性。患者外周血全血细胞减少，骨髓呈现增生不良，幼稚细胞高于一般人，肯定存在着某种免疫功能低下，这就是病人感染的潜在易感因素。

治疗上了那么多药但并不乐观，特别是几个药对肝脏均有毒性，病人一度见到利福平胶囊就恶心，不能耐受。这种非典型分枝杆菌病很难治疗，一般都要连续治疗 2 年以上，所以用药要好好计划。

鉴别诊断上因为此例的病理改变不是典型的结核改变，故还要排除奴卡菌感染。奴卡菌是一种革兰阴性放线菌，抗酸染色不应阳性，这点不像奴卡放线菌感染，且已培养得到抗酸菌确诊。

治疗结果

在继续住院中，病人空腹血糖 152mg/dl，餐后 2 小时血糖 279mg/dl，临床上“三多”症状不突出，但已能诊断糖尿病，一度早晚餐前用胰岛素治疗，后改为 D860 口服。

经 $VitB_{12}$ 和叶酸治疗 3 周，Hb 仍低于 45g/L，RBC $1.43\times10^{12}/L$，WBC $8.2\times10^{9}/L$，出现 4% 原粒。复查骨髓，原粒 11.5%，早幼粒 5%，粒红系均有明显巨幼变。肝肋下 3cm，脾肋下 3cm。因此治疗反应基本上除外巨幼细胞性贫血，可诊断 MDS。试用 Ara－C 10mg，皮下注射，2 次/天。至 1989 年 5 月 11 日来门诊复查。继续用 Ara－C，患者已不发热但 WBC 及 Hb 均偏低。

抗结核治疗因患者肝功出现异常，停利福平，改利福定；又因注射链霉素出现耳鸣而停用，经结核病医院会诊，定为 INH＋吡嗪酰胺（PZA）＋EMB。治疗后皮下结节渐减小、消失，未再出现新的。出院诊断：①播散性非典型分枝杆菌感染；②MDS；③糖尿病。

（该株分枝杆菌经美国匹兹堡 VA 医院临床微生物学实验室鉴定，过氧化氢酶（＋），氯化钠试验（＋），尿素酶（＋），Tween 5 天阳性，碲酸盐（－），烟酸（－），硝酸盐（－），Arylsult（－），鉴定为 M. flavescens。药敏试验表明，对链霉素、利福平敏感，对异烟肼、PAS、乙胺丁醇、乙硫异烟胺、卡那霉素耐药。M. flavescens 属第二类非典型分枝杆菌，一般认为对人类非致病性或罕致病性。本例是我国第一例 M. flavescens 致病的病例。

（方国栋　整理）

胸壁肿物、双侧胸腔大量积液、右肱骨及肩胛骨病变——

病历摘要

患者男性，16 岁。因右胸壁肿物 1.5 年，右侧胸腔积液 1 年，发现右肱骨骨质破坏半年，左侧胸腔积液半个月，于 1989 年 12 月 27 日入院。

患者于 1988 年 5 月起感右乳房有肿物，逐渐增大，如鸡蛋大小，并扩展至右侧胸壁、右上腹及右肩背部，无痛胀感，皮肤颜色与正常无异，未予重视。10 月去某院就诊，摄 X 线胸片正常，右胸壁皮肤活检无特异发现。11 月底出现胸闷、气急，活动后加重，右上肢肿胀，提重物时疼痛，压痛（+），活动不受限。12 月底出现右侧胸腔大量积液、疑“结核性胸膜炎”，予雷米封、利福平、链霉素正规抗结核治疗 4 个月无效。1989 年 4 月开始，右侧胸壁又明显肿胀，胸闷、气急加重，左乳房亦有一小肿块，无不适感。同年 5 月在某院住院治疗，仍考虑结核。继续上述三联抗结核药加泼尼松 15mg/d，治疗 2 个月，疗效不佳。住院期间（6 月）发现右肱骨上段骨质有虫蚀样改变，10

余次抽胸腔积液均为渗出液，未见瘤细胞、抗酸杆菌及异常染色体。胸膜及病变骨活检无特异发现，二次骨髓检查正常。7月份出院时病情仍同前，出院后继续抗结核治疗6个月。12月中旬左侧亦出现胸腔积液。发病以来无发热、咳嗽、盗汗、胸痛等，因诊断不清入我院。既往史无特殊。

体检：T 36.2℃，R 20次/分，P 80次/分，BP 110/70mmHg。发育正常，神志清晰。左腋下淋巴结已做活检，余浅表淋巴结无肿大。头颅五官无异常。甲状腺不大。双侧胸壁无明显肿胀，双肺后背第5肋以下叩浊，语颤减弱；左下肺呼吸音低，未闻干、湿啰音；右肺呼吸音消失。心率80次/分，律齐，无病理性杂音。腹软，肝肋下约3cm，质软，无触痛；脾未及。四肢活动自如；右肱骨上段略有压痛，中段周径205mm；左肱骨中段周径175mm，各关节无畸形。

实验室检查：Hb 142g/L，RBC 4.66×10^{12}/L，WBC 6.8×10^{9}/L，中性0.75，淋巴0.24，血小板227×10^{9}/L。尿常规（-），尿本-周蛋白（-），24小时尿钙3.8mmol/L、尿磷52mmol/L。血沉1～2mm/第一小时末，胆固醇2.73mmol/L（105mg%）、甘油三酯1.1mmol/L（100mg%），Ig正常，血α-EP（-），血AKP 117U/L，抗核抗体（-）、OT试验（1：2000）（++），血清蛋白电泳：白蛋白53.8%，α_1 2.7%、α_2 10%、β 11.8%、γ 21.7%。胸腔积液检查：黄色混浊，细胞总数11000，白细胞数6250，单核0.97，多核0.03；黎氏试验（+），比重1.027，总蛋白4.7g%，糖定量正常，LDH 421U/L，细菌培养（-）、乳糜试验二次（+），未找到抗酸杆菌及癌细胞。血钙2.03mmol/L（8.1mg%），磷1.68mmol/L（5.2mg%）。B超：双侧大量胸腔积液，肝大，脾、胰、胆囊、双肾未见异常。胸膜活检：见淋巴细胞、单核细胞、嗜酸粒细胞及巨核细胞。X线肱骨像：右肱骨近侧1/2和肩胛骨肩峰、喙突和关节盂

附近虫蚀样骨质破坏，有病理性骨折，病变有进展。骨髓检查：涂片大致正常，未见异常细胞，培养（－）；活检示成熟的嗜酸粒细胞稍增多。淋巴结活检示反应性增生。病变骨活检示纤维结缔组织、骨髓组织、碎骨及少许死骨。

临床讨论

余卫医师（放射科）：X线胸部平片和CT片显示除双侧胸腔积液外，未见胸壁结节及肺实质病变，胸导管亦未见扩张。右肱骨X线平片及体层像示病变较广泛，从肱骨近端骺线以下延至肱骨远端，病变的边界不清，骨皮质及骨髓腔均受累，呈虫蚀样破坏，未见死骨、硬化及骨膜反应的征象，软组织内未见明确的肿块影。肩胛骨也可见局限的虫蚀破坏。根据上述所见，从影像学角度分析，病变主要是以弥漫性骨髓浸润病变为主，恶性病变的可能性较大，如白血病、淋巴细胞性肿瘤或转移癌等，因患者年轻，应除外神经母细胞瘤骨转移。良性病变可能性较小，应除外骨的真菌感染。

姜秀芳医师（内科）：归纳本例特点：①青少年男性患者；②病程共22个月；③发病的首要症状为右侧乳房出现鸡蛋大肿块，向右胸背扩展，无痛胀感；皮肤正常，活检无特异发现；肿块随抽胸腔积液后消失。左乳房也曾有肿块，无不适，可自行消失；④右胸肿块出现后半年，产生胸闷、气急，同时发生右上肢肿胀，右肱骨中段周径205mm，较左侧粗30mm；半个月后B超右侧胸腔大量积液，胸腔积液的特点为橘红色、渗出液，乳糜试验二次阳性，找瘤细胞及抗酸杆菌（－）；⑤正规抗结核治疗1年，无明显疗效，整个病程中无发热及呼吸道症状；⑥近半年发现右肱骨近1/2端骨质破坏，呈虫蚀样改变，有病理性骨折；骨髓培养（－），骨穿及骨髓活检无明显异常；骨盆、头颅像正常。病变处骨活检病理报告：纤维结缔组织、碎骨、死骨，未见瘤细胞；⑦淋巴结活检为反应性增生。尿本－周蛋白（－）。根据上述临床资料分析如下：

1. 淋巴瘤　淋巴瘤可见于青少年，表现为无痛性淋巴组织增生，皮下肿块。当纵隔、肺及胸腔淋巴结被累及时，可引起纵隔肿瘤压迫综合征、胸腔积液或乳糜性胸腔积液。该患者有淋巴结肿大，左右乳房肿块及右胸背肿胀，且为无痛性，乳糜试验二次阳性，表明有淋巴系统受累。但患者发病后从无发热，胸 CT 检查未见肿块，淋巴结活检阴性。近 2 年的病程观察，一般情况尚好，所以很难用淋巴瘤解释。

2. 多发性骨髓瘤　本病为浆细胞的一种恶性肿瘤，其特征为异常浆细胞（骨髓瘤细胞）无限增生并浸润骨骼及软组织。临床表现有骨骼破坏，病理性骨折。但本病多见于 50～70 岁中老年人，而疼痛往往是本病最早的主要症状。由于浆细胞的异常，干扰了正常免疫球蛋白的产生，容易发生反复的肺部感染或尿路感染。这些均与本例不符。特别是病变骨活检未见瘤细胞，尿本－周蛋白（－），可以排除此诊断。

3. 嗜酸性肉芽肿　该病属组织细胞增生症 X 的范畴。原因不明，多见于青年，主要为一处或多处骨骼受累，组织细胞增生，嗜酸粒细胞浸润。可发生病理性骨折，或肉芽肿穿破骨皮质，但无脓肿形成。可累及颅骨和长管状骨干。骨 X 线呈卵圆形破坏及溶骨性透亮区。单发或多发，可见硬化现象，无骨膜反应，死骨少见。除骨损外，该病还可累及其他多个脏器，可发生肉芽肿纤维化及多种细胞浸润，伴有广泛的小血管动脉内膜炎。累及肺部表现为非特异性咳嗽、气短、肺内浸润、蜂窝肺。本例从发病年龄、骨骼损害的溶骨样表现及病理骨折的发生，使我们曾考虑过该病的诊断。但尚未查到本病有大量胸腔积液存在，更重要的是在骨骼病变区多次活检均未发现嗜酸性肉芽肿的特征。

4. 特发性骨质溶解症 为一罕见病，按主要溶骨部位可分为三种：①肢端溶骨症；②腕、跗骨溶骨症；③大块溶骨症。其中大块溶骨症为淋巴血管病变，以损害一个或多个骨骼，呈溶骨性改变为特征。病人可在骨破坏的同时出现乳糜胸腔积液，而其他一般状况尚好。此病多见于20~30岁青年，男女发病率无差异。最常见的骨损害部位是肩胛骨、骨盆、胸廓骨骼、脊椎骨。受累肢体有时可完全没有疼痛，或仅有钝痛、无力。病理性骨折为突出特点。化验检查无诊断意义。该患者为一青少年，有乳糜胸腔积液和右肱骨广泛的溶骨破坏，均提示可能为大块溶骨症。

叶启彬医师（骨科）：我科曾两次会诊，考虑为特殊细菌感染，另外病变开始于肱骨干部，向上下蔓延，从局部组织学特点也考虑到是否由骨髓腔内的组织成分（如血管、淋巴、脂肪和髓细胞等）变来的某种疾病。病人的体温、白细胞及血沉等均正常，X线片示病变部位的骨质无硬化或死骨，亦无骨膜反应，不支持炎症。病史近2年，全身情况好，无明显症状，亦不像是肿瘤。在肱骨病变部位活检时，骨皮质很薄，很容易钻进去；骨质呈海绵状破坏，骨小梁少而脆，内有多量血性液体。结合本例缓慢进展的病程，骨破坏从肱骨开始，跨越关节蔓延到邻近的肩胛骨；生化检查无特殊发现等特点，想到有骨质溶解症的可能。但骨质溶解症病变部位X线检查呈大片透亮区，而该患者为虫蚀样骨质破坏，似与之不符。

单渊东医师（内科）：根据患者临床表现，从血液学方面有如下考虑：

1. 淋巴瘤 应首先考虑，因为开始即有胸壁肿胀、胸腔积液及邻近的骨质破坏。但有不符之处：病程较长，始终没有发热，更重要的是淋巴结、骨骼、骨髓等活检无病理证实。但尚不能完全除外，因淋巴瘤病程 1.5 年、不发热，完全可能，但毕竟非常少。建议追访。

2. 嗜酸性肉芽肿　我们见到的病例病变都在长骨，为单纯性的骨质破坏，病理检查一定能证实。此病可合并肺的侵犯，但从未见有乳糜胸腔积液，另外此病主要局限于一个部位，而该患者骨病变已跨过关节向肩胛骨蔓延，与本病不太符合。

3. 韩－雪－柯综合征　此病有三联症，即突眼、尿崩、骨质有地图样破坏，主要在颅骨。此病人无上述三联症，骨破坏在长骨，故明显不符。

4. 白血病　99.9%的白血病没有骨骼损害，虽然患者疼痛很剧烈，但 X 线骨片无异常发现。此病人骨质破坏很严重，但血象、骨髓象正常，可排除。

陆慰萱医师（内科）：专业组查房时曾一度考虑嗜酸细胞性肉芽肿，为此我们回顾复习了经病理确诊的组织细胞增生症 X 线片 21 例，其中 2 例 X 线胸像有斑片状、网状阴影及间质性改变，未发现患者有胸膜侵犯。虽文献报道嗜酸细胞性肉芽肿可侵犯胸膜，但有胸腔积液者罕见，且患者骨、淋巴结和胸膜活检未发现有嗜酸性肉芽肿病变，病变骨 X 线片无地图样骨质破坏，故嗜酸性肉芽肿可除外。

韩巽医师（积水潭医院病理科）：本例病理切片取自右肱骨，见髓腔明显扩大，髓腔内充满脂肪组织，骨小梁稀疏、薄小、弯曲，无明显成骨反应，部分区域骨小梁消失，代之以成熟的纤维结缔组织；在纤维结缔组织及骨髓腔的脂肪组织中均可见扩张的血管腔；送检标本未见肿瘤。淋巴结活检示淋巴门部淋巴管扩张淤滞。此病人先是胸壁肿，出现胸腔积液后，淋巴液顺着深层淋巴走行，而浅层消失，说明浅深淋巴均有循环障碍。根据以上特点，可考虑符合大块溶骨症（massive osteolysis）。而用转移癌、嗜酸性肉芽肿、浆细胞性骨髓瘤、白血病均不能解释。本病原因不明，有人认为可能与淋巴及血液循环障碍有关。此病于 1838 年 Jackson 首次报道，1955 年 Gorham 和 Stout 总结了 20 例同时报道 2 例。1958 年 Jones 报道 1 例左肩胛骨大块溶骨症伴乳糜胸，不幸死亡，尸检发现左锁骨下有纤维粘连。1970 年积水潭医院也曾收治 1 例左锁骨、肩胛骨大块溶骨症伴乳糜胸腔积液，经结扎胸导管后，胸腔积液减退，最后胸膜粘连。

朱昌仁医师（天坛医院病理科）：本例大块溶骨症诊断依据：①病变局部活检只见稀疏骨小梁、骨小梁间的脂肪髓及多数扩张的厚壁血管。②病变部位切开活检及病理均未见肿瘤组织。但 X 线所见为虫蚀样溶骨，不完全符合大块溶骨症的典型所见，推测可能为本病的早期 X 线表现。

叶启彬医师：大块溶骨症治疗困难，关键是无法控制扩张的血管和淋巴管的蔓延，植骨（自体或异体）都可被再溶解。文献有报道放射治疗后，少数病人病变可停止发展。有人用雄性激素和生长激素治疗，但机制尚不清楚。

朱元珏医师（内科）：以上几位医师谈到鉴别诊断时均未提到结核，其实考虑结核还是有根据的。只是在外院已抗结核治疗 1 年无效，入院后才很少考虑了。另外，该患者最早有乳房肿和胸壁肿，用脂膜炎不好解释，后来出现胸腔积液后，乳房、胸壁肿消失，我们没有把这两者联系起来，只是孤立地看待某种临床表现，这是值得汲取的教训。

本例最终确诊为大块溶骨症。

（曾碧翔　姜秀芳　整理）

腹泻、发热、感觉异常、呼吸困难——

病 历 摘 要

患者男性，56 岁。因腹痛、腹泻 1 天，于 1986 年 7 月 26 日急诊入院。患者于入院前 1 天进食生黄瓜 1 根，当日午后左下腹隐痛，伴下坠感，里急后重，排黄色稀便，无粘液及脓血。10 小时内排便约 20 余次，伴有恶心，吐出胃内容物，未发热。体检：左下腹压痛，未触及肿块，肠鸣音亢进，余未见异常。便常规：白细胞 1～3/HP，红细胞 0～1/HP，潜血（－）。诊为急性肠炎，菌痢待除外。予禁食，输液，口服复方 TMP 和吡哌酸。7 月 31 日夜始发热（38.5℃），心率达 120 次/分，血压 160/100mmHg。呼吸急促，不能平卧，双下肺可闻及干湿性啰音，腹胀，肠鸣音减弱。考虑急性左心衰竭。给予呋塞米、西地兰及硝普钠静脉滴注，改用氨苄青霉素、氧哌嗪青霉素和庆大霉素。体温仍持续 39℃，呼吸窘迫加重，出现口唇发绀，神志淡漠。血气分析：PaO_2 40mmHg，呈低氧血症伴呼吸性碱中毒。血淀粉酶 558U/ml，Hb 188g/L，WBC 12×10^9/L，血小板 100×10^9/L。

8 月 2 日病情进一步恶化，呼吸困难加重，心率达 159 次/分，腹胀明显。紧急行气管插管，呼吸机辅助呼吸，同时置入心导管行血流动力学监测：肺动脉嵌入压（PAWP）11mmHg（正常 6～12mmHg），右房压（RAP）6mmHg（正常 6～

12mmHg），心输出量（CO）11.1L/min（正常5~6L/min），为高排低阻型。在容量支持下，行呼气末正压通气（PEEP），由$5cmH_2O$增至$15cmH_2O$，PaO_2维持在60mmHg以上。心率降至120次/分。同时以冬眠合剂及物理降温控制体温。先后两次腹腔穿刺阴性。大便细菌涂片G^+球菌占90%，也有少数G^-杆菌，即口服万古霉素。先后复查血清肥达反应四次，其中H为1∶10，O为1∶40；B副伤寒1∶20。当晚，患者左侧瞳孔大于右侧，光反应迟钝，神志清楚，生理反射减弱，考虑有脑水肿可能，遂予甘露醇脱水治疗，仍无明显改善。

8月6日患者出现肢体麻木及针刺感，以双手末端为重，伴意向性震颤，肌力减弱，双上肢肌力Ⅰ~Ⅱ级，双下肢肌力Ⅲ级，以近端肌群为主。右鼻唇沟变浅，伸舌偏右。双侧角膜反射消失，腱反射消失，病理反射（-）。8月11日腰穿脑脊液压力为$20.5cmH_2O$，蛋白（±），细胞$0.06\times10^9/L$，细菌培养阴性。肌电图示感觉传导测不出，运动传导正常，F波未引出。8月13日行气管切开，多次试撤呼吸机均未成功，仍持续人工机械呼吸。由于患者持续肠麻痹，不能进食，后又出现皮肤巩膜黄染及肝脾肿大，血SGPT 666.8$nmol\cdot s^{-1}/L$，胆红素总量68.4μmol/L，于9月26日行空肠造瘘，术中发现腹腔内少量无色清亮腹腔积液，部分小肠粘膜下出血。术后黄疸进行性加重。

患者体温始终波动于39℃左右，先后多次查痰培养均为绿脓杆菌或（和）克雷伯杆菌生长。8月5日和20日两次血细菌培养，均见绿脓杆菌生长，给予复达欣（fortum）、灭滴灵、多粘菌素B等多种抗菌药物交替使用，全身感染仍难以控制，病情进一步恶化。需小剂量多巴胺维持循环。血小板降至460$\times10^9/L$，WBC升至$28.9\times10^9/L$，全身情况进行性衰竭。10月5日患者进入昏迷状态，血流动力学由高排低阻转为低排低阻，间而出现少尿。由于多脏器功能衰竭，患者于10月8日死亡。

死亡诊断：急性肠炎，肺部感染，绿脓杆菌败血症，感染后神经根神经病，多脏器功能衰竭（心、肺、肾、胃肠道）。

邓国华医师（内科）：本例初期考虑细菌性食物中毒或病毒性肠炎，7天后发生高热等毒血症症状，其病因有以下几种可能：①肠道感染加重：细菌毒素或病毒侵入循环；②感染后发生脱髓鞘疾病：当合并感染时，可同时具有脓毒血症症状；③绿脓杆菌败血症。本例起病后次日粪便培养为绿脓杆菌，9天后仍为此菌。

本例顽固性感染可能与下列因素有关：①既往有肺间质病变；②长时间施行机械呼吸；③较长时间使用大剂量糖皮质激素及各种抗生素。以上各种因素不仅使原有感染难以控制，而且有可能发生新的条件致病菌感染，最后导致多脏器的病变与功能衰竭。难以控制的感染可能是死亡的基本原因。

唐伟松医师（外科）：本例在发病第6天出现麻痹性肠梗阻和急性胰腺炎。麻痹性肠梗阻常发生于严重腹腔感染、低血钾、恶病质等，也见于肠道及全身严重感染。由肠道严重感染而致的麻痹性肠梗阻称为中毒性巨结肠。本例起病时有腹泻，很快出现麻痹性肠梗阻和严重缺氧表现，可考虑为中毒性巨结肠。中毒性巨结肠最常见于急性溃疡性结肠炎及杆菌性肠道感染，其死亡率很高，易并发结肠坏死、穿孔，进而继发弥漫性腹膜炎。当结肠高度扩张或可疑有血运障碍时，应做结肠造瘘减压，根本的治疗措施是有效地控制原发感染。至于本例后期较长时期的肠麻痹和胃肠道功能衰竭，则考虑是多脏器功能衰竭的一部分。

患者术后1周出现血清淀粉酶明显增高，可诊断为急性胰腺炎。其病因可能是持续的严重低氧血症，属于缺血－再灌注引起的脏器损害。

姜秀芳医师（内科）：本例是以突发的腹痛、腹泻为主诉的急性病变。病程中呼吸系统的表现分为三个过程：初为呼吸窘迫，出现呼吸窘迫综合征（ARDS），发生于发病的第5天；次为机械辅助通气维持呼吸，低氧血症逐渐改观；最后为肺部感染加重。本例ARDS发生的原因可能有：①严重的绿脓杆菌全身性感染，而ARDS又加重了感染；②坏死性胰腺炎。血清淀粉酶585U/ml，血钙多次检查降低，故有可能并发坏死型胰腺炎。

本例的经验教训是：①病史简单的病例，病变本身不一定简单，寻找病因乃是治疗的根本；②严重感染并发呼吸衰竭病人，脱离呼吸机应慎重。脱机的原则除了更重视病人的呼吸病理生理变化外，还应当兼顾全身状态和基本病变的控制。当感染未控制而强行脱机，则常致失败；③本例有无左心衰竭需要重新考虑，是否当时的呼吸困难即是ARDS的表现。

崔丽英医师（神经科）：有关神经系统病变的定位及定性诊断：根据双侧瞳孔不等大，结合CT和脑电图的改变，提示病变在大脑半球或脑干，而且压迫了动眼神经。患者有全身深浅感觉障碍，肌力差，四肢肌腱反射消失及共济失调，是否有小脑损害？肌电图提示病变位于神经根，以后根损害更为突出。根据病前有消化道感染史，后出现神经系统症状，因此考虑为脱髓鞘疾病：①急性感染性神经根神经炎：本病是感染后周围神经病的一种，根据感觉和运动神经根受累的情况，可以分为以运动根受累为主的格林-巴利综合征和以感觉神经根受累为主的急性原发性感觉神经病。该患者以后者的可能性大，因临床和神经电生理均提示以感觉受损为主。但本病不好解释中枢神经系统的病变。中枢神经系统的损害可能与严重缺氧所致的脑水肿有关；②急性播散性脑脊髓炎：重者可累及神经根。但患者脑和脊髓的损害不突出，病后神志一直清楚，因此可能性不大。

李舜伟医师（神经科）：从神经系统定位诊断分析，患者病变弥散，但脑部病变相对较轻，周围神经和神经根的损害突出，尤其是感觉神经根，肌电图所见也证实了这一点。关于病变性质，因神经系统体征出现于腹泻后7~12天，且以神经根和周围神经损害为主，因此首先考虑炎性脱髓鞘疾病。本病多半在病毒或其他细菌感染后2周左右起病，为一变态反应性疾患；病理上表现为神经根和周围神经节段性脱髓鞘，神经元坏死、脱失。临床上主要显示四肢无力，以近端为主，可出现共济失调，面肌力弱占1/2，眼外肌力弱少见（约9.9%），反射低或消失，感觉障碍常较轻，呈手套-袜套样浅感觉减退；深感觉障碍罕见，植物神经症状如心动过速和胃肠道不适也不少，特别突出的是脑脊液蛋白-细胞分离现象，常在病后2~3周才出现。

本例有两点较特殊：一是感觉障碍极为突出，后期成了主要体征；另一是共济失调明显，当然可能是由于深感觉障碍所致，但也可能有小脑病变。因此很可能是一种特殊类型的急性炎症性脑脊髓神经根神经炎。激素对这组疾病有效，但本例虽使用了皮质激素，效果却不理想。需鉴别的是病毒或细菌直接侵犯神经系统。但病变分布如此对称、广泛，脑脊液中炎症细胞不增多，故可除外。

有人报道肠道某些细菌和病毒可以引起特殊类型的临床相。本例以腹泻发病，可能在病因学上有一定意义。

病理检查与讨论

张慧信医师（病理科）：老年男性尸体，皮肤巩膜明显黄染，上下肢皮肤有可凹性水肿。脑未能尸检。取出脊髓中下段，长约13cm，镜下脊髓前角大运动神经细胞肿胀，小丘处充满脂褐素，后索神经呈空网状，Luxol 固蓝染色示后索部分神经纤维髓鞘脱失，后根神经近端大部分神经纤维脱髓，前根神经有轻度髓鞘脱失。外周神经（坐骨神经、肋间神经及腓肠神经）亦有不同程度的髓鞘变性及脱失，横纹肌呈神经性萎缩。

双侧胸腔各有黄绿色脓性液体 150ml，左侧胸膜轻度粘连，气管及主支气管腔内充满黄白色泡沫状脓性液体，粘膜呈污黄绿色；镜下呈假膜性气管炎改变。两肺重 2240g，弥漫性实变，融合性小叶肺炎，并有小脓肿形成，部分肺泡腔内脓性纤维素性渗出物已机化，肺泡间隔及肺间质广泛纤维结缔组织增生，Ⅱ型肺泡上皮增生，并有透明膜形成。肺中型动脉壁中层平滑肌明显增厚。

结肠自回盲部至直肠粘膜表面附有污黄绿色颗粒状或斑片状假膜，镜下病变为节段性分布的假膜性结肠炎。胃前壁有一造瘘口，与造瘘口相对之胃后壁及胃窦小弯侧有多发性急性溃疡，溃疡限于粘膜层，浅层坏死组织及炎性渗出物中有成簇的细菌菌落。

病理诊断：感染后多发性神经根及神经炎；弥漫性肺泡损伤，融合性小叶肺炎，多发性肺小脓肿，胸膜炎，假膜性气管炎；假膜性结肠炎；胃及空肠造瘘口，胃多发性急性溃疡；轻度慢性胰腺炎；局限性腹膜炎。

本例的主要疾病是格林－巴利（GB）综合征，又称急性特发性多神经根神经炎、急性感染性多神经炎等，可能是一种自身免疫性脱髓鞘病，病变与实验性变应性神经炎相似。病理改变主要是脊神经根及外周神经的脱髓鞘，符合感染后多神经根神经炎。

大部分感染后多神经根神经炎患者可以恢复，但有呼吸肌麻痹者预后差，本例即如此。由于呼吸衰竭进行的人工机械呼吸，加重了肺组织损伤，招致肺部感染及败血症而导致死亡。

陈德昌医师（加强医疗科）：病人在转入加强医疗科（ICU）时，已呈明显的感染性休克，除临床症状外，血流动力学监测显示心指数高于正常值一倍以上。虽然氧输送量有所增加，但由于细胞不能很好摄取氧，以及动静脉短路存在，组织仍然缺氧；与此同时出现 ARDS，需应用呼气末正压通气才能纠正低氧血症。

由感染诱发的序贯性多器官功能衰竭所累及的器官包括肺、胃肠道（顽固性肠麻痹）、神经系统、肝、肾、凝血机制（DIC）及心脏等。多器官功能衰竭综合征中呈现神经元坏死，文献中鲜有报道。决定本病例预后的关键因素是严重感染始终得不到控制：①多次血培养有绿脓杆菌及克雷伯菌生长。尽管体外试验对所用抗生素敏感，但临床治疗效果不好。②临床检查及至最后的尸检都未能发现感染的原发病灶，感染原因不明。现代 ICU 的加强医疗有可能使病人度过感染性休克阶段，但尚无法阻断感染所触发的多米诺反应，防止多器官功能衰竭序贯地发生，这也是当今各国 ICU 所面临的共同性难题。

郭玉璞医师（神经科）：同意以上各位临床医师的讨论。仅就本例神经科临床和周围神经病理所见谈点个人看法。

1. 本例临床特点　首先是肠道感染（细菌或病毒），几天后出现呼吸困难，高热不退，相继出现神经损害，2 周后电生理检查运动传导速度（MCV）、脑干听诱发电位（BAEP）未见异常，感觉传导速度（SCV）和体感诱发电位（SSEP）均未能测出，F 波消失。腰穿颅压正常，脑脊液细胞正常，蛋白升高。当时临床曾诊断感染后神经根神经病及其变异型感觉性 GB 综合征。但我科病理所见并不支持脱髓鞘病变。

2. 神经病理所见　只做了脊髓下段局部解剖，同时取了肋间神经、坐骨神经和腓肠神经，并做了较多特殊染色（包括轴索、髓鞘）以及电镜和单神经纤维等观察，其病理特点是：①

脊髓前角、前根、前索和侧索未见轴索变性和髓鞘病变；②脊髓后根和后索，即后根神经节的中枢端纤维严重轴索坏变和脱失；③混合神经的坐骨神经和肋间神经可见岛状有髓纤维轴索坏变脱失和正常有髓纤维相间存在，而纯感觉型的腓肠神经则全部严重轴索坏变脱失，未见到再生纤维。这就提示后根神经节远端部分神经纤维轴索变性；④电镜下不仅可见有髓纤维病变，而无髓纤维亦严重坏变脱失。这也提示植物神经纤维亦遭严重损害。综上述神经病理所见，符合感觉性神经元神经病(sensory neuronopathy)，它不属于脱髓鞘疾病的范畴。不足之处是未取交感神经节检查，但无髓纤维严重脱失坏变亦说明植物神经严重受累。这也许能解释部分呼吸窘迫和持续性肠麻痹等植物神经功能损害的症状。

3. 病因和发病机制　这种感觉性神经元神经病是很少见的。由于感觉神经节和交感神经节血－神经屏障结构和功能上的特殊性，易遭某些有害因素损害，可能的原因有：①中毒：甲基汞中毒以及抗癌药阿霉素等抑制丝状核分裂的药物，均可造成选择性神经节的损害；②过量应用维生素 B_6 可造成此病，并可以此药制成感觉性神经元神经病的动物模型；③恶性肿瘤所致的癌性神经病，多见于燕麦细胞肺癌；④感染中毒、细菌毒素或病毒：亦可造成类似感觉性神经元神经病。本例以此可能为大。在治疗方面本例虽然很早即转入ICU病房，由于院内顽固的绿脓杆菌感染未能得到控制，营养不能维持，终因多脏器功能衰竭而死亡。

（单渊东　张慧信　整理）

腹痛、腹腔积液、黄疸、少尿——

病历摘要

患者男性，59岁。因腹胀6年，间断腹痛6天，于1990年9月24日入院。患者1978年发现HBsAg（+），1984年起乏力、腹胀，我院门诊检查肝大，HBsAg 1∶64（+），GPT及AKP升高。蛋白电泳；γ-球蛋白0.333，诊为慢性乙型肝炎。1986年查尿糖（++），诊为糖尿病，口服降糖药物治疗。1990年2月出现双下肢水肿，尿蛋白（++），血肌酐114.9μmol/L，BUN 11.78mmol/L。EKG（-）。馒头试验示胰岛细胞功能欠佳。食管钡餐造影示食管静脉轻度曲张。诊为乙型肝炎相关肾炎、早期肝硬化、糖尿病。经用胰岛素、巯甲丙脯酸、双氢克尿塞等药物，下肢轻肿，尿蛋白仍（+）。至1990年8月血肌酐212.16μmol/L，BUN 18.92mmol/L。9月19日突畏寒，中上腹痛，用解痉剂可缓解，次日腹痛加重伴无尿，查血淀粉酶正常。9月22日后腹胀加重，无排便，为进一步确诊，于9月24日入院。既往半年前发现胆结石，高血压已15年，血压最高达200/110mmHg。

入院查体T 36.5℃，P 70次/分，BP 150/75mmHg。皮肤巩膜无明显黄染，无出血点。颈及上胸部有蜘蛛痣，肝掌（+）。心肺正常。腹平软，未见腹壁静脉，中上腹压痛，无肌卫及反跳痛，未及肿块，肝脾未扪及，无移动性浊音。双下肢无水肿。实验室检查：血象WBC 3.9×10^9/L；尿蛋白60mg/dl，糖

（-），酮体10mg/dl，RBC 50/μl，WBC >25/μl，尿胆原1mg/dl，胆红素>8.55μmol/L（0.5mg/dl）。空腹血糖7.34mmol/L。HBsAg 1∶64（+），HBsAb（-），HBcAb≥1∶100（+），HBeAg（+），HBeAb（-），AFP（-），蛋白电泳：γ-球蛋白0.338（33.8%）。腹部B超示肝脾无肿大，双肾缩小呈弥漫性病变，胆囊壁厚，内见2个强光团，门静脉1.4cm，胆总管0.5cm。凝血酶原时间正常，活动度100%。

入院当晚T 40℃，次日BP 12.0/8.00kPa（90/60mmHg），血象WBC 10.8×10^9/L，中性0.81。经输液及静滴氧哌嗪青霉素3天，体温正常。但乏力，腹胀加重，出现皮肤、巩膜黄染，并进行性加深。同时伴腹腔积液，尿量明显减少（<500ml/24h）。GPT升至265U/ml，后又降至91U/ml，胆红素总量/直接从102.6/59.85增至333.45/256.5μmol/L。凝血酶原时间延长，活动度<40%，血肌酐265.2~716.04μmol/L，BUN 14.64~48.2mmol/L。尿量<200ml/24h，用呋塞米400毫克/次静注，每日2次，无效。10月5日放腹腔积液1500ml。化验报告：黄色透明，细胞总数0.119×10^9/L，WBC 0.077×10^9/L，单核0.53，多核0.47，黎氏试验（-），比重1.015，总蛋白2g/L，血培养（-）。当日行血液超滤治疗，次日患者表现胸闷，气促。床边胸像：膈肌重度抬高，双肺内大片密集点状阴影。血气分析pH 7.216，$PaCO_2$ 25.3mmHg，$PaCO_2$ 103.9mmHg（吸O_2中），标准碱过剩（SBE）-16.5，示代谢性酸中毒，失代偿。血糖17.64mmol/L，血钾5.9mmol/L，EKG示窦性心律，T波高尖，有U波。虽经抗生素、胰岛素及纠正酸中毒，升压药物治疗，症状仍趋恶化，出现昏迷及肝臭，血压逐渐下降，终因抢救无效，于10月6日死亡。

临床讨论

洪建明医师（内科）：患者为老年男性，先后诊为慢性乙型肝炎、早期肝硬化、胆石症、糖尿病、肾炎和高血压。本次住院至病故仅 12 天，病情复杂，变化迅速。最初表现为间断上腹痛、发热、黄疸、头晕和低血压。血象 WBC 不高，尿中有蛋白及红、白细胞。结合 B 超证实胆石症，考虑存在慢性胆系感染急性发作。由于老年人反应差，腹部体征可不明显，血 WBC 也不一定升高，且易导致休克。另根据患者有糖尿病和肾损害，也不排除有慢性泌尿系感染的可能。但临床积极抗感染未能阻止病情发展，很快出现腹腔积液，黄疸呈进行性加深，GPT 却由高转低，肾功能急剧恶化，难以用感染性休克解释。回顾病史，患者 GPT 和 AKP 经常增高，客观检查有食管静脉曲张和门静脉增宽，说明慢性肝炎处于进行性活动状态。慢性活动性肝炎可出现腹痛、发热、黄疸等，可表现为早期肝硬化，也可导致肝坏死。此外，从临床所获资料，本例合并肝癌的可能性不大。

本例迅速出现肾功能衰竭，很大程度上与肝坏死有关，但和一般的肝肾综合征又有不同；患者在此之前已有慢性肾功能不全，已进入氮质血症期。引起肾损害的原发病虽不明，但至少和糖尿病、乙型肝炎、慢性泌尿系感染及高血压性肾小动脉硬化有关。

患者临终前突然出现的呼吸困难，胸片阴影，发生之快难以用肺部感染扩散解释，最大可能为心肺功能不全产生的肺水肿所致。从整个病程来看，患者死于重症肝病引起的多脏器功能衰竭，同时也应充分估计到各种慢性疾病及老年身体素质差的影响。

向红丁医师（内分泌科）：患者有肝炎和糖尿病，由于肝与糖代谢关系极为密切，临床上肝病患者常有糖代谢紊乱；反之，糖尿病本身也能损及肝脏，造成脂肪肝。本例肝脏病变与糖尿病之间不能肯定有无因果关系，也无糖尿病各种急性并发症的依据，因此，糖尿病对肝肾的慢性影响只是造成肝、肾功能衰竭的附加因素。

李学旺医师（内科）：患者肾功能改变有二个阶段。第一阶段是此次发病前已有慢性肾功不全，属失代偿早期。其原因可能为：①高血压性肾动脉及肾小动脉硬化。常用的降压药虽可使动脉压下降，但不能阻止肾功能恶化。②糖尿病肾病。该病引起的肾功能不全早期肾脏较大，在肾功能不全之前常有大量蛋白质。本例双肾缩小，蛋白尿相对较少，时间仅6个月，故可能性较小。③肝硬化所致肾损害。如肾小球系膜硬化、继发性IgA肾病，乙肝合并免疫复合物肾炎等，但确诊有赖于免疫病理学检查。第二阶段是在慢性肾功不全基础上发生肾功能急剧恶化。其和肝功能恶化伴随发生，可除外肾前和肾后性因素，应考虑肝肾综合征所致。即在严重肝细胞衰竭基础上发生的肾小球滤过率下降，一般无肾小管坏死。如肝肾综合征持续时间长，或原已有肾功能损害，也可发生急性肾小管坏死。本例治疗采用的持续性动静脉血液滤过（CAVH），应用范围广，滤器孔径较大，分子量30000以下均可滤过，对排出胆红素也有作用。但CAVH并不能逆转肝肾综合征。若肝功能衰竭不逆转，肾功能也不会改善。

纪宝华医师（内科）：糖尿病合并高血压者肾病进展比较快。常规降压药物虽能降压，但不能有效预防糖尿病肾病。近年来采用血管紧张素转换酶抑制剂能扩张出肾小球动脉，降低肾小球内压，减少蛋白尿，保护肾功能，其确切作用仍有待于临床证实。患者临终前发生肺水肿的原因，应注意有无冠心病存在，高龄患者一般症状少，甚至可产生无痛性心肌梗死。本例基本病变为慢性肝病伴门静脉高压，由于糖原储存和再生障碍可影响血糖的稳定及心肌功能。

潘家绮医师（内科）：本例出现多脏器功能衰竭，用序贯性多脏器功能衰竭解释似更适宜。这是20世纪70年代提出的概念，常发生在严重感染性疾病，也有相当数量患者的感染是一过性的，血培养阴性，甚至尸解都找不到感染灶。据认为是由于机体对严重感染的过度反应，释放出多种细胞因子，如肿瘤坏死因子等，对多脏器细胞产生远距离效应，引起相应脏器功能受损。患者起病时曾有寒战高热，体温达40℃，以后相继发生肝、肾、肺功能的急剧恶化和衰竭，较符合序贯性多脏器功能衰竭，当然也应考虑有DIC的机制参与。

潘国宗医师（内科）：本病后期变化复杂，原因是病人患有多种慢性疾病，重要脏器的应激能力差。在本次发病前，原有的慢性疾患大都相对稳定，造成恶化的主要原因应考虑是感染。病人首先出现的症状是中上腹痛，继以高热，B超证实有胆结石，故要想到胆道感染。北京几个大医院的统计材料指出，院内主要的感染细菌是革兰阴性杆菌，以胆道感染最多见。革兰阴性杆菌对重要脏器的影响较大，可加重肝功能的急剧衰竭。另一种可能是再感染肝炎病毒，引起急性重症肝炎，但证据尚不足。不论何种因素引起的肝功能恶化，均可导致多脏器功能衰竭。

病理解剖结果及讨论

何祖根医师（病理科）：死者男性，发育正常，全身皮肤及巩膜明显黄染，未见出血。腹部明显膨隆。双下肢轻度凹陷性水肿。双侧胸腔各有草黄色液体500ml。腹腔有草黄色液体

4000ml。腹主动脉及冠状动脉轻度粥样硬化。肺淤血水肿。食管静脉曲张明显，但未找见破裂口。胃粘膜糜烂，水肿，充血，皱襞消失。小肠及大肠内充以较多的凝血块，粘膜水肿。肝脏重860g，体积明显缩小，表面呈细结节状，质地中等偏硬，黄染。切面黄褐色，有散在的直径约为0.5cm大小的灰白色结节（坏死区），部分区域质地较软，边缘锐利。镜下见正常肝小叶结构消失，代之以大小不等的再生肝结节，即假小叶形成。假小叶之间有大片肝细胞坏死解离，坏死区与坏死区之间有较多淋巴细胞浸润，毛细胆管及小胆管淤胆明显。汇管区有较多小胆管增生。免疫组织化学（ABC法）染色；单克隆抗体HBsAg 1∶50阳性，单克隆抗体HBcAg 1∶50阴性，维多利亚蓝表面抗原染色阳性。双肾肉眼未见异常。镜下大部分肾小球系膜细胞增生。球囊中有少量纤维素性蛋白渗出物。部分肾小球有结节状硬化，纤维化，玻璃样变。肾小管有萎缩，蛋白管型，胆色素管型及尿酸结晶。余脏器未见异常。

病理诊断：亚大块坏死性暴发性乙型肝炎（亚急性黄色肝萎缩）；食管静脉曲张，上消化道出血；双侧胸腔，腹腔积液；心包积液；主动脉及冠状动脉轻度粥样硬化；肺淤血及水肿；慢性胆囊炎，胆结石；肾小球弥漫性硬化（糖尿病性?）；右肾单纯囊肿；甲状腺结节；阑尾切除术后。

周志超医师（内科）：消化专业组查房时，考虑主要是因感染诱发的肝、肾功能衰竭，以胆道感染可能性大。以后肝功能出现胆酶分离现象，血胆红素虽以直接升高为主，但B超未见肝内外胆管扩展，不支持梗阻性黄疸，而凝血酶原时间明显延长，活动度从正常水平急剧降至40%。这是肝功能明显恶化的重要指标之一，表明患者有重症肝炎存在。重症肝炎在病理上可表现为急性或亚急性黄色肝萎缩。根据1984年全国肝炎会议制订的诊断标准；起病急，症状重的肝病患者，如胆红素≥

171μmol/L，凝血酶原活动度<50%，可诊为重症肝炎（1991 年修订后标准为凝血酶原活动度<40%）。本例从临床和实验室检查结果均符合上述标准。感染可以是引起重症肝炎的重要诱因，特别是革兰阴性杆菌感染时，细菌内毒素对肝损害明显。患者既往有慢性肝病，1978 年发现 HBsAg（+），1984 年查有肝大，1990 年食管钡餐示食管静脉曲张，入院后查 γ-球蛋白明显增高，所以临床上可考虑有肝硬化。尸检发现肝表面呈细结节状，镜下有假小叶形成，符合肝硬化表现。但肝硬化并没有到晚期致死程度。肝硬化基础上易合并肝癌造成死亡，但本例临床及尸检病理均未证实。本例终末期表现和一般肝硬化不符，是在肝功能不全基础上因严重感染诱发的重症肝炎。重症肝炎死亡率很高，大多因合并肝肾综合征、肝性脑病致死，本例结局也如此。

（洪建明　何祖根　整理）

脐周持续性痛、腹胀、大量腹腔积液——

病历摘要

患者女性，58 岁。于 1986 年 11 月 19 日入院。患者于 11 月 7 日起无明显诱因出现脐周持续性痛伴腹胀、食欲欠佳，无恶心、呕吐、腹泻及发热。11 月 9 日来我院急诊，查血、尿、粪常规及胸腹透视未见异常。给予对症处理无效，腹痛呈进行性加重，以左下腹为甚。11 月 11 日 B 超示“大量腹腔积液”，急诊给予抽腹腔积液。SGPT 750nmol · s^{-1}/L，胆红素与 A/G 正常，HBsAg（-）。11 月 14 日再次 B 超示“肝大、腹腔积液、门脉增宽，符合肝硬化。”11 月 17 日钡灌肠示“乙状结肠局限性痉挛，余未见异常。”患者近年来常有乏力，无午后低热及盗汗。

入院查体：T 36.7℃，P 120 次/分，R 20 次/分，BP 130/90mmHg。营养中等，神清，自动体位。未见蜘蛛痣及肝掌，巩膜无黄染，浅表淋巴结未扪及。双肺下界稍抬高，右下肺可闻少量湿啰音。心界不大，心率 120 次，律齐，无杂音。腹膨隆，腹软，全腹有压痛及反跳痛，以左下腹为重，未扪及包块，肝脾触诊不满意。腹腔积液征阳性，腹围 104cm。双肾区无叩击痛。肠鸣音正常。双下肢不肿。

实验室检查：Hb 111 ~ 143g/L，WBC（8.9 ~ 14.9）× 10^9/L，中性 81 ~ 88%，淋巴 11% ~ 19%。血小板（67 ~ 145）× 10^9/L。尿常规：蛋白微量至（+），WBC 3 ~ 大量/HP，RBC 1 ~ 2/HP；大便常规（-）。大便潜血（-）~（+++）。SGPT 正常 ~ 750nmol · s^{-1}/L。胆红素：总量 41.04μmol/L，直接 30.78μmol/L；A/G 0.75 ~ 0.97。ESR 20mm/第一小时末。蛋白电泳：白蛋白 52.1%，α_1 5.4%，α_2 9.1%，β 10.1%，γ 23.3%；GGT 3084nmol · s^{-1}/L。AKP 2383.8nmol · s^{-1}/L。AFP：火箭电泳自显影法 60μg/L，反相血凝法 1∶10。血糖 6.45mmol/L，胆固醇 5.36mmol/L，甘油三酯 1.19mmol/L。IgG 14.47g/L，IgA 1.99g/L，IgM 0.97g/L，血淀粉酶 950U/L。SGOT 1634nmol · s^{-1}/L，CPK 367nmol · s^{-1}/L，LDH 4017nmol · s^{-1}/L，α - HBDA 7868nmol · s^{-1}/L；LDH 同工酶：L_1 18.9%，L_2 31.8%，L_3 27.3%，L_4 17.8%，L_5 4.2%；抗核抗体（-）。OT 试验 1∶10000（-）。CA_{19-9} 30 ~ 46U/ml，血 Cr 最高 353.61μmol/L，BUN 最高 20.35mmol/L。11 次查腹腔积液结果示：色黄，微浊，

偶有凝块，比重1.012～1.025，多数为1.016～1.018。蛋白12～16g/L，细胞总数在1120～5680，WBC 112～600，单核细胞71%～98%，找结核杆菌5次均（－）。找癌细胞10次均（－）；多次查血电解质正常。

住院经过：患者入院后病情呈进行性加重，腹痛明显，尤以夜间为甚。腹腔积液增长迅速，常在抽完腹腔积液后第二天即长出大量腹腔积液，并出现胸闷、气憋、心悸。ECG示偶有室性早搏。11月24日超声心动图示室间隔运动减弱，未见明显心包积液，排除了心源性腹腔积液。多次请妇科会诊未发现有盆腔病变。11月22日B超示子宫附件未见异常。11月28日胸片：①双下胸膜增厚并钙化；②心脏与胸廓比率略大。12月4日行纤维结肠镜检查发现直肠、乙状结肠、降结肠有斑点充血及少数出血点，为炎症表现，未发现肿物或溃疡。12月9日行胃镜检查示：糜烂性胃炎。12月10日患者出现间断鲜血便，并有少尿。血Cr及BUN呈进行性升高。患者处于衰竭状态。12月18日全消化道造影报告：胃、小肠、右半结肠未见明确器质性病变；患者入院后多次专科查房认为肿瘤可能性大，一直给予支持及对症治疗，但病情日见恶化。12月23日凌晨呼吸心跳停止，经抢救无效死亡。

临床讨论

林社章医师（放射科）：从X线片上可见有右膈抬高，心脏横位，乙状结肠系膜缘有局限性充盈缺损，小肠粘膜皱襞增粗和腹腔积液征。肝脾大和顽固性腹腔积液可解释右膈升高，心脏横位，小肠粘膜增粗（由肠淤血所致）。乙状结肠系膜缘的局限性充盈缺损有两个可能：①息肉样肿瘤，在钡灌肠提示下这些粘膜肿瘤用内镜检查是容易看到的。另外，小的粘膜肿瘤要引起腹腔积液所致死亡的可能性很小。因此，息肉样肿瘤的可能性不大。②转移瘤，由于乙状结肠是转移瘤的好发部位。转移瘤的生长特点是从系膜缘到系膜对缘，从浆膜层到粘膜层，所以早期转移瘤粘膜是正常的，内镜检查可正常；另外，病人有腹腔积液，具有腹膜转移的条件。所以，转移瘤可能性大。许多病变的 X 线表现与转移瘤相似，如纤维性肿瘤、淋巴瘤等，故在原发肿瘤找到之前要确诊还要手术病理检查。

麦灿荣医师（内科）：本例为女性，58 岁患者，病程短，出现症状至死亡仅 1 个半月。临床上突出的表现是大量腹腔积液伴腹痛（主要在下腹），临终前 3 天鲜血便等症状。临床上 90% 以上的腹腔积液是由于肝脏病、心脏病及肿瘤所致，其他是血管疾病等因素引起。根据患者的临床特点分析如下：

1. 心脏方面已做了有关检查，尤其是肘静脉压不高，可以排除心源性腹腔积液。

2. 病人大量顽固性腹腔积液，伴有腹痛，因此血管疾患所致的腹腔积液要予以考虑，例如 Budd – Chiari 综合征、门静脉梗死或肝内小静脉栓塞症（Veno – Qcclusive disease）等。前二者可以解释其腹痛、顽固性大量腹腔积液，但不能解释其腹腔积液的渗出性质，因此不可能是单纯血管疾患所致，可能有更复杂的因素。肝内小静脉栓塞症在国内十分罕见，本例病史与该病不符，故不予考虑。

3. 病人放腹腔积液后发现有肝脾大体征，肝质地硬，血 SGPT、胆红素及 γ 球蛋白升高，结合 B 超提示肝硬化肯定存在。鉴于病人出现过全腹压痛及反跳痛，腹腔积液为渗出性，因此，不能单纯用肝硬化腹腔积液解释全貌，可能在肝硬化、腹腔积液的基础上伴发腹膜炎，病原可能是化脓性细菌，也可能是结核杆菌。

肝硬化失代偿期可有 2% ~10% 病例发生腹腔积液化脓性细

菌感染，称“原发性腹膜炎”，它与病人肝内网状内皮细胞系统吞噬细菌的功能减退、门静脉和体循环之间有侧支沟通、加上肠壁充血水肿使正常肠粘膜屏障削弱、易使细菌侵入腹膜等因素有关。最常见的病原菌是大肠杆菌、副大肠杆菌、肠球菌、链球菌及绿脓杆菌等。由于全身反应差，可以不发热。由于脾功能亢进、周围血象可不高。甚至由于原有漏出液的冲淡，使渗出性腹腔积液不典型。但本例腹腔积液培养多次阴性，用多种抗生素无效，因而化脓性腹膜炎的可能性极小。肝硬化合并结核性腹膜炎屡有报道，往往易误诊，且大多继发于其他器官的结核。但本例未发现其他器官的结核灶，腹腔积液增长太快，病情迅速恶化，故不相符。

4．最后一个考虑是癌性腹腔积液　患者年龄大，腹腔积液迅速增长，腹腔积液性质介于渗出与漏出性之间，应高度怀疑为肿瘤性。最常见的原发癌在胃、肝、结肠及卵巢。为找原发灶做了胃镜，结肠镜及放腹腔积液查妇科，但都一无所获，因此，最大可能是在肝硬化的基础上合并肝癌。在我国肝硬化有30%合并肝癌，当肝硬化病人一旦出现腹腔积液大量增长、出血不止或肝肾综合征任何一种情况时，均应高度怀疑合并肝癌。本例与上述情况相符。因 AFP 阳性的肝癌仅占 70%，B 超声限于 2～3cm 直径以上的肿瘤才能显示，小结节型不一定能发现，故 AFP 及 B 超阴性均不能排除肝癌。至于肝癌引起腹腔积液的原因除了肝硬化本身因素外，还有门静脉受压、腹膜癌转移、癌本身破裂等。可惜本例生前腹腔积液太多，未能做肝穿刺，因此没有取得肝癌的确实证据。

病理检查

耿培勤医师（病理科）：女性尸体，腹部高度膨隆，内含约

4000ml 清亮液体，具臭味。肝剑突下7cm，右肋缘下5cm。脾在肋缘下。胸腔无积液及粘连。肝脏：重1360g，总体积缩小，但左叶略大，边缘锐利。表面及切面为弥漫性灰白色结节，直径0.2～1.0cm。部分结节质软，境界不清。近肝门处有一灰白色条索状组织。肝内门静脉中有血栓，并见血栓延续至肝外门静脉。镜下见结节周围纤维组织包绕，并伴有淋巴细胞及巨噬细胞浸润，可见碎片状坏死，嗜酸性小体、气球样变性及脂肪变性。肝内小胆管及毛细胆管扩张淤胆。另外可见多灶性癌细胞巢，癌细胞呈卵圆形或多边形，胞浆较丰富，分裂相多见。癌细胞呈索状或小梁状排列，血窦丰富。部分肿瘤细胞突破纤维组织间隔浸润并破坏周围组织。癌组织中可见坏死。癌细胞浸润门静脉，形成癌栓，同时伴有血栓形成，阻塞血管。维多利亚蓝染色，显示乙型肝炎表面抗原为阳性反应；脾重460g，体积增大，包膜增厚粗糙。切面见4个灰白色病灶，分别位于近脾包膜及脾门处，其中最大者为1.8cm×0.5cm×0.3cm。脾静脉及分支被血栓阻塞。镜下为贫血性梗死，其余脾组织淤血。脾动脉内膜增厚伴玻璃样变；双肺重850g，肺膜光滑，质地较实。切面有粉红色泡沫状液体溢出。镜下可见毛细血管扩张充血。肺泡内液体积聚及肺气肿；消化道：食管下段粘膜下静脉曲张淤血。乙状结肠系膜有一包块，大小为15cm×10cm×15cm，肉眼及镜下为脂肪组织，伴有纤维组织增多及炎性细胞浸润。心血管系统：冠状动脉及主动脉轻度粥样硬化。肾脏：左肾160g，右肾130g。包膜尚可剥离，表面不平。镜下一些肾小球轻度纤维化及玻璃样变，间质淋巴细胞浆细胞浸润；肾小管扩张，可见管型及蓝色结晶物。

病理诊断：弥漫型肝细胞性肝癌；坏死后性肝硬化，慢性活动性肝炎（HBV）；门静脉癌栓及门静脉脾静脉血栓形成；门静脉高压，大量腹腔积液；淤血性脾肿大及多发性脾梗死；食管静脉曲张；肺淤血、肺水肿及肺气肿；冠状动脉、主动脉轻度粥样硬化；乙状结肠系膜炎性包块；轻度慢性肾盂肾炎。

病理讨论

陈杰医师（病理科）：本例尸检所见为弥漫型肝细胞性肝癌，结节性肝硬化。肿瘤侵及门静脉分支及主干形成瘤栓及血栓，造成门脉严重阻塞，加上肝硬化本身造成的肝内血管压迫及肝内循环系统紊乱，使此患者形成严重的门静脉高压、大量难以控制的腹腔积液。产生腹腔积液除门脉高压的因素外，亦有肿瘤浸润的因素，因而该例腹腔积液介于渗出与漏出液之间。

本例是在肝硬化的肝脏内见到很多弥漫的肝癌的病灶，多数很小，个别较大，但绝大多数结节与周围肝组织的分界不清，大体上很难辨认。

近年来研究表明乙型肝炎病毒与肝细胞性肝癌的关系甚为密切。据报道，多达90%肝癌病人的血清中乙肝表面抗原阳性。目前认为乙肝病毒可部分或全部将其遗传基因信息整合到宿主细胞中，导致宿主细胞基因的改变而产生癌。本例虽血清中HBsAg阴性，但肝组织切片经特殊染色（VB）证实有乙肝表面抗原，说明此例肝硬化是由乙肝引起的。

肝硬化和肝癌的关系越来越引人注目。据统计70%～80%的肝细胞性肝癌发生在肝硬化的基础上。各种类型的肝硬化发生肝细胞性肝癌的频率不同。酒精性肝硬化仅3%～5%发生肝癌，而乙肝病毒所致的慢性活动性肝炎后发生肝硬化及色素性肝硬化肝癌发生率可高达15%～30%。近来许多研究资料都说明了乙肝病毒感染及肝硬化以及肝癌发生的密切关系。

本例现为乙肝病毒表面抗原阳性及某些慢性活动性肝炎的形态学表现，又有结节性肝硬化，符合乙肝病毒所致的慢性活动性肝炎进而形成肝硬化的形态学演变规律。在长期乙肝病毒的刺激下经过某种途径发生了肝癌。

由于门脉及脾静脉内广泛的血栓形成，造成门脉属支的严重淤血，而导致胃肠道及脾脏的淤血、出血等改变。

潘国宗医师（内科）：本患者死亡病理诊断最后揭示为原发性肝癌，但临床死亡诊断为肝硬化，虽高度怀疑恶性肿瘤，肿瘤的原发部位未能确定，不无遗憾。从本例我们能总结出什么经验教训呢？

1. 原发性肝癌在我国是常见病，多发生在慢性肝病的基础上，若肝脏进行性肿大，质坚硬，癌胚抗原 AFP 明显升高，影像发现肝内占位病变，一般不难作出诊断。本例没有明显的慢性肝病史，发病突然，临床表现复杂，AFP 虽略有升高但不够显著，B 超也未发现肝内占位病变，故增加了对肝癌诊断的困难。结合本例的病理诊断为弥漫型肝癌，实属一种罕见类型的肝癌，故诊断比较困难。

2. 对 AFP 和影像诊断在肝癌诊断上的评价　目前公认 AFP 对肝细胞性肝癌的诊断价值比较好，特别在追随过程中其水平不断升高，若火箭电泳自显影数值 >300μg/L，而 SGPT 相对不高，则更具有诊断意义。但 AFP 不高并不能排除肝癌。据统计，20% ~40% 原发性肝癌病人的 AFP 数值可不高。这与肝癌的类型、肿块的大小、分泌癌胚抗原的多少等因素有关。故人们在寻求对肝癌的其他肿瘤标志物或实验室辅助诊断方法。近有报道认为 α_1 - 抗胰蛋白酶、γ - 谷氨酰转肽酶同工酶Ⅱ和血清铁蛋白的联合应用，可提高对 AFP 阴性的原发性肝癌的检出率。

影像诊断为肝癌定位的重要方法，其中以 B 超诊断最为简单，且可反复重复，其最小可测限肿瘤直径为 2cm；CT 的分辨率与 B 超大致相同；选择性腹腔动脉造影的分辨率最佳，为 1 ~ 1.5cm。但对本例这样的弥漫型肝癌，以上方法均不能测出。

3. 实验室诊断虽重要，但不能过分依赖实验室诊断。在此病人，显然化验和显像诊断都未能提供肝癌的确切证据。我们应更重视临床观察和结合临床的分析和思考。既然在病人生前已作出肝硬化的诊断，也想到恶性肿瘤；那么，为什么未能把二者联系起来而考虑肝癌呢？这是因为患者的临床表现不同于一般的肝癌，也说明我们的临床经验还不足。我们已故的张孝骞教授有句名言："在病人面前，我们永远是小学生。同一种病，在不同人身上，表现却千差万别，临床医生要把自己的基点放在认识每一个具体不同的病人身上。"本例就值得我们很好地学习。

（曾小峰　陈　杰　整理）

索　引

（按拼音排序）

B

C

D

E

F